Leonhardt
Phytopharmaka nano

Sandra Leonhardt

Phytopharmaka nano

Von Sandra Leonhardt, Weiterstadt

232 Tabellen

WVG Wissenschaftliche Verlagsgesellschaft, Stuttgart

Sandra Leonhardt
Mainzer Str. 18f
64331 Weiterstadt

Bibliografische Information der Deutschen Nationalbibliothek
Die Deutsche Nationalbibliothek verzeichnet diese Publikation in der Deutschen Nationalbibliografie; detaillierte bibliografische Daten sind im Internet unter http://dnb.d-nb.de abrufbar.

1. Auflage 2012
ISBN 978-3-8047-2884-4

Birkenwaldstraße 44, 70191 Stuttgart
www.wissenschaftliche-verlagsgesellschaft.de

Printed in Germany
Satz: le-tex publishing services GmbH, Leipzig
Druck und Bindung: Beltz Druckpartner GmbH & Co. KG, Hemsbach
Umschlagabbildung: istockphoto

INHALTSVERZEICHNIS

VORWORT

Phytopharmaka nano bietet Apothekern, Pharmazeuten im Praktikum, Pharmazeutisch-Technischen-Assistenten, PTA-Praktikanten und interessierten Naturwissenschaftlern einen schnellen, übersichtlichen Zugriff auf alle wichtigen Informationen zu pharmazeutisch verwendeten Drogen.

Krankheiten mit Pflanzen oder Zubereitungen aus Pflanzen zu behandeln, ist seit sehr langer Zeit bekannt. Die Erfahrungen mit ihnen wurden über Generationen hinweg weitergegeben. Viele Patienten bevorzugen pflanzliche Arzneimittel, da sie mit diesem Begriff natürliche Stoffe ohne Chemie und ohne Nebenwirkungen verbinden. Sie fragen und verlangen daher immer öfter nach Phytopharmaka. Auch bei den Ärzten häufen sich die Fragen nach pflanzlichen Alternativen bei der Behandlung und Beratung von Patienten.

Mittlerweile hat sich die volksmedizinische Behandlung mit Pflanzen und deren Zubereitungen zu einer eigenständigen wissenschaftlichen Fachdisziplin, der Phytotherapie, entwickelt. Innerhalb der European Medicines Agency (EMA) gibt es das Herbal Medicinal Product Committee (HMPC), mit je einem Vertreter aus jedem Mitgliedsstaat, das auf europäischer Ebene in einem mehrstufigen Bewertungsverfahren den Nutzen und die Risiken pflanzlicher Arzneimittel evaluiert. Auf der Basis wissenschaftlicher Erkenntnisse werden die Drogen monographiert und von der HMPC publiziert (www.ema.europa.eu).

Die meisten der hier aufgeführten Drogen besitzen eine HMPC-Monographie, die für dieses Buch übersetzt wurde. Bei Drogen ohne HMPC-Monographie wurden entsprechende Informationen aus der folgenden Fachliteratur zusammengetragen: Wichtl: Teedrogen und Phytopharmaka, ESCOP-Monographien und Hagers Enzyklopädie der Arzneistoffe und Drogen, sowie die Monographien des aktuellen Arzneibuchs.

Zusätzlich wurde für jede Droge, soweit möglich, eine Auswahl an aktuell auf dem deutschen Markt befindlichen Fertigarzneimitteln aufgeführt (Stand 08/2011). An dieser Stelle sei darauf hingewiesen, dass eine Auswahl gängiger Drogenmonographien erfolgte und die einzelnen Monographien aus Platzgründen auf das Wichtigste beschränkt wurden. Für Informationen zu weiteren Drogen oder für detailliertere Informationen zu den aufgeführten Drogen sei auf tiefergehende Literatur oder Fach-Datenbanken verwiesen.

Ein herzlicher Dank geht an das Lektorat mit Herrn Dr. Andreas Ziegler vom Deutschen Apotheker Verlag für die fachliche Unterstützung, an die Kollegen der Engel-Apotheke Weiterstadt für ihre praxisbezogene Unterstützung und an meinem Mann und meine Kinder für die zeitgebende Unterstützung.

Sandra Leonhardt — Weiterstadt, Frühjahr 2012

Teil 1

Hinweise und Indikationen

BENUTZERHINWEISE

FENCHELÖL 8

[Nicht-Rp.][HMPC] 4

Droge	1
Das ätherische Öl aus den reifen Früchten von *Foeniculum vulgare* MILLER ssp. *vulgare*, var. *vulgare*.	

Inhaltsstoffe	2
Anethol, Fenchon, Estragol.	

Wirkungen	3
Antimikrobiell, spasmolytisch, sekretolytisch, expektorierend, antiphlogistisch.	

Indikationen/Kontraindikationen		5
Indikation	• **Trad.:** Husten und Erkältungskrankheiten.	
Kontraindikation	• Überempfindlichkeit gegen den Wirkstoff oder einen der sonstigen Bestandteile; Überempfindlichkeit gegen Doldengewächse (Apiaceae, wie Anis, Kümmel, Sellerie, Koriander, Dill) oder Anethol; Kinder < 18 Jahre.	

UAW		6
Sehr häufig (> 1:10)	–	
Häufig (< 1:10)	–	
Gelegentlich (< 1:100)	–	
Selten (< 1:1000)	–	
Sehr selten (< 1:10000)	–	
Ohne Häufigkeit	Allergische Reaktionen der Haut oder des Respirationstrakts	

Wechselwirkungen		7
Arzneimittel	Aufgrund von estrogenartigen Effekten können hohe Dosen fenchelölhaltiger Zubereitungen Hormontherapien, orale Kontrazeptiva oder Hormonersatztherapien beeinflussen.	
Nahrungsmittel	Keine bekannt.	

Präparate / Dosierung 9

Wirkstoff	Extraktionsmittel	Dosierung (> 18 Jahre)	Dosierung (< 18 Jahre)	Handelspräparate
Zubereitungen aus Fenchelöl	–	200 µL tägl. als ED oder in mehrere Dosen aufgeteilt	Nicht < 18 Jahre	Ephepect®-Pastillen N[K]

Anwendungshinweise

Innerlich.

Anwendungsdauer

Nicht länger als zwei Wochen. 10

Schwangerschaft / Stillzeit		
Schwangerschaft	Nur nach ärztlicher Rücksprache, da keine klinischen Daten vorliegen.	11
Stillzeit	Nur nach ärztlicher Rücksprache, da keine klinischen Daten vorliegen. Es ist nicht bekannt, ob Fenchelöl in die Muttermilch übergeht.	

Besondere Hinweise		12
Cave	Aufgrund fehlender Daten nicht < 18 Jahren.	
Reaktionsvermögen	Keine Daten verfügbar.	
Überdosierung	Kein Fall bekannt.	
Abhängigkeit	Keine Angabe.	
Erstattung	Erstattungsfähig für Kinder bis 12 Jahre, in dieser Altersgruppe jedoch nicht empfohlen.	

1. Droge

Definition der Droge nach aktuellen taxonomischen Erkenntnissen und nomenklatorischen Regeln.

2. Inhaltsstoffe

Die wichtigsten und/oder mengenmäßig am häufigsten vorkommenden Inhaltsstoffe der jeweiligen Droge.

3. Wirkungen

Wirkung der Droge am oder im Körper gemäß traditioneller Anwendung, langjähriger Erfahrung und/oder neuesten wissenschaftlichen Erkenntnissen.

4. Status HMPC-Monographie

Das HMPC (Herbal Medicinal Product Committee) der EMA (European Medicines Agency) formuliert auf europäischer Ebene in einem mehrstufigen Bewertungsverfahren Monographien für pflanzliche Arzneimittel. Der Status gibt an, ob die jeweilige Monographie (Stand 08/2011) vom HMPC bereits verabschiedet wurde, ob es sich um einen Entwurf handelt oder ob die entsprechende Droge vom HMPC bisher noch nicht bearbeitet wurde und andere Quellen für dieses Werk herangezogen wurden.

5. Indikationen und Kontraindikationen

Auf Basis der HMPC-Monographien und wissenschaftlicher Literatur werden hier die pflanzlichen Drogen nach ihrer Indikation in die Kategorien „well-established use" (= anerkannte medizinische Wirkung und akzeptierte Unbedenklichkeit, WEU) und/oder „traditional use" (= traditionelles Arzneimittel, trad.) eingeteilt. Entsprechende Kontraindikationen werden nach dem gleichen Prinzip aufgeführt.

6. UAW

Die unerwünschten Wirkungen, soweit möglich eingeteilt nach Häufigkeit des Auftretens. Unerwünschte Wirkungen, die durch chronischen Gebrauch/Missbrauch verursacht werden, sind unter dem Stichwort „Abhängigkeit" bei den Besonderen Hinweisen gelistet.

7. Wechselwirkungen

Die Wechselwirkungen, unterschieden in Wechselwirkungen mit anderen Arzneimitteln und Wechselwirkungen mit Nahrungsmitteln.

8. Rechtlicher Status

Angegeben ist der für Apotheken relevante rechtliche Status der jeweiligen Droge und/oder von deren Zubereitung, unterschieden in rezeptpflichtig und nicht rezeptpflichtig.
Außerdem wird hier auf die Erstattungsfähigkeit zu Lasten der gesetzlichen Krankenversicherung (GKV) eingegangen. Da viele hier aufgeführte Arzneimittel nicht rezeptpflichtig sind, können sie in der Regel nicht zu Lasten der GKV abgerechnet werden, außer in Ausnahmefällen. Die Erstattungsfähigkeit der einzelnen Drogen und Zubereitungen wurde auf Grundlage der Arzneimittelrichtlinie des gemeinsamen Bundesausschusses beurteilt.

9. Präparate und Dosierung

Soweit HMPC-Monographien vorliegen, entsprechen die angegebenen Handelspräparate (getrocknete Droge, Extrakte, Tinkturen, Presssäfte, etc.) den in den HMPC-Monographien genannten Zubereitungen. Die aufgeführten Einzel(ED)- und Tagesdosis(TD)-Angaben sind für Erwachsene und Kinder getrennt aufgeführt.
Bei Drogen ohne HMPC-Monographie erfolgte eine Auswahl auf Grundlage der in Deutschland im Handel befindlichen Fertigarzneimittel mit den jeweils dazu empfohlenen Dosierungen.
Ferner werden Hinweise zu Anwendung, Applikationsort und Anwendungsdauer gegeben, sowie zu Situationen, in denen die Konsultation eines Arztes angezeigt ist.
Ein hochgestelltes „K" zeigt an, dass es sich um ein Kombinationspräparat handelt.

10. Schwangerschaft

Angaben zu Erfahrungen hinsichtlich der Anwendungssicherheit der jeweiligen Droge und ihrer Zubereitungen während der Schwangerschaft.

11. Stillzeit

Angaben zu Erfahrungen hinsichtlich der Anwendungssicherheit der jeweiligen Droge und ihrer Zubereitungen während der Stillzeit.

12. Besondere Hinweise

Gegliedert in die Unterkategorien CAVE, Reaktionsvermögen, Überdosierung und Abhängigkeit werden besondere Vorsichtsmaßnahmen bei Anwendung und Umgang mit der Droge erläutert, sowie besondere Risiken beschrieben, die im Zusammenhang mit der jeweiligen Droge auftreten können.

ABKÜRZUNGEN

AMR
: Arzneimittelrichtlinie des Gemeinsamen Bundesausschusses

AUC
: under the curve

ED
: Einzeldosis

HMPC
: Herbal Medicinal Product Committee

TD
: Tagesdosis

trad.
: traditional use, traditionelles Arzneimittel

WEU
: well-established medicinal use, anerkannte medizinische Wirkung

INDIKATIONEN

Appetitlosigkeit

Angelikawurzel, Bitterorangenschale, Bockshornsamen, Chinarinde, Enzianwurzel, Isländisches Moos, Klettenwurzel, Korianderfrüchte, Löwenzahnwurzel mit Kraut, Schafgarbenblüten, Schafgarbenkraut, Tausendgüldenkraut, Teufelskrallenwurzel, Wermutkraut

Arteriosklerose

Knoblauchzwiebel

Trockene, gereizte Augen

Destillat aus Hamamelisblättern und -rinde

Erhöhte Blutfettwerte

Knoblauchzwiebel

Demenz

Ginkgoblätter

Leichte bis mittelschwere Depression

Johanniskraut

Durchfallerkrankungen

Brombeerblätter, Eichenrinde, Frauenmantelkraut, Heidelbeeren, Tormentillwurzelstock, Uzarawurzel

Erkältungskrankheiten, Husten

Anisfrüchte, Anisöl, Bibernellwurzel, Bitterer Fenchel, Blasser-Sonnenhut-Wurzel, Efeublätter, Engelsüßwurzelstock, Eucalyptusöl, Fenchelöl, Fichtennadelöl, Gereinigtes Terpentinöl, Holunderblüten, Huflattichblätter, Kamillenblüten, Kiefernnadelöl, Lindenblüten, Minzöl/Japanisches Pfefferminzöl, Pfefferminzöl, Primelwurzel, Purpur-Sonnenhut-Kraut, Purpur-Sonnenhut-Wurzel, Quendelkraut, Schlüsselblumenblüten, Spitzwegerichkraut, Sternanisfrüchte, Süßer Fenchel, Süßholzwurzel, Thymiankraut, Thymianöl, Weidenrinde, Wollblume

Mentale Erschöpfung

Johanniskraut

Gallenbeschwerden

Curcumawurzelstock, Minzöl/Japanisches Pfefferminzöl

Gastritis, Magen-Darmgeschwüre

Süßholzwurzel

Akuter Gichtanfall

Herbstzeitlosensamen

Hämorrhoiden

Eichenrinde, Hamamelisblätter, Hamamelisrinde, Mäusedornwurzelstock

Harnwegsbeschwerden

Bärentraubenblätter, Birkenblätter, Brennnesselblätter, Brennnesselkraut, Echtes Goldrutenkraut, Hauhechelwurzel, Klettenwurzel, Liebstöckelwurzel, Löwenzahnblätter, Löwenzahnwurzel mit Kraut, Mateblätter, Orthosiphonblätter, Schachtelhalmkraut, Schwarze Johannisbeerblätter, Wacholderbeeren, Wacholderöl

Leichte Herzinsuffizienz

Maiglöckchenkraut, Meerzwiebel, Weißdornblätter und -blüten

Herz- und Kreislauffunktion

Weißdornfrüchte

Insektenstiche, lokaler Juckreiz

Arnikablüten, Pfefferminzöl, Steinkleekraut

Klimakteriumsbeschwerden

Traubensilberkerzenwurzelstock

Kopfschmerzen

Weidenrinde

Leichte Hautentzündungen (z. B. Sonnenbrand)

Bockshornsamen, Destillat aus Hamamelisblättern und -rinde, Haferfrüchte, Hamamelisblätter, Hamamelisrinde, Johanniskraut, Kamillenblüten, Ringelblumenblüten, Salbeiblätter, Spitzwegerichkraut, Walnussblätter

Lebererkrankungen

Mariendistelfrüchte

Magen-Darm-Beschwerden/dyspeptische Beschwerden; funktionelle Oberbauchbeschwerden

Angelikawurzel, Anisfrüchte, Anisöl, Artischockenblätter, Bitterer Fenchel, Bitterorangenschale, Boldoblätter, Chinarinde, Dillfrüchte, Dreilappiger Salbei, Eibischwurzel, Enzianwurzel, Gewürznelke, Johanniskraut, Kamillenblüten, Kardamomenfrüchte, Korianderfrüchte, Kümmelfrüchte, Kümmelöl, Lavendelblüten, Leinsamen, Löwenzahnwurzel mit Kraut, Mariendistelfrüchte, Melissenblätter, Minzöl/Japanisches Pfefferminzöl, Pfefferminzblätter, Pfefferminzöl, Rosmarinblätter, Rosmarinöl, Salbeiblätter, Schafgarbenblüten, Schafgarbenkraut, Sternanisfrüchte, Süßer Fenchel, Tausendgüldenkraut, Teufelskrallenwurzel, Wacholderbeeren, Wacholderöl, Wermutkraut, Zimtöl, Zimtrinde

Menstruationsbeschwerden

Bitterer Fenchel, Schafgarbenkraut, Süßer Fenchel

Migräne

Mutterkraut

Mund- bzw. Rachenschleimhautreizungen

Arnikablüten, Brombeerblätter, Dreilappiger Salbei, Eibischwurzel, Eichenrinde, Gewürznelken, Hamamelisblätter, Hamamelisrinde, Heidelbeeren, Huflattichblätter, Isländisches Moos, Kamillenblüten, Malvenblätter, Malvenblüten, Ratanhiawurzel, Salbeiblätter, Spitzwegerichkraut, Tormentillwurzelstock

Müdigkeit, Schwäche, Kraftlosigkeit

Ginsengwurzel, Mateblätter, Taigawurzel

Muskel- und Gelenkbeschwerden

Arnikablüten, Brennnesselblätter, Brennnesselkraut, Cayennepfeffer, Gewürznelken, Mistelkraut, Pfefferminzöl, Rosmarinblätter, Rosmarinöl, Schwarze Johannisbeerblätter, Teufelskrallenwurzel, Wacholderöl, Weidenrinde

Myalgien, Neuralgien

Fichtennadelöl, Gereinigtes Terpentinöl, Kiefernnadelöl, Minzöl/Japanisches Pfefferminzöl

Nervöse Anspannungen

Herzgespannkraut

Nervöse Herzbeschwerden

Herzgespannkraut

Obstipation

Cascararinde, Curaçao-Aloe, Kap-Aloe, Engelsüßwurzelstock, Faulbaumrinde, Flohsamen, Indische Flohsamenschalen, Indischer Flohsamen, Leinsamen, Rhabarberwurzel, Sennesblätter, Sennesfrüchte

Periphere arterielle Verschlusskrankheit

Ginkgoblätter

Prellungen, Blutergüsse

Arnikablüten, Beinwellwurzel, Gewürznelken, Rosskastaniensamen, Steinkleekraut

Prämenstruelle Beschwerden

Mönchspfefferfrüchte

Prostatahyperplasie

Kürbissamen, Sägepalmfrüchte

Psychische Belastung, Einschlafhilfe

Baldrianwurzel, Baldrianwurzel und Hopfenzapfenblüten, Haferkraut/Grüner Hafer, Hopfenzapfenblüten, Lavendelblüten, Melissenblätter, Passionsblumenkraut

Reizhusten

Eibischwurzel, Isländisches Moos, Lindenblüten, Malvenblätter, Malvenblüten

Rheumatische Beschwerden

Eucalyptusöl, Fichtennadelöl, Gereinigtes Terpentinöl, Kiefernnadelöl

Rückenschmerzen

Weidenrinde

Übermäßiges Schwitzen

Salbeiblätter, Walnussblätter

Schwindel

Ginkgoblätter

Seborrhö

Brennnesselkraut, Klettenwurzel, Wildes Stiefmütterchenkraut

Spannungskopfschmerz

Pfefferminzöl

Tinnitus

Ginkgoblätter

Maligne Tumore

Mistelkraut

Übelkeit, Erbrechen

Ingwerwurzel

Venöse Insuffizienz

Heidelbeeren, Mäusedornwurzelstock, Rosskastaniensamen, Rotes Weinlaub, Steinkleekraut

Kleine Wunden

Purpur-Sonnenhut-Kraut, Ringelblumenblüten, Schafgarbenblüten, Schafgarbenkraut

Teil 2

Arzneidrogen

ALOE (CURAÇAO-ALOE UND KAP-ALOE)

[Nicht Rp.][HMPC] Zur Erstattung ► siehe besondere Hinweise

Droge

Der zur Trockne eingedickte Saft von *Aloe barbadensis* MILLER (Curaçao-Aloe) und *Aloe ferox* MILLER (Kap-Aloe), mit ihren Hybriden. Die Curaçao-Aloe enthält mind. 28 %, die Kap-Aloe mind. 18 % Hydroxyanthracen-Derivate, berechnet als Aloin (Barbaloin), bezogen auf die getrocknete Droge.

Inhaltsstoffe

Aloin, Polysaccharide, bei Kap-Aloe zusätzlich Bitterstoffglykoside.

Wirkungen

Laxierend.

Indikationen / Kontraindikationen

Indikation	• **WEU:** Zur kurzzeitigen Anwendung bei gelegentlicher Verstopfung.
Kontraindikation	• Überempfindlichkeit gegen den Wirkstoff oder einen der sonstigen Bestandteile; Darmverschluss, Darmatonie, Appendizitis, chronisch-entzündliche Darmerkrankungen (z. B. Colitis ulcerosa, Morbus Crohn), abdominale Schmerzen unbekannter Ursache, schwere Dehydratation mit Wasser- und Elektrolytverlust, Kinder < 12 Jahren.

UAW

Sehr häufig (> 1:10)	–
Häufig (< 1:10)	–
Gelegentlich (< 1:100)	–
Selten (< 1:1000)	–
Sehr selten (< 1:10000)	–
Ohne Häufigkeit	Überempfindlichkeitsreaktionen, Bauchschmerzen, Krämpfe, Durchfall, insbesondere bei Patienten mit Colon irritabile

Wechselwirkungen

Arzneimittel	Verstärkt die Wirkung von Herzglykosiden; beeinflusst die Wirkung von Antiarrhythmika, Arzneistoffen, die den Sinusrhythmus wiederherstellen (z. B. Chinidin) und Arzneistoffen, die den QT-Bereich verlängern. Eine gleichzeitige Einnahme von Diuretika, Nebennierenrindenhormonen oder Süßholzwurzel verstärkt den Kaliumverlust.
Nahrungsmittel	Keine bekannt.

Präparate / Dosierung

Wirkstoff	Extraktions-mittel	Dosierung (> 12 Jahre)	Dosierung (< 12 Jahre)	Handelspräparate
Konzentrierter und getrockneter Saft der Blätter, standardisiert auf Aloin	–	10–30 mg Aloin, 1 × tägl. zur Nacht, üblicherweise 2–3 × pro Woche	Nicht < 12 Jahren	–
Auf Aloin standardisierte Präparate	–	10–30 mg Aloin, 1 × tägl. zur Nacht, üblicherweise 2–3 × pro Woche	Nicht < 12 Jahren	Kräuterlax® Dr. Henk 15 mg; Chol-Kugeletten® Mono; Chol Kugeletten® Neu K

Anwendungshinweise

Innerlich.

Anwendungsdauer

Maximal 1–2 Wochen; längere Anwendung nur nach ärztlicher Rücksprache.

Schwangerschaft / Stillzeit

Schwangerschaft	Keine Meldungen zu unerwünschten oder schädigenden Effekten am Fötus während der Schwangerschaft bei empfohlener Dosierung. Aufgrund experimenteller Daten zum gentoxischen Risiko anderer Anthranoide (z. B. Emodin oder Aloe-Emodin) ist der Gebrauch während der Schwangerschaft dennoch nicht empfohlen.
Stillzeit	Nicht anzuwenden während der Stillzeit, aufgrund unzureichender toxikologischer Untersuchungen. Anthranoide und ihre aktiven Metaboliten (z. B. Rhein) gehen in geringen Mengen in die Muttermilch über. Eine laxierende Wirkung bei gestillten Säuglingen wurde nicht beobachtet.

Besondere Hinweise	
Cave	Die Einnahme von Herzglykosiden, Antiarrhythmika, QT-verlängernden Arzneistoffen, Diuretika, Nebennierenrindenhormonen und Süßholzwurzel sollte nur nach ärztlicher Rücksprache erfolgen. Keine Einnahme bei gastrointestinalen Beschwerden wie z. B. Bauchschmerzen, Übelkeit, Erbrechen. Patienten mit Niereninsuffizienz müssen auf ihren Elektrolythaushalt achten. Hier ist eine genaue Diagnosestellung wichtig. Nicht < 12 Jahren.
Reaktionsvermögen	Keine Daten verfügbar.
Überdosierung	Krampfartige Schmerzen und starker Durchfall mit Wasser- und Elektrolytverlust (v. a. Kalium). Der Kaliumverlust kann zu Herzrhythmusstörungen und Muskelschwäche führen, v. a. bei gleichzeitiger Gabe von Herzglykosiden, Diuretika, Nebennierenrindenhormonen oder Süßholzwurzel. Die Behandlung sollte mit reichlich Flüssigkeitszufuhr unterstützt werden. Elektrolyte, v. a. Kalium, sollten überwacht werden, besonders bei älteren Personen. Chronische Überdosierung kann zur toxischen Hepatitis führen.
Abhängigkeit	Bei chronischem Gebrauch bzw. Missbrauch Störung des Wasserhaushalts, Elektrolytverluste, v. a. Kalium, Albuminurie, Hämaturie, reversible Pigmenteinlagerungen in der Darmschleimhaut (*Pseudomelanosis coli*), gelbe oder rot-braune Färbung des Urins (reversibel).
Erstattung	Lt. AMR Anlage I Nr. 1 bedingt erstattungsfähig bei Obstipation in Zusammenhang mit Tumorleiden, Megacolon, Divertikulose, Divertikulitis, Mucoviszidose, neurogener Darmlähmung, vor diagnostischen Eingriffen, bei phosphatbindender Medikation bei chronischer Niereninsuffizienz, Opioidtherapie und in der Terminalphase.

ANGELIKAWURZEL

[Nicht Rp.] Zur Erstattung ▶ siehe besondere Hinweise

Droge	
Das ganze oder geschnittene, sorgfältig getrocknete Rhizom und die Wurzeln von *Angelica archangelica* L. (syn. *Archangelicy officinalis* HAFFM.).	
Inhaltsstoffe	
Ätherische Öle, Bisabolol, Furanocumarine.	
Wirkungen	
Spasmolytisch, cholagog, fördert die Magensaftsekretion.	
Indikationen / Kontraindikationen	
Indikation	• **Ind. A:** Dyspeptische Beschwerden, leichte Magen-Darm-Krämpfe, Völlegefühl und Blähungen. • **Ind. B:** Appetitlosigkeit, bzw. Appetitverlust.
Kontraindikation	• **Kontraindikation:** Überempfindlichkeit gegen den Wirkstoff oder einen der sonstigen Bestandteile.
UAW	
Keine unerwünschten Arzneimittelwirkungen bekannt.	
Wechselwirkungen	
Arzneimittel	Keine bekannt.
Nahrungsmittel	Keine bekannt.

Präparate / Dosierung

Wirkstoff	Extraktionsmittel	Dosierung (> 16 Jahre)	Dosierung (< 16 Jahre)	Handelspräparate
Getrocknete Droge	–	**Ind. A:** 3 × tägl. 1–3 g als Teeaufguss; **Ind. B:** 3 × tägl. 1–3 g als Teeaufguss, ½ h vor dem Essen.	**Ind. A+B:** 10–16 Jahre: TD: 3–4 g als Teeaufguss; 4–10 Jahre: TD: 2–3 g als Teeaufguss; nicht < 4 Jahre	Angelikawurzeltee Aurica; Bad Heilbrunner® Verdauungstee[K]
Fluidextrakt (1:1)	Ethanol 30% (V/V)	**Ind. B:** 3 × tägl. 15 ml, ½ h vor dem Essen	Nicht < 12 Jahre	Abdomilon® N Liquidum[K]

Präparate / Dosierung				
Wirkstoff	**Extraktionsmittel**	**Dosierung (> 16 Jahre)**	**Dosierung (< 16 Jahre)**	**Handelspräparate**
Flüssigextrakt (1:2,5–3,5)	Ethanol 30% (V/V)	**Ind. A+B:** 20 Tropfen, 3 × tägl. vor/zu den Mahlzeiten	**Ind. A+B:** 6–12 Jahre: 15 Tropfen, 3 × tägl. vor/zu den Mahlzeiten; 3–6 Jahre: 10 Tropfen, 3 × tägl. vor/zu den Mahlzeiten; nicht < 3 Jahre	Iberogast® Flüssigkeit[K]

Anwendungshinweise
Innerlich; Teeaufguss: mit 150 ml siedendem Wasser übergießen und 10 min ziehen lassen.

Anwendungsdauer
Prinzipiell nicht begrenzt.

Schwangerschaft / Stillzeit	
Schwangerschaft	Nur nach ärztlicher Rücksprache, da keine klinischen Daten vorliegen.
Stillzeit	Nur nach ärztlicher Rücksprache, da keine klinischen Daten vorliegen.

Besondere Hinweise	
Cave	Aufgrund fehlender Daten nicht < 3 Jahre. Die in Angelikawurzel enthaltenen Furocumarine machen die Haut lichtempfindlicher und können im Zusammenhang mit UV-Bestrahlung zu Hautentzündungen führen. Für die Dauer der Anwendung von Angelikawurzel oder deren Zubereitungen sollte daher auf längere Sonnenbäder und intensive UV-Bestrahlung verzichtet werden.
Reaktionsvermögen	Keine Daten verfügbar.
Überdosierung	Kein Fall bekannt.
Abhängigkeit	Keine Angabe.
Erstattung	**Ind. A:** Karminativa sind lt. AMR Anlage III nur für Säuglinge und Kleinkinder erstattungsfähig, in dieser Altersgruppe ist Angelikawurzel jedoch nicht empfohlen. **Ind. B:** Nicht erstattungsfähig, da laut AMR Anlage III als Amarum unwirtschaftlich.

ANISFRÜCHTE

[Nicht Rp.][HMPC] Zur Erstattung ▶ siehe besondere Hinweise

Droge	
Die trockenen, unversehrten zweiteilige Spaltfrüchte von *Pimpinella anisum* L.	
Inhaltsstoffe	
Anethol, Estragol, Anisaldehyd.	
Wirkungen	
Sekretolytisch, schwach spasmolytisch, antibakteriell.	
Indikationen / Kontraindikationen	
Indikation	• **Trad. A:** Leicht spastische gastrointestinale Beschwerden einschließlich Völlegefühl und Blähungen. • **Trad. B:** Als Expektorans bei Husten und Erkältungen.
Kontraindikation	• Überempfindlichkeit gegen den Wirkstoff, andere Apiaceaen (Fenchel, Kümmel, Sellerie, Koriander, Dill) oder Anethol.
UAW	
Sehr häufig (> 1:10)	–
Häufig (< 1:10)	–
Gelegentlich (< 1:100)	–
Selten (< 1:1000)	–
Sehr selten (< 1:10000)	–
Ohne Häufigkeit	Allergische Reaktionen der Haut oder Atemwege
Wechselwirkungen	
Arzneimittel	Keine bekannt.
Nahrungsmittel	Keine bekannt.

Präparate / Dosierung				
Wirkstoff	Extraktionsmittel	Dosierung (> 12 Jahre)	Dosierung (< 12 Jahre)	Handelspräparate
Frische, zerkleinerte oder angestoßene Früchte	–	1–3,5 g mit 150 ml Wasser als Teeaufguss, 3 × tägl.	Nicht < 12 Jahre	Sidroga® Fenchel Anis Kümmel[K]; H&S® Magen- und Darmtee mild[K]; Heumann® Magen- und Verdauungstee[K]; Bad Heilbrunner® Husten- und Bronchialtee[K]
Anwendungshinweise				
Innerlich.				
Anwendungsdauer				
Nicht länger als zwei Wochen.				

Schwangerschaft / Stillzeit	
Schwangerschaft	Nur nach ärztlicher Rücksprache, da keine klinischen Daten vorliegen.
Stillzeit	Nur nach ärztlicher Rücksprache, da keine klinischen Daten vorliegen.

Besondere Hinweise	
Cave	Nicht < 12 Jahre.
Reaktionsvermögen	Keine Daten verfügbar.
Überdosierung	Kein Fall bekannt.
Abhängigkeit	Keine Angabe.
Erstattung	**Trad. A:** Karminativa sind lt. AMR Anlage III nur für Säuglinge und Kleinkinder erstattungsfähig, in dieser Altersgruppe sind Anisfrüchte jedoch nicht empfohlen. **Trad. B:** Erstattungsfähig für Kinder bis 12 Jahre, in dieser Altersgruppe jedoch nicht empfohlen.

ANISÖL

[Nicht Rp.][HMPC] Zur Erstattung ▶ siehe besondere Hinweise

Droge	
Das aus den reifen, trockenen Früchten von *Pimpinella anisum* L. oder *Illicium verum* Hook. fil. durch Wasserdampfdestillation gewonnene Öl.	
Inhaltsstoffe	
Anethol, Estragol, Anisaldehyd.	
Wirkungen	
Sekretolytisch, schwach spasmolytisch, antibakteriell.	
Indikationen / Kontraindikationen	
Indikation	• **Trad. A:** Leicht spastische gastrointestinale Beschwerden einschließlich Völlegefühl und Blähungen. • **Trad. B:** Als Expektorans bei Husten und Erkältungen.
Kontraindikation	• Überempfindlichkeit gegen den Wirkstoff, andere Apiaceae (Fenchel, Kümmel, Sellerie, Koriander, Dill) oder Anethol; Kinder und Jugendliche.
UAW	
Sehr häufig (> 1:10)	–
Häufig (< 1:10)	–
Gelegentlich (< 1:100)	–
Selten (< 1:1000)	–
Sehr selten (< 1:10000)	–
Ohne Häufigkeit	Allergische Reaktionen der Haut oder Atemwege
Wechselwirkungen	
Arzneimittel	Keine bekannt.
Nahrungsmittel	Keine bekannt.

Präparate / Dosierung

Wirkstoff	Extraktionsmittel	Dosierung (> 18 Jahre)	Dosierung (< 18 Jahre)	Handelspräparate
Anisöl	–	50–200 µl, 3 × tägl.	Nicht für Kinder und Jugendliche	**Trad. B:** Ephepect® N Pastillen[K]; Kamillosan® Mund- und Rachenspray[K]; Sinuforton® Kapseln mit Anis bei Erkältung[K]

Anwendungshinweise
Innerlich.

Anwendungsdauer
Nicht länger als zwei Wochen.

Schwangerschaft / Stillzeit

Schwangerschaft	Nur nach ärztlicher Rücksprache, da keine klinischen Daten vorliegen.
Stillzeit	Nur nach ärztlicher Rücksprache, da keine klinischen Daten vorliegen.

Besondere Hinweise

Cave	Nicht für Kinder und Jugendliche.
Reaktionsvermögen	Keine Daten verfügbar.
Überdosierung	Bei der Einnahme von 1–5 ml Anisöl kann es zu Erbrechen, Übelkeit, Krampfanfällen oder Lungenödemen kommen.
Abhängigkeit	Keine Angabe.
Erstattung	**Trad. A:** Karminativa sind lt. AMR Anlage III nur für Säuglinge und Kleinkinder erstattungsfähig, in dieser Altersgruppe ist Anisöl jedoch nicht empfohlen. **Trad. B:** Erstattungsfähig für Kinder bis 12 Jahre, in dieser Altersgruppe jedoch nicht empfohlen.

ARNIKABLÜTEN

[Nicht Rp.] Nicht erstattungsfähig. ▶ siehe besondere Hinweise

Droge	
Die ganzen oder teilweise zerfallenen, getrockneten Blütenstände von *Arnica montana* L.	
Inhaltsstoffe	
Sesquiterpenlactone (Helenaline), ätherische Öle, Zimtsäuren.	
Wirkungen	
Antibakteriell, antimykotisch, antiphlogistisch.	
Indikationen / Kontraindikationen	
Indikation	• **Ind. A:** Äußerlich bei Verletzungs- und Unfallfolgen (z. B. Hämatome, Distorsionen, Prellungen, Quetschungen, Frakturödeme). • **Ind. B:** Gingivitis, Aphten. • **Ind. C:** Rheumatische Muskel- und Gelenkbeschwerden. • **Ind. D:** Insektenstiche.
Kontraindikation	• Überempfindlichkeit gegen den Wirkstoff oder einen der sonstigen Bestandteile. Bei Überempfindlichkeit gegen andere Korbblütler. Orale Applikation, siehe „Cave".
UAW	
Sehr häufig (> 1:10)	–
Häufig (< 1:10)	–
Gelegentlich (< 1:100)	–
Selten (< 1:1000)	–
Sehr selten (< 1:10000)	–
Ohne Häufigkeit	Hautirritationen, Kontaktdermatitis bei prädisponierten Personen
Wechselwirkungen	
Arzneimittel	Keine bekannt.
Nahrungsmittel	Keine bekannt.

Präparate / Dosierung				
Wirkstoff	Extraktionsmittel	Dosierung (> 12 Jahre)	Dosierung (< 12 Jahre)	Handelspräparate
Getrocknete, zerkleinerte Droge	–	**Ind. A–D**: für Umschläge: 2 g mit 100 ml siedendem Wasser übergießen, 10–15 min ziehen lassen	**Ind. A–D**: für Umschläge: 2 g mit 100 ml siedendem Wasser übergießen, 10–15 min ziehen lassen	Arnikablüten Bombastus
Tinktur (1:10)	Ethanol 70 % (V/V)	**Ind. A–D**: für Umschläge mit Wasser 3–10-fach verdünnen	**Ind. A–D**: für Umschläge mit Wasser 3–10-fach verdünnen	Arnika Tinktur Hetterich; Arnikatinktur Hofmanns®; Kneipp® Arnika Kühl- & Schmerzgel
Öliger Auszug (1:3,5–4,5)	Sonnenblumenöl	**Ind. A–D:** mehrmals täglich auf die betroffenen Stelle auftragen und evtl. einmassieren	**Ind. A–D:** mehrmals täglich auf die betroffenen Stelle auftragen und evtl. einmassieren	Kneipp® Arnika Salbe S

Anwendungshinweise
Kutan.
Anwendungsdauer
Prinzipiell nicht begrenzt, tritt keine Besserung ein, sollte ein Arzt konsultiert werden.

Schwangerschaft / Stillzeit	
Schwangerschaft	Keine Einschränkungen in der äußerlichen Anwendung. Es wurden keine schädigenden Effekte beobachtet.
Stillzeit	Keine Einschränkungen in der äußerlichen Anwendung. Es wurden keine schädigenden Effekte beobachtet.

Besondere Hinweise	
Cave	Aufgrund toxischer Wirkungen dürfen Arnikablüten nicht oral verabreicht werden. Nicht auf offene Wunden oder im Bereich der Augen auftragen.
Reaktionsvermögen	Keine Daten verfügbar.
Überdosierung	Kein Fall bekannt.
Abhängigkeit	Keine Angabe.
Erstattung	Nicht erstattungsfähig lt. AMR Anlage III.

ARTISCHOCKENBLÄTTER

[Nicht Rp.] Zur Erstattung ▶ siehe besondere Hinweise

Droge	
Die getrockneten, ganzen oder geschnittenen Blätter von *Cynara scolymus* L.	
Inhaltsstoffe	
Flavonoide (Cynarosid, Scolymosid, Cynarotriosid, Cynarin).	
Wirkungen	
Choleretisch, antioxidativ, cytoprotektiv, hepatoprotektiv, cholesterol- und lipidsenkend.	
Indikationen / Kontraindikationen	
Indikation	• Verdauungsbeschwerden, insbesondere bei funktionellen Störungen des ableitenden Gallensystems, dyspeptische Beschwerden (z. B. Bauchschmerzen, Übelkeit, Erbrechen, Völlegefühl, Blähungen).
Kontraindikation	• Überempfindlichkeit gegen den Wirkstoff oder einen der sonstigen Bestandteile. Überempfindlichkeit gegen andere Korbblütler; Verschluss der Gallenwege.
UAW	
Sehr häufig (> 1:10)	–
Häufig (< 1:10)	–
Gelegentlich (< 1:100)	–
Selten (< 1:1000)	Leichte gastrointestinale Störungen
Sehr selten (< 1:10000)	–
Ohne Häufigkeit	Allergische Reaktionen
Wechselwirkungen	
Arzneimittel	Die Wirkung von Antikoagulanzien vom Cumarin-Typ (Phenprocoumon, Warfarin) kann abgeschwächt werden.
Nahrungsmittel	Keine bekannt.

Präparate / Dosierung

Wirkstoff	Extraktionsmittel	Dosierung (> 12 Jahre)	Dosierung (< 12 Jahre)	Handelspräparate
Getrocknete Droge	–	TD: 5–10 g als Teeaufguss	Nicht < 12 Jahre	–
Trockenextrakt (4–6:1)	Wasser	2 × tägl. 320 mg	Nicht < 12 Jahre	Hepar-SL® forte; Hepar POS®

Präparate / Dosierung

Wirkstoff	Extraktionsmittel	Dosierung (> 12 Jahre)	Dosierung (< 12 Jahre)	Handelspräparate
Auszug (1:13,63)	Wasser	2 × 20–40 ml, vor oder zum Essen	Nicht < 12 Jahre	Gallexier® Kräuterbitter[K]
Trockenextrakt aus frischer Droge (15–30:1)	Wasser	2 × tägl. 320 mg	Nicht < 12 Jahre	Hepacyn® Frischpflanzen-Artischocke Tabletten
Presssaft aus frischer Droge (1:0,6–0,9)	–	3 × tägl. vor dem Essen 10 ml	Nicht < 18 Jahre	Schoenenberger naturreiner Heilpflanzensaft Artischocke
Trockenextrakt (9–11:1)	Ethanol 15% (V/V)	2–3 × 39,2 mg zu od. unmittelbar nach dem Essen	Nicht < 12 Jahren	Salus Gallexier® Kräuterdragees[K]

Anwendungshinweise

Innerlich.

Anwendungsdauer

Prinzipiell nicht begrenzt, tritt keine Besserung ein, sollte ein Arzt konsultiert werden.

Schwangerschaft / Stillzeit

Schwangerschaft	Aufgrund unzureichender Datenlage ist die Anwendung von Artischockenblättern in der Schwangerschaft nicht empfohlen.
Stillzeit	Aufgrund unzureichender Datenlage ist die Anwendung von Artischockenblättern in der Stillzeit nicht empfohlen.

Besondere Hinweise

Cave	Nicht < 12 Jahre. Bei Gallenleiden nur nach Rücksprache mit einem Arzt anwenden.
Reaktionsvermögen	Keine Daten verfügbar.
Überdosierung	Kein Fall bekannt.
Abhängigkeit	Keine Angaben.
Erstattung	Erstattungsfähig für Kinder bis 12 Jahre, in dieser Altersgruppe jedoch nicht empfohlen und lt. AMR Anlage III in bestimmten Indikationen (Gallenwegstherapeutika, Cholagoga) unwirtschaftlich.

BALDRIANWURZEL

[Nicht Rp.][HMPC] Zur Erstattung ▶ siehe besondere Hinweise

Droge

Die getrockneten, ganzen, unterirdischen Teile von *Valeriana officinalis* L. oder Fragmente davon, bestehend aus dem Wurzelstock, den Wurzeln sowie den Ausläufern.

Inhaltsstoffe

Valerensäure, ätherische Öle, Valepotriate.

Wirkungen

Beruhigend, schlafanstoßend.

Indikationen / Kontraindikationen

Indikation	• **WEU:** Leichte Formen nervöser Anspannung, Schlafstörungen. • **Trad.:** Leichte Formen psychischer Belastung, Einschlafhilfe.
Kontraindikation	• Überempfindlichkeit gegen den Wirkstoff oder einen der sonstigen Bestandteile.

UAW

Sehr häufig (> 1:10)	–
Häufig (< 1:10)	–
Gelegentlich (< 1:100)	–
Selten (< 1:1000)	–
Sehr selten (< 1:10000)	–
Ohne Häufigkeit	**WEU + Trad.:** gastrointestinale Beschwerden z. B. Übelkeit, Bauchkrämpfe

Wechselwirkungen

Arzneimittel	**WEU + Trad.:** Klinisch relevante Wechselwirkungen mit Stoffen, die über CYP 2D6, CYP 3A4/5, CYP 1A2 oder CYP 2E1 metabolisiert werden, wurden nicht beobachtet. Die Kombination mit synthetischen Sedativa erfordert eine medizinische Diagnose und Überwachung und ist nicht zu empfehlen.
Nahrungsmittel	Keine bekannt.

Präparate / Dosierung				
Wirkstoff	Extraktionsmittel	Dosierung (> 12 Jahre)	Dosierung (< 12 Jahre)	Handelspräparate
WEU				
Extrakt	Ethanol/Wasser 40–70 % (V/V)	ED: entsprechen 2–3 g Droge, TD: max. 4 × ED	Nicht < 12 Jahre	Baldrian-ratiopharm 450 mg Tabletten; Kytta-Sedativum® Dragees
Trad.				
Getrocknete Droge	–	ED: 0,3–1 g als Pulver, ED: 1–3 g als Teeaufguss, TD: max. 4 × ED	Nicht < 12 Jahre	Sidroga® Schlaf- und Nerventee[K]; Heumann Beruhigungs- und Einschlaftee[K]
Trockenextrakt	Wasser	ED: entsprechend 1–3 g Droge, TD: max. 4 × ED	Nicht < 12 Jahre	Heumann Beruhigungstee Tenerval®
Tinktur	–	ED: entsprechend 0,3–1 g Droge, TD: max. 4 × ED	Nicht < 12 Jahre	Baldriantinktur „Hetterich"
Presssaft der frischen Wurzel	–	ED: 15 ml, TD: max. 4 × ED	Nicht < 12 Jahre	Schoenenberger naturreiner Heilpflanzensaft Baldrian
Baldrianwurzelöl	–	ED: 15 mg, TD: max. 4 × ED	Nicht < 12 Jahre	Heumann Beruhigungstee Tenerval®

Anwendungshinweise

Innerlich. **WEU**: Bei leichten Formen nervöser Anspannungen: 3 × täglich, bei Schlafstörungen: ½–1 h vor dem Schlafengehen. **Trad.**: Bei leichten Formen psychischer Belastung: 3 × täglich, als Einschlafhilfe: ½–1 h vor dem Schlafengehen.

Anwendungsdauer

WEU: Aufgrund der einschleichenden Wirkung ist Baldrianwurzel nicht für die Akutbehandlung geeignet. Für eine optimale Wirksamkeit ist eine kontinuierliche Dosierung über 2–4 Wochen zu empfehlen. Tritt nach zwei Wochen keine Besserung ein, ist ein Arzt zu konsultieren. **Trad.**: Tritt während der Behandlung keine Besserung ein, ist ein Arzt zu konsultieren.

Schwangerschaft / Stillzeit	
Schwangerschaft	Nur nach ärztlicher Rücksprache, da keine klinischen Daten vorliegen.
Stillzeit	Nur nach ärztlicher Rücksprache, da keine klinischen Daten vorliegen.
Besondere Hinweise	
Cave	**WEU + Trad.:** Nicht < 12 Jahre.
Reaktionsvermögen	**WEU + Trad.:** Die Fähigkeit Auto zu fahren oder Maschinen zu bedienen kann beeinträchtigt werden.
Überdosierung	**WEU + Trad.:** Eine Dosis von ca. 20 g Baldrianwurzel kann zu milden Symptomen wie Müdigkeit, Bauchkrämpfen, Engegefühl in der Brust, Benommenheit, Handtremor und Mydriasis führen, die nach 24 h wieder verschwinden. Bei Auftreten dieser Symptome sollten unterstützende Maßnahmen getroffen werden.
Abhängigkeit	Keine Angabe.
Erstattung	**WEU + Trad.:** Bis auf begründete Ausnahmefälle lt. AMR Anlage III nicht erstattungsfähig, ferner für Kinder < 12 Jahren unzweckmäßig.

BALDRIANWURZEL UND HOPFENZAPFENBLÜTEN

[Nicht Rp.][HMPC] Zur Erstattung ▶ siehe besondere Hinweise

Droge	
• **Baldrianwurzel:** Die getrockneten, ganzen, unterirdischen Teile von *Valeriana officinalis* L. oder Fragmente davon, bestehend aus dem Wurzelstock, den Wurzeln sowie den Ausläufern. • **Hopfenzapfenblüten:** Die getrockneten, gewöhnlich ganzen, weiblichen Blütenstände von *Humulus lupulus* L.	
Inhaltsstoffe	
• **Baldrianwurzel:** Valerensäure, ätherische Öle, Valepotriate. • **Hopfenzapfenblüten:** Humulon, Lupulon.	
Wirkungen	
• **Baldrianwurzel:** Beruhigend, schlafanstoßend. • **Hopfenzapfenblüten:** Sedativ, antikonvulsiv.	
Indikationen / Kontraindikationen	
Indikation	• **WEU:** Schlafstörungen. • **Trad. A:** Leichte Symptome psychischer Belastung. • **Trad. B:** Einschlafhilfe.
Kontraindikation	• Überempfindlichkeit gegen den Wirkstoff oder einen der sonstigen Bestandteile.
UAW	
Sehr häufig (> 1:10)	–
Häufig (< 1:10)	–
Gelegentlich (< 1:100)	–
Selten (< 1:1000)	–
Sehr selten (< 1:10000)	–
Ohne Häufigkeit	**WEU + Trad.**: gastrointestinale Beschwerden z. B. Übelkeit, Bauchkrämpfe
Wechselwirkungen	
Arzneimittel	**WEU + Trad.:** Klinisch relevante Wechselwirkungen mit Stoffen, die über CYP 2D6, CYP 3A4/5, CYP 1A2 oder CYP 2E1 metabolisiert werden, wurden nicht beobachtet. Die Kombination mit synthetischen Sedativa erfordert eine medizinische Diagnose und Überwachung und ist nicht zu empfehlen.
Nahrungsmittel	Keine bekannt.

Präparate / Dosierung				
Wirkstoff	Extraktionsmittel	Dosierung (> 12 Jahre)	Dosierung (< 12 Jahre)	Handelspräparate
WEU				
Trockenextrakt aus Baldrianwurzel (4–8:1) und Hopfenzapfen (3–10:1)	Baldrianwurzel: Methanol 45–51 % (m/m), Hopfenzapfen: Methanol 40–51 % (m/m)	ED: 187 mg/28 mg bis 500 mg/65 mg (Baldrian/Hopfen), bzw. 1–2 ED ½–1 h vor dem Schlafengehen, nicht mehr als 500 mg Baldrianextrakt	Nicht < 12 Jahre	–
Trockenextrakt aus Baldrianwurzel (4–7:1) und Hopfenzapfen (4–8:1)	Baldrianwurzel: Ethanol 70 % (V/V), Hopfenzapfen: Methanol 40 % (V/V)	ED: 200 mg/45 mg bis 350 mg/70 mg (Baldrian/Hopfen), bzw. 1–2 ED ½–1 h vor dem Schlafengehen, nicht mehr als 500 mg Baldrianextrakt	Nicht < 12 Jahre	Sedacur® forte Beruhigungsdragees
Trad.				
Flüssigextrakt (1:6,3) aus Baldrianwurzel und Hopfenzapfen (1:1)	Ethanol 40 % (V/V)	ED: 20 ml	Nicht < 12 Jahre	–
Flüssigextrakt (1:1) aus Baldriantinktur (1:10) und Hopfenzapfen-Flüssigextrakt (1:2,2)	Ethanol 53 % (m/m)	40–75 Tropfen in ein halbes Glas Wasser	Nicht < 12 Jahre	–

Präparate / Dosierung				
Wirkstoff	Extraktionsmittel	Dosierung (> 12 Jahre)	Dosierung (< 12 Jahre)	Handelspräparate
Trockenextrakt aus Baldrianwurzel (4–6:1) und Hopfenzapfen (3–6:1)	Wasser	ED: 80 mg/20 mg oder 160 mg/40 mg (Baldrian/Hopfen), bzw. **Trad. A:** TD: 3 × 3 ED, **Trad. B:** TD: 3 × 1 oder 2 × 1 ED 1 h vor dem Schlafengehen	Nicht < 12 Jahre	–
Trockenextrakt aus Baldrianwurzel (5–7:1) und Hopfenzapfen (5–7:1)	Baldrianwurzel: Methanol 45 % (m/m), Hopfenzapfen: Wasser	ED: 187 mg/45 mg (Baldrian/Hopfen), bzw. **Trad. A:** TD: 3 × 1 ED, **Trad. B:** TD: 1 × 1 ED 1 h vor dem Schlafengehen	Nicht < 12 Jahre	–
Trockenextrakt aus Baldrianwurzel (4–5:1) und Hopfenzapfen (5–9:1)	Baldrianwurzel: Ethanol 60 % (V/V), Hopfenzapfen: Wasser	ED: 100 mg/30 mg (Baldrian/Hopfen), bzw. **Trad. A:** TD: 2–3 × 1 ED, **Trad. B:** TD: 2 × ED 1 h vor dem Schlafengehen	Nicht < 12 Jahre	–
Trockenextrakt aus Baldrianwurzel (4–7:1) und Hopfenzapfen (4–8:1)	Baldrianwurzel: Methanol 45 % (V/V), Hopfenzapfen: Ethanol 40 % (V/V)	ED: 125 mg/25 mg (Baldrian/Hopfen), bzw. **Trad. A:** TD: 3 × 2 ED, **Trad. B:** TD: 2 ED 1 h vor dem Schlafengehen	Nicht < 12 Jahre	–

Präparate / Dosierung

Wirkstoff	Extraktionsmittel	Dosierung (> 12 Jahre)	Dosierung (< 12 Jahre)	Handelspräparate
Trockenextrakt aus Baldrianwurzel (3–7:1) und Hopfenzapfen (4–8:1)	Baldrianwurzel: Ethanol 70 % (V/V), Hopfenzapfen: Ethanol 40 % (V/V)	ED: 100 mg/24 bis 32 mg (Baldrian/Hopfen), bzw. **Trad. A:** TD: 3 × 2 ED, **Trad. B:** TD: 2 ED 1 h vor dem Schlafengehen, ED: 68 mg/16 mg (Baldrian/Hopfen), bzw. **Trad. A:** TD: 3 × 3 ED. **Trad. B:** TD: 3 ED 1 h vor dem Schlafengehen	Nicht < 12 Jahre	–
Trockenextrakt aus Baldrianwurzel (6–7:1) und Hopfenzapfen (11–14:1)	Baldrianwurzel: Ethanol 70 % (V/V), Hopfenzapfen: Ethanol 96 % (V/V)	ED: 225 mg/30 mg (Baldrian/Hopfen), bzw. **Trad. A:** TD: 3 × 1 ED, **Trad. B:** TD: 1–2 ED 1 h vor dem Schlafengehen	Nicht < 12 Jahre	–
Trockenextrakt aus Baldrianwurzel (5–8:1) und Hopfenzapfen (9–11:1)	Baldrianwurzel: Ethanol 85 % (V/V), Hopfenzapfen: Ethanol 90 % (V/V)	ED: 77 mg/18,8 mg (Baldrian/Hopfen), bzw. **Trad. A:** TD: 3 × 2 ED, **Trad. B:** TD: 2 ED 1 h vor dem Schlafengehen	Nicht < 12 Jahre	–

Anwendungshinweise	
WEU + Trad.: Innerlich.	
Anwendungsdauer	
WEU: Aufgrund der einschleichenden Wirkung sind Baldrianwurzel und Hopfenzapfen-Kombinationen nicht für die Akutbehandlung geeignet. Für eine optimale Wirksamkeit ist eine kontinuierliche Dosierung über vier Wochen zu empfehlen. **WEU + Trad.:** Tritt nach vier Wochen keine Besserung ein, sollte ein Arzt konsultiert werden.	
Schwangerschaft / Stillzeit	
Schwangerschaft	Nur nach ärztlicher Rücksprache, da keine klinischen Daten vorliegen.
Stillzeit	Nur nach ärztlicher Rücksprache, da keine klinischen Daten vorliegen.
Besondere Hinweise	
Cave	**WEU + Trad.:** Nicht < 12 Jahre.
Reaktionsvermögen	**WEU + Trad.:** Die Fähigkeit, Auto zu fahren oder Maschinen zu bedienen, kann beeinträchtigt werden.
Überdosierung	**WEU + Trad.:** Eine Dosis von ca. 20 g Baldrianwurzel kann zu milden Symptomen wie Müdigkeit, Bauchkrämpfen, Engegefühl in der Brust, Benommenheit, Handtremor und Mydriasis führen, die nach 24 h wieder verschwinden. Bei Auftreten dieser Symptome sollten unterstützende Maßnahmen getroffen werden.
Abhängigkeit	Keine Angabe.
Erstattung	Bis auf begründete Ausnahmefälle lt. AMR Anlage III nicht erstattungsfähig, ferner für Kinder < 12 Jahren unzweckmäßig.

BÄRENTRAUBENBLÄTTER

[Nicht Rp.][HMPC] Zur Erstattung ▶ siehe besondere Hinweise

Droge	
Das ganze oder geschnittene Laubblatt von *Arctostaphylos uva-ursi* L. SPRENG.	
Inhaltsstoffe	
Arbutin, Gerbstoffe (Tannine, Gallussäuren).	
Wirkungen	
Antibakteriell.	
Indikationen / Kontraindikationen	
Indikation	• **Trad.:** Milde Harnwegsinfektionen mit Brennen beim Wasserlassen und häufigem Harndrang.
Kontraindikation	• Überempfindlichkeit gegen den Wirkstoff oder einen der sonstigen Bestandteile; Nierenerkrankungen.
UAW	
Sehr häufig (> 1:10)	–
Häufig (< 1:10)	–
Gelegentlich (< 1:100)	–
Selten (< 1:1000)	–
Sehr selten (< 1:10000)	–
Ohne Häufigkeit	Übelkeit, Erbrechen, Magenschmerzen
Wechselwirkungen	
Arzneimittel	Keine bekannt.
Nahrungsmittel	Keine bekannt.

Präparate / Dosierung

Wirkstoff	Extraktionsmittel	Dosierung (> 18 Jahre)	Dosierung (< 18 Jahre)	Handelspräparate
Zerkleinerte Droge	–	1,5–4 g als Teeaufguss	Nicht < 18 Jahre	Sidroga® Bärentraubenblätter; H&S® Bärentraubenblättertee
Pulverisierte Droge	–	Entspr. 100–210 mg wasserfreies Arbutin, 2–4 × tägl.	Nicht < 18 Jahre	–

Präparate / Dosierung				
Wirkstoff	Extraktionsmittel	Dosierung (> 18 Jahre)	Dosierung (< 18 Jahre)	Handelspräparate
Trockenextrakt (3,5–5,5:1)	Ethanol 60 % (V/V)	Entspr. 100–210 mg wasserfreies Arbutin, 2–4 × tägl.	Nicht < 18 Jahre	Cystinol akut® Tabletten
Trockenextrakt (2,5–4,5:1)	Wasser	Entspr. 100–210 mg wasserfreies Arbutin, 2–4 × tägl.	Nicht < 18 Jahre	Arctuvan® Bärentraubenblätter
Anwendungshinweise				
Innerlich.				
Anwendungsdauer				
Maximal eine Woche; tritt nach zwei Tagen keine Besserung ein, sollte ein Arzt konsultiert werden.				

Schwangerschaft / Stillzeit	
Schwangerschaft	Nur nach ärztlicher Rücksprache, da keine klinischen Daten vorliegen. Der Gebrauch während der Schwangerschaft ist zu vermeiden.
Stillzeit	Nur nach ärztlicher Rücksprache, da keine klinischen Daten vorliegen. Aufgrund fehlender ausreichender Daten ist die Anwendung während der Stillzeit nicht empfohlen.

Besondere Hinweise	
Cave	Nicht < 18 Jahren. Bei weiteren Symptomen wie Fieber, Dysurie, Spasmen oder Blut im Urin, sollte ein Arzt konsultiert werden. Durch Bärentraubenblätter kann sich der Urin grün-braun verfärben. Die Färbung kann an der Luft nachdunkeln.
Reaktionsvermögen	Keine Daten verfügbar.
Überdosierung	Kein Fall bekannt.
Abhängigkeit	Keine Angabe.
Erstattung	Erstattungsfähig für Kinder bis 12 Jahre, in dieser Altersgruppe jedoch nicht empfohlen.

BEINWELLWURZEL

[Nicht Rp.] Nicht erstattungsfähig. ► siehe besondere Hinweise

Droge	
Die frischen oder getrockneten Rhizome und Wurzeln von *Symphytum officinale* L.	
Inhaltsstoffe	
Allantoin, Pyrrolizidin-Alkaloide (in der Droge, bei den Zubereitungen in der Regel abgereichert), Gerbstoffe, Schleimstoffe.	
Wirkungen	
Analgetisch, antiphlogistisch, granulationsfördernd.	
Indikationen / Kontraindikationen	
Indikation	• Zur äußeren Anwendung bei Prellungen, Zerrungen, Verstauchungen.
Kontraindikation	• Überempfindlichkeit gegen den Wirkstoff oder einen der sonstigen Bestandteile; geschädigte Haut (offene Wunden, Hautkrankheiten).
UAW	
Sehr häufig (> 1:10)	–
Häufig (< 1:10)	–
Gelegentlich (< 1:100)	–
Selten (< 1:1000)	–
Sehr selten (< 1:10000)	–
Ohne Häufigkeit	Hautreizungen z. B. Kontaktdermatitis, potenziell genotoxisch kanzerogen.
Wechselwirkungen	
Arzneimittel	Keine bekannt.
Nahrungsmittel	Keine bekannt.

Präparate / Dosierung

Wirkstoff	Extraktionsmittel	Dosierung (> 12 Jahre)	Dosierung (< 12 Jahre)	Handelspräparate
Fluidextrakt (1:2)	Ethanol 60 % (V/V)	2–4 × tägl. einen 2–4 cm langen Salbenstrang auftragen u. leicht einmassieren	Nicht < 12 Jahre	Kytta® Balsamf[K]; Kytta® Salbe f Creme

Präparate / Dosierung				
Wirkstoff	Extraktionsmittel	Dosierung (> 12 Jahre)	Dosierung (< 12 Jahre)	Handelspräparate
Presssaft der frischen Droge (3–10:1)	Ethanol 30% (V/V)	Mehrmals tägl. auf erkrankte Stelle auftragen	Nicht < 4 Jahre	Traumaplant® Creme
Anwendungshinweise				
Kutan.				
Anwendungsdauer				
Nicht länger als 4–6 Wochen pro Jahr.				

Schwangerschaft / Stillzeit	
Schwangerschaft	Nur nach ärztlicher Rücksprache, da keine klinischen Daten vorliegen.
Stillzeit	Nur nach ärztlicher Rücksprache, da keine klinischen Daten vorliegen.

Besondere Hinweise	
Cave	Wegen der toxikologischen Gefahr darf bei der äußerlichen Anwendung die pro Tag applizierte Dosis einen Grenzwert von 100 µg Pyrrolizidin-Alkaloide nicht überschreiten. Industriell werden pyrrolizidinalkaloidarme Extrakte angeboten. Nur auf intakter Haut, nicht in die Augen und auf Schleimhäute bringen.
Reaktionsvermögen	Keine Daten verfügbar.
Überdosierung	Kein Fall bekannt.
Abhängigkeit	Keine Angabe.
Erstattung	Nicht erstattungsfähig lt. AMR Anlage III.

BIBERNELLWURZEL

[Nicht Rp.] Erstattungsfähig für Kinder bis 12 Jahre.

Droge

Die getrockneten Wurzelstöcke und Wurzeln von *Pimpinella major* (L.) HUDSON.

Inhaltsstoffe

Ätherische Öle (trans-Epoxipseudoisoeugenyltigliat), Saponine, Polysaccharide.

Wirkungen

Antibakteriell, antiphlogistisch.

Indikationen / Kontraindikationen

Indikation	• Katarrhe der oberen Atemwege.
Kontraindikation	• Überempfindlichkeit gegen den Wirkstoff oder einen der sonstigen Bestandteile. Entzündungen im Magen-Darmbereich, schwere Lebererkrankungen.

UAW

Keine unerwünschten Arzneimittelwirkungen bekannt.

Wechselwirkungen

Arzneimittel	Keine bekannt.
Nahrungsmittel	Keine bekannt.

Präparate / Dosierung

Wirkstoff	Extraktionsmittel	Dosierung (> 12 Jahre)	Dosierung (< 12 Jahre)	Handelspräparate
Extrakt	Ethanol 30 % (V/V)	Alle 2 Stunden bis zu 6 × tägl. 20 Tropfen	Alle 2 Stunden bis zu 6 × tägl. 10 Tropfen	Cefabronchin N Tropfen[K]

Anwendungshinweise

Innerlich.

Anwendungsdauer

Keine Angabe.

Schwangerschaft / Stillzeit

Schwangerschaft	Nur nach ärztlicher Rücksprache, da keine klinischen Daten vorliegen.
Stillzeit	Nur nach ärztlicher Rücksprache, da keine klinischen Daten vorliegen.

Besondere Hinweise	
Cave	Keine Angabe.
Reaktionsvermögen	Keine Daten verfügbar.
Überdosierung	Kein Fall bekannt.
Abhängigkeit	Keine Angabe.

BIRKENBLÄTTER

[Nicht Rp.][HMPC] Zur Erstattung ▶ siehe besondere Hinweise

Droge	
Ganze oder geschnittene, getrocknete Laubblätter von *Betula pendula* ROTH oder *Betula pubescens* EHRH.	
Inhaltsstoffe	
Flavonoide, Polyphenole, Ascorbinsäure, ätherisches Öl.	
Wirkungen	
Aquaretisch.	
Indikationen / Kontraindikationen	
Indikation	• **Trad.:** Steigerung der Urinmenge; Durchspülung der ableitenden Harnwege; leichte Harnwegsbeschwerden.
Kontraindikation	• Überempfindlichkeit gegen Birkenpollen oder einen der sonstigen Bestandteile; Beschwerden, bei denen eine verringerte Flüssigkeitsaufnahme empfohlen ist (z. B. schwerwiegende Herz- oder Nierenerkrankungen).
UAW	
Sehr häufig (> 1:10)	–
Häufig (< 1:10)	–
Gelegentlich (< 1:100)	–
Selten (< 1:1000)	–
Sehr selten (< 1:10000)	–
Ohne Häufigkeit	Gastrointestinale Beschwerden (Übelkeit, Erbrechen, Durchfall); allergische Reaktionen (Juckreiz, Ausschlag, Urtikaria)
Wechselwirkungen	
Arzneimittel	Keine bekannt.
Nahrungsmittel	Keine bekannt.

Präparate / Dosierung

Wirkstoff	Extraktionsmittel	Dosierung (> 12 Jahre)	Dosierung (< 12 Jahre)	Handelspräparate
Getrocknete Droge	–	ED: 2–3 g, TD: 12 g, als Teeaufguss	Nicht < 12 Jahre	H&S® Blasen- und Nierentee [K]
Pulverisierte Droge	–	ED: 650 mg, TD: 1,3 g	Nicht < 12 Jahre	–

Präparate / Dosierung				
Wirkstoff	Extraktionsmittel	Dosierung (> 12 Jahre)	Dosierung (< 12 Jahre)	Handelspräparate
Trockenextrakt (3–8:1)	Wasser	ED: 0,25–1 g, TD: 4 g	Nicht < 12 Jahre	Harntee TAD® 400 N Granulat[K]
Flüssigextrakt aus frischen Blättern (1:2–2,4)	Wasser	15 ml, 2–3 × tägl.	Nicht < 12 Jahre	Schoenenberger naturreiner Heilpflanzensaft Birke
Flüssigextrakt der frischen Blätter, mit 96 % Ethanoldämpfen stabilisiert (1:1)	Ethanol 50–60 % (V/V)	ED: 2,5 ml, TD 7,5 ml	Nicht < 12 Jahre	–
Anwendungshinweise				
Innerlich; zur weiteren Steigerung der Urinmenge, sollte während der Behandlung auf eine ausreichende Flüssigkeitsaufnahme geachtet werden.				
Anwendungsdauer				
Tritt nach 2–4 Wochen keine Besserung ein, sollte ein Arzt konsultiert werden.				

Schwangerschaft / Stillzeit	
Schwangerschaft	Nur nach ärztlicher Rücksprache, da keine klinischen Daten vorliegen.
Stillzeit	Nur nach ärztlicher Rücksprache, da keine klinischen Daten vorliegen.

Besondere Hinweise	
Cave	Nicht < 12 Jahren. Bei weiteren Symptomen wie Fieber, Dysurie, Spasmen oder Blut im Urin, sollte ein Arzt konsultiert werden.
Reaktionsvermögen	Keine Daten verfügbar.
Überdosierung	Kein Fall bekannt.
Abhängigkeit	Keine Angabe.
Erstattung	Erstattungsfähig für Kinder bis 12 Jahre, in dieser Altersgruppe jedoch nicht empfohlen.

BITTERORANGENSCHALE

[Nicht Rp.] Zur Erstattung ▶ siehe besondere Hinweise

Droge

Das getrocknete, teilweise vom weißen, schwammigen Gewebe des Mesokarps und Endokarps befreite Epikarp und Mesokarp der reifen Frucht von *Citrus aurantium* L. ssp. *aurantium* (*C.aurantium* L. ssp. *amara* ENGL.).

Inhaltsstoffe

Bitter schmeckende Flavonoide (Neohesperidin, Naringin), Triterpene (Limonin), ätherische Öle (Limonen).

Wirkungen

Anregend auf die Magensaftsekretion.

Indikationen / Kontraindikationen

Indikation	• **Ind. A:** Appetitlosigkeit. • **Ind. B:** Dyspeptische Beschwerden.
Kontraindikation	• Überempfindlichkeit gegen den Wirkstoff oder einen der sonstigen Bestandteile.

UAW

Sehr häufig (> 1:10)	–
Häufig (< 1:10)	–
Gelegentlich (< 1:100)	–
Selten (< 1:1000)	–
Sehr selten (< 1:10000)	–
Ohne Häufigkeit	Photosensibilisierungen, besonders bei hellhäutigen Personen

Wechselwirkungen

Arzneimittel	Hemmung der Resorption von Ciclosporin.
Nahrungsmittel	Keine bekannt.

Präparate / Dosierung				
Wirkstoff	Extraktionsmittel	Dosierung (> 12 Jahre)	Dosierung (< 12 Jahre)	Handelspräparate
Getrocknete Droge	–	**Ind. A:** TD: 4–6 g als Teeaufguss ½ h vor dem Essen **Ind. B:** TD: 4–6 g als Teeaufguss nach der Mahlzeit	Nicht < 12 Jahre	–
Destillat	Ethanol 96 % (V/V)	**Ind. B:** ED: 5–10 ml; TD: max. 25 ml	Nicht < 12 Jahre	Klosterfrau Melissengeist[K]
Tinktur	Ethanol 37 % (V/V)	**Ind. B:** 3 × tägl. 30–40 Tropfen	**Ind. B:** 4–12 Jahre: 3 × tägl. 15–20 Tropfen; 1–3 Jahre: 3 × tägl. 10–15 Tropfen; < 1 Jahr: 3 × tägl. 5–10 Tropfen	Carminativum-Hetterich® Tropfen[K]
Tinktur (1:5)	Ethanol 70 % (V/V)	**Ind. A:** 1 ml ½ Std. vor dem Essen, 1–3 × tägl.	Nicht < 12 Jahre	Amara-Pascoe® Tropfen[K]
Tinktur (1:6)	Ethanol 45 % (V/V)	**Ind. A:** 10–20 Tropfen vor dem Essen	Nicht < 12 Jahre	Sedovent® Verdauungstropfen[K]
Extrakt		**Ind. A:** TD: 1–2 g ½ h vor dem Essen, **Ind. B:** TD: 1–2 g nach der Mahlzeit	Nicht < 12 Jahre	–

Anwendungshinweise

Innerlich; Teeaufguss: 2 g mit 150 ml siedendem Wasser übergießen und 10–15 Minuten ziehen lassen.

Anwendungsdauer

Keine Angabe.

Schwangerschaft / Stillzeit	
Schwangerschaft	Nur nach ärztlicher Rücksprache, da keine klinischen Daten vorliegen.
Stillzeit	Nur nach ärztlicher Rücksprache, da keine klinischen Daten vorliegen.
Besondere Hinweise	
Cave	Aufgrund der enthaltenen Bitterstoffe nicht < 12 Jahre. Längere Sonnenbäder und intensive UV-Bestrahlung sollten vermieden werden.
Reaktionsvermögen	Keine Daten verfügbar.
Überdosierung	Kein Fall bekannt.
Abhängigkeit	Keine Angabe.
Erstattung	**Ind. A:** Nicht erstattungsfähig, da lt. AMR Anlage III als Amarum unwirtschaftlich. **Ind. B:** Karminativa sind lt. AMR Anlage III nur für Säuglinge und Kleinkinder erstattungsfähig, in dieser Altersgruppe sind Bitterorangenschalen jedoch nicht empfohlen.

BOCKSHORNSAMEN

[Nicht Rp.][HMPC] Zur Erstattung ▶ siehe besondere Hinweise

Droge

Die getrockneten, reifen Samen von *Trigonella foenum-graecum* L.

Inhaltsstoffe

Schleimstoffe, Proteine, fettes Öl.

Wirkungen

Blutzuckersenkend, antidiabetisch, appetitsteigernd.

Indikationen / Kontraindikationen

Indikation	• **Trad. A:** Vorübergehende Appetitlosigkeit. • **Trad. B:** Leichte Hautentzündungen.
Kontraindikation	• Überempfindlichkeit gegen den Wirkstoff oder einen der sonstigen Bestandteile.

UAW

Sehr häufig (> 1:10)	–
Häufig (< 1:10)	–
Gelegentlich (< 1:100)	–
Selten (< 1:1000)	–
Sehr selten (< 1:10000)	–
Ohne Häufigkeit	Innerlich: Blähungen, Diarrhö; Schwindel; Asthma, allergische Rhinitis. Äußerlich: allergische Reaktionen (Gesichtsangioödem, pfeifendes Atmen)

Wechselwirkungen

Arzneimittel	Keine bekannt.
Nahrungsmittel	Keine bekannt.

Präparate / Dosierung

Wirkstoff	Extraktionsmittel	Dosierung (> 18 Jahre)	Dosierung (< 18 Jahre)	Handelspräparate
Trockenextrakt (4:1)	Ethanol 20 % (V/V)	**Trad. A:** 295 mg, 2 × tägl.	Nicht < 18 Jahre	–

Präparate / Dosierung				
Wirkstoff	Extraktionsmittel	Dosierung (> 18 Jahre)	Dosierung (< 18 Jahre)	Handelspräparate
Dickextrakt (5–6:1)	Ethanol 60 % (V/V)	**Trad. A:** 500 mg, 2 × tägl.	Nicht < 18 Jahre	–
Getrocknete Samen	–	**Trad. A:** 1–6 g täglich in mehreren ED als Teeaufguss; **Trad. B:** 50g/250 ml Wasser, noch warm als Kataplasma auf die Haut legen	Nicht < 18 Jahre	Teuto Sog® Auflage

Anwendungshinweise
Trad. A: Innerlich. **Trad. B:** Kutan.
Anwendungsdauer
Trad. A: Tritt nach zwei Wochen keine Besserung ein, sollte ein Arzt konsultiert werden. **Trad. B:** Tritt nach einer Woche keine Besserung ein, sollte ein Arzt konsultiert werden.

Schwangerschaft / Stillzeit	
Schwangerschaft	Tierstudien zeigten reprotoxische Effekte. Die Anwendung während der Schwangerschaft wird nicht empfohlen.
Stillzeit	Tierstudien zeigten reprotoxische Effekte. Die Anwendung während der Stillzeit wird nicht empfohlen.

Besondere Hinweise	
Cave	Nicht < 18 Jahre. Aufgrund möglicher hypoglykämischer Wirkung von Bockshornsamen sollte bei Patienten mit behandlungsbedürftigem Diabetes mellitus eine engmaschige Überwachung der Blutzuckereinstellung erfolgen.
Reaktionsvermögen	Keine Daten verfügbar.
Überdosierung	Hohe Dosierungen haben in 4 von 10 Fällen Diarrhö oder Blähungen verursacht.
Abhängigkeit	Keine Angaben.
Erstattung	**Trad. A:** Nicht erstattungsfähig, da lt. AMR Anlage III als Amarum unwirtschaftlich. **Trad. B:** Erstattungsfähig für Kinder bis 12 Jahren, in dieser Altersgruppe jedoch nicht empfohlen.

BOLDOBLÄTTER

[Nicht Rp.][HMPC] Zur Erstattung ▶ siehe besondere Hinweise

Droge	
Die ganzen oder zerkleinerten, getrockneten Blätter von *Peumus boldus* Molina.	
Inhaltsstoffe	
Boldin, ätherische Öle.	
Wirkungen	
Hepatoprotektiv, antiinflammatorisch, antioxidativ.	
Indikationen / Kontraindikationen	
Indikation	• **Trad.:** Dyspeptische Beschwerden, leichte Spasmen im Gastrointestinaltrakt.
Kontraindikation	• Überempfindlichkeit gegen den Wirkstoff oder einen der sonstigen Bestandteile. Verengungen der Gallenwege, Cholangitis, Leberbeschwerden, Gallensteine und andere Gallenbeschwerden erfordern eine medizinische Überwachung.
UAW	
Sehr häufig (> 1:10)	–
Häufig (< 1:10)	–
Gelegentlich (< 1:100)	–
Selten (< 1:1000)	–
Sehr selten (< 1:10000)	–
Ohne Häufigkeit	Überempfindlichkeitsreaktionen (Anaphylaxien)
Wechselwirkungen	
Arzneimittel	Keine bekannt.
Nahrungsmittel	Keine bekannt.

Präparate / Dosierung

Wirkstoff	Extraktionsmittel	Dosierung (> 18 Jahre)	Dosierung (< 18 Jahre)	Handelspräparate
Getrocknete zerkleinerte Droge	–	1–2 g, 2–3 × tägl.	Nicht < 18 Jahre	–
Trockenextrakt (5:1)	Wasser	Bis zu 400 mg, 2 × tägl.	Nicht < 18 Jahre	Heumann Verdauungstee Solu-Lipar® K

Anwendungshinweise	
Innerlich.	
Anwendungsdauer	
Tritt innerhalb von zwei Wochen keine Besserung ein, sollte ein Arzt konsultiert werden.	
Schwangerschaft / Stillzeit	
Schwangerschaft	Aufgrund tierexperimenteller Daten sollten Boldoblätter in der Schwangerschaft nicht eingenommen werden.
Stillzeit	Nur nach ärztlicher Rücksprache, da keine klinischen Daten vorliegen.
Besondere Hinweise	
Cave	Nicht < 18 Jahre.
Reaktionsvermögen	Keine Daten verfügbar.
Überdosierung	Kein Fall bekannt.
Abhängigkeit	Keine Angabe.
Erstattung	Erstattungsfähig für Kinder bis 12 Jahre, aber lt. AMR Anlage III in bestimmten Indikationen (Gallenwegstherapeutika, Cholagoga) unwirtschaftlich.

BRENNNESSELBLÄTTER

[Nicht Rp.][HMPC] Zur Erstattung ▶ siehe besondere Hinweise

Droge	
Die getrockneten, ganzen oder geschnittenen Blätter von *Urtica dioica* L., *Urtica urens* L. oder eine Mischung beider Arten.	
Inhaltsstoffe	
Flavonoide (Quercetine, Kämpferole), Anthocyane, Silikate; in Brennhaaren Acetylcholin, Serotonin, Ameisensäure.	
Wirkungen	
Diuretisch, antiphlogistisch.	
Indikationen / Kontraindikationen	
Indikation	• **Trad. A:** Leichte Gelenkschmerzen. • **Trad. B:** Steigerung der Urinmenge; Durchspülung der ableitenden Harnwege; leichte Harnwegsbeschwerden.
Kontraindikation	• Überempfindlichkeit gegen den Wirkstoff oder einen der sonstigen Bestandteile. Beschwerden, bei denen eine verringerte Flüssigkeitsaufnahme empfohlen ist (z. B. schwerwiegende Herz- oder Nierenerkrankungen).
UAW	
Sehr häufig (> 1:10)	–
Häufig (< 1:10)	–
Gelegentlich (< 1:100)	–
Selten (< 1:1000)	–
Sehr selten (< 1:10000)	–
Ohne Häufigkeit	Leichte gastrointestinale Beschwerden (Übelkeit, Erbrechen, Durchfall). Allergische Reaktionen (Juckreiz, Exantheme, Nesselausschlag)
Wechselwirkungen	
Arzneimittel	Keine bekannt.
Nahrungsmittel	Keine bekannt.

Präparate / Dosierung				
Wirkstoff	Extraktionsmittel	Dosierung (> 12 Jahre)	Dosierung (< 12 Jahre)	Handelspräparate
Zerkleinerte, getrocknete Droge	–	ED: 2–4 g, 3–6 × tägl. als Teeaufguss, TD: 8–12 g Droge	Nicht < 12 Jahre	H&S® Brennnesselblättertee; H&S® Rheumatee[K]
Flüssigextrakt (1:5)	Ethanol 96 % (V/V): Wasser: Wein 16,5 % (V/V) (1,65:1,35:7)	ED: 30–40 Tropfen, 3–4 × tägl.	Nicht < 12 Jahre	–
Trockenextrakt (4,7–6:1)	Wasser	ED: 750 mg, 2–3 × tägl.	Nicht < 12 Jahre	–
Trockenextrakt (5–10:1)	Wasser	ED: 450 mg, 3 × tägl.	Nicht < 12 Jahre	Sabona® Dragees
Trockenextrakt (8–10:1)	Ethanol 50 % (V/V)	ED: 540 mg, 2 × tägl.	Nicht < 12 Jahre	Rheuma-Hek® 268 mg Hartkapseln; Selenk® Hartkapseln

Anwendungshinweise

Innerlich.

Anwendungsdauer

Trad. A: Nicht länger als 4 Wochen. **Trad. B:** Nicht länger als 2–4 Wochen.

Schwangerschaft / Stillzeit	
Schwangerschaft	Nur nach ärztlicher Rücksprache, da keine klinischen Daten vorliegen.
Stillzeit	Nur nach ärztlicher Rücksprache, da keine klinischen Daten vorliegen.

Besondere Hinweise	
Cave	Bei Gelenkschmerzen mit Schwellung der Gelenke, Rötung oder Fieber sollte ein Arzt aufgesucht werden. Nicht < 12 Jahre. Bei Verschlimmerung der Harnwegsbeschwerden und Symptomen wie Fieber, Dysurie, Spasmen oder Blut im Urin während der Einnahme sollte ein Arzt konsultiert werden.
Reaktionsvermögen	Keine Daten verfügbar.
Überdosierung	Kein Fall bekannt.
Abhängigkeit	Keine Angabe.
Erstattung	**Trad. A+B:** Erstattungsfähig für Kinder bis 12 Jahre, in dieser Altersgruppe jedoch nicht empfohlen.

BRENNNESSELKRAUT

[Nicht Rp.][HMPC] Zur Erstattung ▶ siehe besondere Hinweise

Droge

Die getrockneten, ganzen oder geschnittenen oberirdischen Teile mit Anteilen der Stängel und der Blütenstände von *Urtica dioica* L., *Urtica urens* L., ihren Hybriden oder Mischungen davon.

Inhaltsstoffe

Flavonoide (Quercetine, Kämpferole), Anthocyane, Silikate, in Brennhaaren: Acetylcholin, Serotonin, Ameisensäure.

Wirkungen

Diuretisch, antiphlogistisch.

Indikationen / Kontraindikationen

Indikation	• **Trad. A:** Steigerung der Urinmenge; Durchspülung der ableitenden Harnwege; leichte Harnwegsbeschwerden. • **Trad. B:** Leichte Gelenkschmerzen. • **Trad. C:** Seborrhoische Hautzustände.
Kontraindikation	• Überempfindlichkeit gegen den Wirkstoff oder einen der sonstigen Bestandteile. Beschwerden, bei denen eine verringerte Flüssigkeitsaufnahme empfohlen ist (z. B. schwerwiegende Herz- oder Nierenerkrankungen).

UAW

Sehr häufig (> 1:10)	–
Häufig (< 1:10)	–
Gelegentlich (< 1:100)	–
Selten (< 1:1000)	–
Sehr selten (< 1:10000)	–
Ohne Häufigkeit	Leichte gastrointestinale Beschwerden (Übelkeit, Erbrechen, Durchfall). Allergische Reaktionen (Juckreiz, Exantheme, Nesselausschlag)

Wechselwirkungen

Arzneimittel	Keine bekannt.
Nahrungsmittel	Keine bekannt.

Präparate / Dosierung				
Wirkstoff	Extraktionsmittel	Dosierung (> 12 Jahre)	Dosierung (< 12 Jahre)	Handelspräparate
Zerkleinerte Droge	–	**Trad. A+B:** ED: 2–4 g bis zu 3 × tägl. als Teeaufguss	Nicht < 12 Jahre	Vollmers präparierter grüner Hafertee N[K]; Blasen- und Nierentee II Klenk[K]
Pulverisierte Droge	–	**Trad. A+B:** ED: 380–570 mg bis zu 3–4 × tägl., **Trad. C**: ED: 275 mg bis zu 3–4 × tägl.	Nicht < 12 Jahre	Kneipp® Brennnessel Dragees
Presssaft des frischen Krauts (1:0,5–1,1)	–	**Trad. A+B:** ED: 10–15 ml bis zu 3 × tägl.	Nicht < 12 Jahre	Schoenenberger naturreiner Heilpflanzensaft Brennnessel
Presssaft des frischen Krauts (1,36–1,96:1)	–	**Trad. A+B:** ED: 3,5 ml bis zu 3–4 × tägl.	Nicht < 12 Jahre	–
Flüssigextrakt (1:1)	Ethanol 25 % (V/V)	**Trad. A+B:** ED: 3–4 ml bis zu 3 × tägl.	Nicht < 12 Jahre	–
Flüssigextrakt (1:1,8–2,2)	Ethanol 30 % (V/V)	**Trad. A+B:** ED: 100 Tropfen bis zu 4 × tägl.	Nicht < 12 Jahre	–
Tinktur (1:5)	Ethanol 45 % (V/V)	**Trad. A+B:** ED: 2–6 ml bis zu 3 × tägl.	Nicht < 12 Jahre	–
Trockenextrakt (5–10:1)	Wasser	**Trad. A+B:** ED: entsprechen 2–4 g Droge bis zu 3 × tägl.	Nicht < 12 Jahre	–

Anwendungshinweise	
Innerlich. **Trad. A:** Zur weiteren Steigerung der Urinmenge sollte während der Behandlung auf eine ausreichende Flüssigkeitsaufnahme geachtet werden.	
Anwendungsdauer	
Trad. A+C: 2–4 Wochen; tritt nach einer Woche keine Besserung ein, sollte ein Arzt konsultiert werden. **Trad. B:** Nicht länger als 4 Wochen; tritt nach einem Monat keine Besserung ein, sollte ein Arzt konsultiert werden.	
Schwangerschaft / Stillzeit	
Schwangerschaft	Nur nach ärztlicher Rücksprache, da keine klinischen Daten vorliegen.
Stillzeit	Nur nach ärztlicher Rücksprache, da keine klinischen Daten vorliegen.
Besondere Hinweise	
Cave	Die Einnahme von Brennnesselkraut ist nicht für eine akute Arthritis bestimmt, da dieser Zustand eine ärztliche Konsultation erfordert. Nicht < 12 Jahre. Bei Verschlimmerung der Harnwegsbeschwerden und Symptomen wie Fieber, Dysurie, Spasmen oder Blut im Urin während der Einnahme sollte ein Arzt konsultiert werden.
Reaktionsvermögen	Keine Daten verfügbar.
Überdosierung	Kein Fall bekannt.
Abhängigkeit	Keine Angabe.
Erstattung	**Trad. A–C:** Erstattungsfähig für Kinder bis 12 Jahre, in dieser Altersgruppe jedoch nicht empfohlen.

BROMBEERBLÄTTER

[Nicht Rp.] Zur Erstattung ▶ siehe besondere Hinweise

Droge				
Die während der Blütezeit gesammelten, ganzen oder geschnittenen Laubblätter von *Rubus fruticosus* L.				
Inhaltsstoffe				
Gallotannine, Zitronensäure.				
Wirkungen				
Adstringierend.				
Indikationen / Kontraindikationen				
Indikation	• **Ind. A:** Unspezifische, akute Durchfallerkrankungen. • **Ind. B:** Leichte Entzündungen im Mund- und Rachenraum.			
Kontraindikation	• Überempfindlichkeit gegen den Wirkstoff oder einen der sonstigen Bestandteile.			
UAW				
Keine unerwünschten Arzneimittelwirkungen bekannt.				
Wechselwirkungen				
Arzneimittel	Keine bekannt.			
Nahrungsmittel	Keine bekannt.			
Präparate / Dosierung				
Wirkstoff	Extraktionsmittel	Dosierung (> 12 Jahre)	Dosierung (< 12 Jahre)	Handelspräparate
Getrocknete Droge	–	**Ind. A+B:** ED: 1,5 g auf 150 ml Wasser, 2–3 × tägl. als Teeaufguss trinken oder gurgeln.	Nicht < 12 Jahre	Brombeerblätter Bombastus
Anwendungshinweise				
Ind. A: Innerlich. **Ind. B:** Als Mundspüllösung. Teeaufguss: mit 150 ml siedendem Wasser übergießen und 10 Minuten ziehen lassen.				
Anwendungsdauer				
Ind. A: Hält der Durchfall länger als 3–4 Tage an, sollte ein Arzt konsultiert werden. **Ind. B:** Tritt nach zwei Wochen keine Besserung ein oder treten die Beschwerden periodisch wiederkehrend auf, sollte ein Arzt konsultiert werden.				

Schwangerschaft / Stillzeit	
Schwangerschaft	Nur nach ärztlicher Rücksprache, da keine klinischen Daten vorliegen.
Stillzeit	Nur nach ärztlicher Rücksprache, da keine klinischen Daten vorliegen.
Besondere Hinweise	
Cave	Aufgrund der enthaltenen Gerbstoffe nicht < 12 Jahre.
Reaktions-vermögen	Keine Daten verfügbar.
Überdosierung	Kein Fall bekannt.
Abhängigkeit	Keine Angabe.
Erstattung	**Ind. A:** Nicht erstattungsfähig, da lt. AMR Anlage III als Antidiarrhoikum unwirtschaftlich. **Ind. B:** Erstattungsfähig für Kinder < 12 Jahre, in dieser Altersgruppe jedoch nicht empfohlen.

CASCARARINDE

[Nicht Rp.][HMPC] Zur Erstattung ► siehe besondere Hinweise

Droge	
Die getrocknete ganze oder zerkleinerte Rinde von *Rhamnus purshiana* D.C.	
Inhaltsstoffe	
Anthrachinonglykoside (Cascaroside, Aloine).	
Wirkungen	
Laxierend.	
Indikationen / Kontraindikationen	
Indikation	• **WEU:** Kurzzeitig bei gelegentlicher Obstipation.
Kontraindikation	• Überempfindlichkeit gegen den Wirkstoff oder einen der sonstigen Bestandteile. Darmverschluss, Stenose, Atonie, Appendizitis, entzündliche Darmerkrankungen (z. B. Morbus Crohn, Colitis ulcerosa), abdominale Schmerzen unbekannter Ursache, schwere dehydrierte Zustände infolge Wasser- und Elektrolytverlust; Kinder < 12 Jahre.
UAW	
Sehr häufig (> 1:10)	–
Häufig (< 1:10)	–
Gelegentlich (< 1:100)	–
Selten (< 1:1000)	–
Sehr selten (< 1:10000)	–
Ohne Häufigkeit	Überempfindlichkeitsreaktionen; Bauchschmerzen; Krämpfe; Colon irritabile; Diarrhö
Wechselwirkungen	
Arzneimittel	Eine durch den Langzeitgebrauch von Laxanzien ausgelöste Hypokaliämie verstärkt die Wirkung von Herzglykosiden. Beeinflusst die Wirkung von Antiarrhythmika, Arzneistoffen, die eine Reversion zum Sinusrhythmus induzieren (z. B. Chinidin) und Arzneistoffen, die die QT-Zeit verlängern. Die gleichzeitige Einnahme von Diuretika, Nebennierenrindenhormonen oder Süßholzwurzel verstärkt den Kalium- und Elektrolytverlust.
Nahrungsmittel	Keine bekannt.

Präparate / Dosierung

Wirkstoff	Extraktionsmittel	Dosierung (> 12 Jahre)	Dosierung (< 12 Jahre)	Handelspräparate
Getrocknete Droge	–	10–30 mg Cascarosid A, 1 × tägl. zur Nacht, üblicherweise 2–3 × pro Woche	Nicht < 12 Jahre	–
Standardisierte Präparate	–	10–30 mg Cascarosid A, 1 × tägl. zur Nacht, üblicherweise 2–3 × pro Woche	Nicht < 12 Jahre	Legapas® Tabletten/Tropfen

Anwendungshinweise

Innerlich.

Anwendungsdauer

Maximal 1–2 Wochen; längere Anwendung nur nach ärztlicher Rücksprache.

Schwangerschaft / Stillzeit

Schwangerschaft	Keine Meldungen zu unerwünschten oder schädigenden Effekten am Fötus während der Schwangerschaft bei empfohlener Dosierung. Aufgrund experimenteller Daten zum genotoxischen Risiko anderer Anthranoide (z. B. Emodin, Frangulin, Chrysophanol und Physcion) ist der Gebrauch während der Schwangerschaft dennoch nicht empfohlen.
Stillzeit	Nicht anzuwenden während der Stillzeit, aufgrund unzureichender toxikologischer Daten. Anthranoide und ihre aktiven Metaboliten (z. B. Rhein) gehen in geringen Mengen in die Muttermilch über. Eine laxierende Wirkung bei gestillten Säuglingen wurde nicht beobachtet.

Besondere Hinweise	
Cave	Die gleichzeitige Einnahme von Herzglykosiden, Antiarrhythmika, QT-verlängernden Arzneistoffen, Diuretika, Nebennierenrindenhormonen und Süßholzwurzel sollte nur nach ärztlicher Rücksprache erfolgen. Wie bei allen Laxanzien, sollte Cascararinde nicht von Patienten genommen werden, die unter einer Kotstauung im Dickdarm oder nicht diagnostizierten, akuten oder andauernden gastrointestinalen Beschwerden leiden, z. B. Bauchschmerzen, Übelkeit, Erbrechen, außer auf ärztlichen Rat, da diese Symptome Zeichen eines beginnenden oder bestehenden Darmverschlusses (Ileus) sind. Werden Laxanzien jeden Tag benötigt, sollte die Ursache der Obstipation untersucht werden. Eine Langzeitanwendung von Laxanzien sollte vermieden werden. Darmschleimhautreizende Laxanzien, die länger als empfohlen eingenommen werden, führen zu Darmträgheit und zur Abhängigkeit von Laxanzien. Cascararinde sollte nur dann eingesetzt werden, wenn durch Ernährungsumstellung oder mit Quellmittel kein therapeutischer Effekt zu erzielen ist.
Reaktionsvermögen	Keine relevanten Beeinträchtigungen.
Überdosierung	Krampfartige Schmerzen und starker Durchfall mit Wasser- und Elektrolytverlust (v. a. Kalium). Der Kaliumverlust kann zu Herzrhythmusstörungen und Muskelschwäche führen, v. a. bei gleichzeitiger Gabe von Herzglykosiden, Diuretika, Nebennierenrindenhormonen oder Süßholzwurzel. Die Behandlung sollte mit reichlich Flüssigkeitszufuhr unterstützt werden. Elektrolyte, v. a. Kalium, sollten überwacht werden, besonders bei älteren Personen. Chronische Überdosierung kann zur toxischen Hepatitis führen.
Abhängigkeit	**Chronischer Gebrauch/Missbrauch**: Störung des Wasserhaushalts; Elektrolytverluste, v. a. Kalium; Albuminurie; Hämaturie; reversible Pigmenteinlagerungen in der Darmschleimhaut (Pseudomelanosis coli); gelbe oder rot-braune Färbung des Urins (pH-abhängig und reversibel).
Erstattung	Lt. AMR Anlage I Nr. 1 bedingt erstattungsfähig bei Obstipation in Zusammenhang mit Tumorleiden, Megacolon, Divertikulose, Divertikulitis, Mukoviszidose, neurogener Darmlähmung, vor diagnostischen Eingriffen, bei phosphatbindender Medikation bei chronischer Niereninsuffizienz, Opioidtherapie und in der Terminalphase.

CAYENNEPFEFFER

[Nicht Rp.] Nicht erstattungsfähig. ► siehe besondere Hinweise

Droge	
Die getrockneten, reifen Früchte von *Capsicum annuum* L.var. *minimum* (MILLER) HEISER und kleinfruchtige Varietäten von *Capsicum frutescens* L.	
Inhaltsstoffe	
Capsaicin, fettes Öl, Carotinoide, Ascorbinsäure.	
Wirkungen	
Hautreizend, durchblutungsfördernd, antiphlogistisch.	
Indikationen / Kontraindikationen	
Indikation	• Rheumatische Erkrankungen, schmerzhafte Muskelverspannungen, Nervenschmerzen, Neuralgie, Ischias, Juckreiz.
Kontraindikation	• Überempfindlichkeit gegen den Wirkstoff, einen der sonstigen Bestandteile oder andere capsaicinoidhaltige Drogen.
UAW	
Sehr häufig (> 1:10)	–
Häufig (< 1:10)	–
Gelegentlich (< 1:100)	–
Selten (< 1:1000)	Überempfindlichkeitsreaktionen der Haut (Urtikaria, Bläschenbildung)
Sehr selten (< 1:10000)	–
Ohne Häufigkeit	–
Wechselwirkungen	
Arzneimittel	Keine bekannt.
Nahrungsmittel	Keine bekannt.

Präparate / Dosierung

Wirkstoff	Extraktionsmittel	Dosierung (> 12 Jahre)	Dosierung (< 12 Jahre)	Handelspräparate
Dickextrakt (11–30:1)	Isopropanol	2–4 × tägl. 0,025–0,075%ige Zubereitung auf die schmerzende Körperstelle auftragen	Nicht < 12 Jahre	Capsamol® Salbe

Präparate / Dosierung

Wirkstoff	Extraktionsmittel	Dosierung (> 12 Jahre)	Dosierung (< 12 Jahre)	Handelspräparate
Dickextrakt (4–7:1)	Ethanol 80 % (V/V)	3 × tägl. 0,025–0,075 %ige Zubereitung auf die schmerzende Körperstelle auftragen	Nicht < 12 Jahre	Thermo® Bürger; Finalgon® Capsicum Creme; Hansaplast med lokale Schmerz-Therapie ABC-Wärme-Pflaster

Anwendungshinweise

Kutan.

Anwendungsdauer

Bis die Schmerzen abgeklungen sind, wenn nötig, bis zu drei Wochen.

Schwangerschaft / Stillzeit

Schwangerschaft	Nur nach ärztlicher Rücksprache, da keine klinischen Daten vorliegen.
Stillzeit	Nur nach ärztlicher Rücksprache, da keine klinischen Daten vorliegen.

Besondere Hinweise

Cave	Keine innerliche Anwendung! Aufgrund fehlender Daten nicht < 12 Jahre. Nicht auf geschädigter Haut oder offenen Wunden anwenden. Nicht in die Nähe der Augen und nicht auf Schleimhäute auftragen. Nach der Anwendung von Capsicum-Zubereitungen sollten die Hände mit Seife und Wasser gewaschen werden. Es ist zu empfehlen, die betroffene Hautstelle nicht zu reiben, um eine Reizung der Haut zu vermeiden. Zusätzliche Wärmeanwendung sollte vermieden werden. Die Behandlung sollte beendet werden, wenn ein zu starkes Wärmeempfinden auftritt. Wenn die Schmerzen andauern oder sich verschlimmern, sollte ein Arzt konsultiert werden.
Reaktionsvermögen	Keine Daten verfügbar.
Überdosierung	Kein Fall bekannt.
Abhängigkeit	Keine Angabe.
Erstattung	Nicht erstattungsfähig, da lt. AMR Anlage III als Rheumamittel (Analgetika/Antiphlogistika/Antirheumatika) zur externen Anwendung unwirtschaftlich.

CHINARINDE

[Nicht Rp.] Nicht erstattungsfähig. ▶ siehe besondere Hinweise

Droge

Die ganze oder geschnittene, getrocknete Rinde von *Cinchona pubescens* VAHL (*Cinchona succirubra* PAVON), von *C. calisaya* (WEDDELL), von *C. ledgeriana* (MOENS ex. TRIMEN), von deren Varietäten oder von Hybriden.

Inhaltsstoffe

Chinin, Chinidin, Cinchonin, Cinchonidin, Catechingerbstoffe.

Wirkungen

Förderung der Magensaftsekretion.

Indikationen / Kontraindikationen

Indikation	• Appetitlosigkeit, Verdauungsbeschwerden wie Blähungen und Völlegefühl.
Kontraindikation	• Überempfindlichkeit gegen den Wirkstoff oder einen der sonstigen Bestandteile; Schwangerschaft; Überempfindlichkeit gegen Chinin, Chinidin, Zimt oder Perubalsam.

UAW

Sehr häufig (> 1:10)	–
Häufig (< 1:10)	–
Gelegentlich (< 1:100)	Kopfschmerzen; Überempfindlichkeitsreaktionen wie Hautallergien oder Fieber
Selten (< 1:1000)	Hautallergien, Fieber, erhöhte Blutungsneigung als Folge einer Thrombozytämie
Sehr selten (< 1:10000)	–
Ohne Häufigkeit	–

Wechselwirkungen

Arzneimittel	Bei gleichzeitiger Gabe kann die Wirkung von Antikoagulanzien verstärkt werden.
Nahrungsmittel	Keine bekannt.

Präparate / Dosierung

Wirkstoff	Extraktionsmittel	Dosierung (> 12 Jahre)	Dosierung (< 12 Jahre)	Handelspräparate
Tinktur (1:5)	Ethanol 70 % (V/V)	1 ml ½ Std. vor dem Essen	Nicht < 12 Jahre	Amara Pascoe® Tropfen[K]

Anwendungshinweise

Innerlich.

Anwendungsdauer

Tritt nach einer Woche keine Besserung ein oder treten die Beschwerden periodisch wiederkehrend auf, sollte ein Arzt konsultiert werden.

Schwangerschaft / Stillzeit

Schwangerschaft	Chinarinde ist in der Schwangerschaft kontraindiziert.
Stillzeit	Nur nach ärztlicher Rücksprache, da keine klinischen Daten vorliegen.

Besondere Hinweise

Cave	Nicht < 12 Jahre. Chinarinde ist in der Schwangerschaft kontraindiziert.
Reaktionsvermögen	Keine Daten verfügbar.
Überdosierung	Kein Fall bekannt.
Abhängigkeit	Keine Angabe.
Erstattung	Nicht erstattungsfähig, da lt. AMR Anlage III als Amarum unwirtschaftlich.

CURCUMAWURZELSTOCK

[Nicht Rp.][HMPC] Nicht erstattungsfähig. ► siehe besondere Hinweise

Droge	
Das gebrühte und getrocknete Rhizom von *Curcuma longa* L., syn. *Curcuma domestica* VAL.	
Inhaltsstoffe	
Curcumin, ätherische Öle (α-Turmeron, Zingiberen, α-Curcumen).	
Wirkungen	
Choleretisch, hepatoprotektiv, antioxidativ.	
Indikationen / Kontraindikationen	
Indikation	• **Trad.:** Steigerung des Gallenflusses; Verdauungsstörungen (z. B. Völlegefühl, Flatulenz, langsame Verdauung).
Kontraindikation	• Überempfindlichkeit gegen den Wirkstoff oder einen der sonstigen Bestandteile; Verschluss der Gallenwege, Cholangitis, Leberbeschwerden, Gallensteine und andere Gallenbeschwerden.
UAW	
Sehr häufig (> 1:10)	–
Häufig (< 1:10)	–
Gelegentlich (< 1:100)	–
Selten (< 1:1000)	–
Sehr selten (< 1:10000)	–
Ohne Häufigkeit	Mundtrockenheit, Flatulenz, Magenreizung
Wechselwirkungen	
Arzneimittel	Keine bekannt.
Nahrungsmittel	Keine bekannt.

Präparate / Dosierung

Wirkstoff	Extraktionsmittel	Dosierung (> 18 Jahre)	Dosierung (< 18 Jahre)	Handelspräparate
Gepulverte Droge	–	TD: 1,5–3 g	Nicht < 18 Jahren	–
Zerkleinerte Droge	–	0,5–1 g bis zu 3 × tägl. als Teeaufguss	Nicht < 18 Jahren	–

Präparate / Dosierung				
Wirkstoff	Extraktionsmittel	Dosierung (> 18 Jahre)	Dosierung (< 18 Jahre)	Handelspräparate
Tinktur (1:10)	Ethanol 70 % (V/V)	0,5–1 ml, 3 × tägl.	Nicht < 18 Jahren	–
Trockenextrakt (13–25:1)	Ethanol 96 % (V/V)	TD: 80–160 mg aufgeteilt auf 2–5 ED	Nicht < 18 Jahren	Curcu Truw® Kapseln
Trockenextrakt (5,5–6,5:1)	Ethanol 50 % (V/V)	100–200 mg, 2 × tägl.	Nicht < 18 Jahren	–
Tinktur (1:5)	Ethanol 70 % (V/V)	10 ml 1 × tägl. oder 5 ml in 60 ml Wasser, 3 × tägl.	Nicht < 18 Jahren	–

Anwendungshinweise
Innerlich.

Anwendungsdauer
Nicht länger als zwei Wochen.

Schwangerschaft / Stillzeit	
Schwangerschaft	Nur nach ärztlicher Rücksprache, da keine klinischen Daten vorliegen.
Stillzeit	Nur nach ärztlicher Rücksprache, da keine klinischen Daten vorliegen.

Besondere Hinweise	
Cave	Nicht < 18 Jahren.
Reaktionsvermögen	Keine Daten verfügbar.
Überdosierung	Kein Fall bekannt.
Abhängigkeit	Keine Angabe.
Erstattung	Nicht erstattungsfähig, da als Cholagogum/Gallenwegstherapeutikum lt. AMR Anlage III unwirtschaftlich.

DILLFRÜCHTE

[Nicht Rp.] Zur Erstattung ▶ siehe besondere Hinweise

Droge

Die in ihre Teilfrüchte zerfallenen, reifen Spaltfrüchte von *Anethum graveolens* L.

Inhaltsstoffe

Ätherische Öle (Carvon), fettes Öl, Cumarine.

Wirkungen

Anregend auf die Magensaftsekretion, karminativ, spasmolytisch.

Indikationen / Kontraindikationen

Indikation	• Dyspeptische Beschwerden.
Kontraindikation	• Überempfindlichkeit gegen den Wirkstoff oder andere Apiaceaen (Anis, Fenchel, Kümmel, Sellerie, Koriander).

UAW

Keine unerwünschten Arzneimittelwirkungen bekannt.

Wechselwirkungen

Arzneimittel	Keine bekannt.
Nahrungsmittel	Keine bekannt.

Präparate / Dosierung

Wirkstoff	Extraktionsmittel	Dosierung (> 12 Jahre)	Dosierung (< 12 Jahre)	Handelspräparate
Getrocknete Droge	–	TD: 3 g als Teeaufguss	TD: 3 g als Teeaufguss	–
Extrakt (1:5,9)	Ethanol 50 % (V/V)	3 × tägl. 2 ml vor dem Essen	Nicht < 12 Jahre	Tetesept® Magen-Darm-Tropfen[K]

Anwendungshinweise

Innerlich.

Anwendungsdauer

Keine Angabe.

Schwangerschaft / Stillzeit

Schwangerschaft	Nur nach ärztlicher Rücksprache, da keine klinischen Daten vorliegen.
Stillzeit	Nur nach ärztlicher Rücksprache, da keine klinischen Daten vorliegen.

Besondere Hinweise

Cave	Keine Angabe.
Reaktionsvermögen	Keine Daten verfügbar.

Überdosierung	Kein Fall bekannt.
Abhängigkeit	Keine Angabe.
Erstattung	Karminativa sind lt. AMR Anlage III nur für Säuglinge und Kleinkinder erstattungsfähig.

EFEUBLÄTTER

[Nicht Rp.][HMPC] Erstattungsfähig für Kinder bis 12 Jahre.

Droge	
Die getrockneten Laubblätter von *Hedera helix* L.	
Inhaltsstoffe	
Saponine (Hederacosid C).	
Wirkungen	
Expektorierend, spasmolytisch, haut- und schleimhautreizend.	
Indikationen / Kontraindikationen	
Indikation	• **WEU:** Als Expektorans bei produktivem Husten. • **Trad.:** Erkältungskrankheiten.
Kontraindikation	• **WEU + Trad.:** Überempfindlichkeit gegen den Wirkstoff oder einen der sonstigen Bestandteile; Überempfindlichkeit gegen Araliaceae.
UAW	
Sehr häufig (> 1:10)	–
Häufig (< 1:10)	**WEU:** Übelkeit, Erbrechen, Diarrhö
Gelegentlich (< 1:100)	**WEU:** Allergische Reaktionen (Urtikaria, Hautausschlag, Tuberosen, Dyspnoe)
Selten (< 1:1000)	–
Sehr selten (< 1:10000)	–
Ohne Häufigkeit	**Trad.:** Allergische Reaktionen (Urtikaria, Hautausschlag, Tuberosen, Dyspnoe); Übelkeit, Erbrechen, Diarrhö
Wechselwirkungen	
Arzneimittel	Keine bekannt.
Nahrungsmittel	Keine bekannt.

Präparate / Dosierung				
Wirkstoff	Extraktionsmittel	Dosierung (> 12 Jahre)	Dosierung (< 12 Jahre)	Handelspräparate
WEU				
Trockenextrakt (4–8:1)	Ethanol 30 % (m/m)	ED: 15–65 mg, durchschnittl. TD: 45–105 mg	6–12 Jahre: ED: 11–33 mg, durchschnittl. TD: 33–70 mg; 4–5 Jahre: ED: 8–18 mg, durchschnittl. TD: 25–35 mg; Nicht < 4 Jahre	Bronchoforton® Saft, Tee; Sinuc® Tabletten; Bronchostad® Hustenlöser Sirup; Prospan® Saft, Tropfen, Hustenliquid
Trockenextrakt (6–7:1)	Ethanol 40% (m/m)	ED: 14–18 mg, durchschnittl. TD: 42–54 mg	6–12 Jahre: ED: 9–18 mg, durchschnittl. TD: 15–40 mg; 4–5 Jahre: ED: 7–9 mg, durchschnittl. TD: 17–27 mg; Nicht < 4 Jahre	Bronchostad® Hustenlöser Tropfen; Sedotussin® Efeu Saft; Sinuc® Saft
Trockenextrakt (3–6:1)	Ethanol 60 % (m/m)	ED: 33 mg, durchschnittl. TD: 66 mg	6–12 Jahre: ED: 25 mg, durchschnittl. TD: 50 mg; 4–5 Jahre: ED: 17 mg, durchschnittl. TD: 33 mg. Nicht < 4 Jahre	Efeu Hustensirup Madaus
Trad.				
Dickextrakt (2,2–2,9:1)	Ethanol 50 % (V/V) Propylenglykol (98:2)	ED: 40 mg, durchschnittl. TD: 120 mg	Nicht < 12 Jahre	Hedelix® Hustensaft
Flüssigextrakt (1:1)	Ethanol 70 % (V/V)	ED: 100 mg, durchschnittl. TD: 300 mg	Nicht < 12 Jahre	Bronchipret® Saft TE[K]

Anwendungshinweise

Innerlich.

Anwendungsdauer

WEU: Nicht länger als 4–5 Tage ohne ärztlichen Rat. **Trad.:** Nicht länger als zwei Wochen.

Schwangerschaft / Stillzeit	
Schwangerschaft	**WEU + Trad.:** Nur nach ärztlicher Rücksprache, da keine klinischen Daten vorliegen.
Stillzeit	**WEU + Trad.:** Nur nach ärztlicher Rücksprache, da keine klinischen Daten vorliegen.

Besondere Hinweise	
Cave	**WEU:** Aufgrund fehlender Daten nicht < 4 Jahre. Bei Kindern < 1 Jahr kann es zu Erbrechen und Durchfall kommen. **Trad.:** Nicht < 12 Jahre. **WEU + Trad.:** Die Kombination mit Antitussiva (Codein, Dextromethorphan) ist ohne ärztliche Rücksprache nicht zu empfehlen. Vorsicht bei Patienten mit Gastritis oder Magengeschwür. Bei Dyspnoe, Fieber oder blutigem Sputum sollte ein Arzt konsultiert werden.
Reaktionsvermögen	**WEU +Trad.:** Keine Daten verfügbar.
Überdosierung	**WEU + Trad.:** Überdosierung kann zu Übelkeit, Erbrechen, Durchfall, Agitiertheit führen.
Abhängigkeit	Keine Angabe.

EIBISCHWURZEL

[Nicht Rp.][HMPC] Erstattungsfähig für Kinder bis 12 Jahre.

Droge

Die geschälte oder ungeschälte, ganze oder geschnittene, getrocknete Wurzel von *Althaea officinalis* L.

Inhaltsstoffe

Polysaccharide (Schleimstoffe, Stärke).

Wirkungen

Reizmildernd, antitussiv, antientzündlich, immunmodulierend.

Indikationen / Kontraindikationen

Indikation	• **Trad. A:** Schleimhautreizungen im Mund- und Rachenraum und damit verbundenem trockenem Reizhusten. • **Trad. B:** Leichte Magen-/Darmbeschwerden.
Kontraindikation	• Überempfindlichkeit gegen den Wirkstoff oder einen der sonstigen Bestandteile.

UAW

Keine unerwünschten Arzneimittelwirkungen bekannt.

Wechselwirkungen

Arzneimittel	Keine bekannt.
Nahrungsmittel	Keine bekannt.

Präparate / Dosierung

Wirkstoff	Extraktionsmittel	Dosierung (> 12 Jahre)	Dosierung (< 12 Jahre)	Handelspräparate
Zerkleinerte Droge	–	**Trad. A:** ED: 0,5–3 g, TD: 15 g, auch als Mazerat, **Trad. B:** 3–5 g, 3 × tägl., auch als Mazerat	**Trad. A:** 3–6 Jahre: 0,5–1,5 g, 3 × tägl. Nicht < 3 Jahre, **Trad. B:** Nicht < 12 Jahre	Imupret® Dragees[K]
Flüssigextrakt (1:19,5–23,5)	Wasser	**Trad. A:** 5 ml, 3–6 × tägl., **Trad. B:** keine Angaben.	**Trad. A:** 3–6 Jahre: 2,5 ml, 5 × tägl., Nicht < 3 Jahre, **Trad. B:** Nicht < 12 Jahre	Phytohustil® Hustenreizstiller Sirup

Präparate / Dosierung				
Wirkstoff	Extraktionsmittel	Dosierung (> 12 Jahre)	Dosierung (< 12 Jahre)	Handelspräparate
Sirup als Mazerat (2–6,5 g Droge/ 100 ml)	Wasser	**Trad. A:** 2–10 ml, 3 × tägl., **Trad. B:** keine Angaben	**Trad. A:** 3–6 Jahre: 1–1,5 ml, 4 × tägl., Nicht < 3 Jahre, **Trad. B:** Nicht < 12 Jahren	–
Trockenextrakt (3–9:1)	Wasser	**Trad. A:** ED: entspr. 0,5–3 g Droge, TD: entspr. 15 g Droge, **Trad. B:** keine Angaben	**Trad. A:** 3–6 Jahre: entspr. 0,5–1,5 g Droge, 3 × tägl., Nicht < 3 Jahre, **Trad. B:** Nicht < 12 Jahren	Heumann Bronchialtee Solubifix®K

Anwendungshinweise
Innerlich, in der Mundhöhle; zur Mazeratherstellung mit 150 ml Wasser (max. 40 °C) übergießen und 30 Minuten ziehen lassen, gelegentlich umrühren. Das Mazerat ist unmittelbar nach der Herstellung anzuwenden.
Anwendungsdauer
Trad. A: Nicht länger als eine Woche. **Trad. B:** Nicht länger als zwei Wochen.

Schwangerschaft / Stillzeit	
Schwangerschaft	Nur nach ärztlicher Rücksprache, da keine klinischen Daten vorliegen.
Stillzeit	Nur nach ärztlicher Rücksprache, da keine klinischen Daten vorliegen.

Besondere Hinweise	
Cave	**Trad. A:** Nicht < 3 Jahren. Bei Atemnot, Fieber oder blutigem Sputum sollte ein Arzt konsultiert werden. **Trad. B:** Nicht < 12 Jahren. Die Resorption anderer gleichzeitig eingenommener Arzneimittel kann verzögert werden, daher sollte die Einnahme ½ bis 1 h vor oder nach der Gabe anderer Arzneimittel erfolgen.
Reaktionsvermögen	Keine Daten verfügbar.
Überdosierung	Kein Fall bekannt.
Abhängigkeit	Keine Angabe.

EICHENRINDE

[Nicht Rp.][HMPC] Zur Erstattung ▶ siehe besondere Hinweise

Droge	
Die geschnittene und getrocknete Rinde frischer, junger Zweige von *Quercus robur* L., *Quercus petraea* (MATT.) LIEBL. oder *Quercus pubescens* WILLD.	
Inhaltsstoffe	
Catechingerbstoffe.	
Wirkungen	
Adstringierend.	
Indikationen / Kontraindikationen	
Indikation	• **Trad. A:** Leichte Durchfallerkrankungen. • **Trad. B:** Leichte Entzündungen der Mundschleimhaut und Haut. • **Trad. C:** Jucken und Brennen bei Hämorrhoiden, nachdem schwerwiegende Erkrankungen durch einen Arzt ausgeschlossen wurden.
Kontraindikation	• Überempfindlichkeit gegen den Wirkstoff oder einen der sonstigen Bestandteile. Als Badezusatz: offene Wunden, großflächige Haut- und Schleimhautverletzungen, Haut- und Schleimhautinfektionen.
UAW	
Sehr häufig (> 1:10)	–
Häufig (< 1:10)	–
Gelegentlich (< 1:100)	–
Selten (< 1:1000)	–
Sehr selten (< 1:10000)	–
Ohne Häufigkeit	Allergische Reaktionen
Wechselwirkungen	
Arzneimittel	**Trad. A:** Die Resorption gleichzeitig verabreichter Arzneimittel kann verzögert werden. Die Einnahme von Eichenrinde sollte daher 1 h oder länger vor oder nach der Einnahme anderer Arzneimittel erfolgen. **Trad. B+C:** Keine bekannt.
Nahrungsmittel	Keine bekannt.

Präparate / Dosierung				
Wirkstoff	Extraktionsmittel	Dosierung (> 18 Jahre)	Dosierung (< 18 Jahre)	Handelspräparate
Zerkleinerte Droge	–	**Trad. A:** 3 g Droge in 250 ml Wasser, 3 × tägl.; **Trad. B:** 20 g/l als Aufguss zum Spülen der Mundschleimhaut; **Trad. B+C**: als Badezusatz 5 g pro Liter Wasser, Badedauer 20 min, 1 Voll- bzw. Teilbad tägl., topische Spülungen oder Umschläge mehrmals tägl.	Nicht < 18 Jahre	Eichenrinde Bombastus; Eichenrindetee Aurica
Pulverisierte Droge	–	**Trad. A:** 1 g in Kapseln/Tabletten, 3 × tägl.	Nicht < 18 Jahre	–
Trockenextrakt (5,0–6,5:1)	Ethanol 50 % (m/m)	**Trad. A:** 140 mg, 4 × tägl.	Nicht < 18 Jahre	–

Anwendungshinweise
Innerliche, kutan, in der Mundhöhle, anorektal.

Anwendungsdauer
Trad. A: Nicht länger als drei Tage. **Trad. B+C**: Nicht länger als eine Woche.

Schwangerschaft / Stillzeit	
Schwangerschaft	Nur nach ärztlicher Rücksprache, da keine klinischen Daten vorliegen.
Stillzeit	Nur nach ärztlicher Rücksprache, da keine klinischen Daten vorliegen.

Besondere Hinweise	
Cave	Nicht < 18 Jahre. **Trad. A:** Bei wiederkehrenden Durchfällen oder blutigem Stuhl sollte ein Arzt konsultiert werden. **Trad. B+C:** Bei fieberhaften oder infektiösen Erkrankungen, Herzinsuffizienz und Bluthochdruck sollten keine heißen Bäder erfolgen. **Trad. C:** Bei Auftreten rektaler Blutungen während der Behandlung von Hämorrhoiden sollte ein Arzt konsultiert werden.
Reaktionsvermögen	Keine Daten verfügbar.
Überdosierung	Kein Fall bekannt.
Abhängigkeit	Keine Angabe.
Erstattung	**Trad. A:** Nicht erstattungsfähig, da lt. AMR Anlage III als Antidiarrhoikum unwirtschaftlich. **Trad. B+C:** Erstattungsfähig für Kinder bis 12 Jahre, in dieser Altersgruppe jedoch nicht empfohlen. **Hinweis:** Zurzeit sind keine Normgrößen im Handel.

ENGELSÜSSWURZELSTOCK

[Nicht Rp.][HMPC] Zur Erstattung ▶ siehe besondere Hinweise

Droge

Der getrocknete, im Frühjahr oder Herbst gegrabene, von Spreuschuppen, Wedelresten und Wurzeln befreite Wurzelstock von *Polypodium vulgare* L.

Inhaltsstoffe

Triterpenoide, Saponine.

Wirkungen

Expektorierend, mild laxierend.

Indikationen / Kontraindikationen

Indikation	• **Trad. A:** Als Expektorans bei Husten und Erkältung. • **Trad. B:** Kurzzeitig bei gelegentlicher Verstopfung.
Kontraindikation	• Überempfindlichkeit gegen den Wirkstoff oder einen der sonstigen Bestandteile.

UAW

Sehr häufig (> 1:10)	–
Häufig (< 1:10)	–
Gelegentlich (< 1:100)	–
Selten (< 1:1000)	–
Sehr selten (< 1:10000)	–
Ohne Häufigkeit	**Trad. A:** Milde laxierende Wirkungen, **Trad. B:** Keine bekannt

Wechselwirkungen

Arzneimittel	Keine bekannt.
Nahrungsmittel	Keine bekannt.

Präparate / Dosierung

Wirkstoff	Extraktionsmittel	Dosierung (> 12 Jahre)	Dosierung (< 12 Jahre)	
Zerkleinerte Droge	–	**Trad. A:** 4–5 g, 3–4 × tägl. als Teeaufguss; **Trad. B:** TD: 14–30 g als Teeaufguss	Nicht < 12 Jahre	

Anwendungshinweise	
Innerlich.	
Anwendungsdauer	
Nicht länger als eine Woche.	
Schwangerschaft / Stillzeit	
Schwangerschaft	Nur nach ärztlicher Rücksprache, da keine klinischen Daten vorliegen.
Stillzeit	Nur nach ärztlicher Rücksprache, da keine klinischen Daten vorliegen.
Besondere Hinweise	
Cave	Nicht < 12 Jahre. Bei Atemnot, Fieber oder blutigem Sputum sollte ein Arzt konsultiert werden.
Reaktionsvermögen	Keine Daten verfügbar.
Überdosierung	Kein Fall bekannt.
Abhängigkeit	Keine Angabe.
Erstattung	Erstattungsfähig für Kinder bis 12 Jahre, in dieser Altersgruppe jedoch nicht empfohlen.

ENZIANWURZEL

[Nicht Rp.][HMPC] Nicht erstattungsfähig ▶ siehe besondere Hinweise

Droge	
Die getrockneten, zerbrochenen, unterirdischen Organe von *Gentiana lutea* L.	
Inhaltsstoffe	
Bitterstoffe (Gentiopicrosid, Amarogentin).	
Wirkungen	
Stimulierung der Magensaftproduktion.	
Indikationen / Kontraindikationen	
Indikation	• **Trad.**: Leichte dyspeptische/gastrointestinale Beschwerden; vorübergehende Appetitlosigkeit.
Kontraindikation	• Überempfindlichkeit gegen den Wirkstoff oder einen der sonstigen Bestandteile; Magengeschwüre.
UAW	
Sehr häufig (> 1:10)	–
Häufig (< 1:10)	–
Gelegentlich (< 1:100)	–
Selten (< 1:1000)	Tachykardien, Pruritus
Sehr selten (< 1:10000)	–
Ohne Häufigkeit	Gastrointestinale Störungen, Kopfschmerzen
Wechselwirkungen	
Arzneimittel	Keine bekannt.
Nahrungsmittel	Keine bekannt.

Präparate / Dosierung

Wirkstoff	Extraktionsmittel	Dosierung (> 18 Jahre)	Dosierung (< 18 Jahre)	Handelspräparate
Zerkleinerte Droge	–	1–2 g, 3–4 × tägl. als Teeaufguss	Nicht < 18 Jahre	H&S® Magentee [K]; Jacobus-Schwedenbitter [K]
Trockenextrakt (4,5–5,5:1)	Ethanol 53 % (V/V)	2 × 120 mg, 2–3 × tägl.	Nicht < 18 Jahre	–

Präparate / Dosierung

Wirkstoff	Extraktionsmittel	Dosierung (> 18 Jahre)	Dosierung (< 18 Jahre)	Handelspräparate
Tinktur (1:5)	Ethanol 70 % (V/V)	1 ml (5–20 Tropfen), 1–3 × tägl.	Nicht < 18 Jahre	Amara-Pascoe® Tropfen[K]; Salus Enzian Tropfen Bittry
Flüssigextrakt (1:1)	Ethanol 45 % (V/V)	1 g, 2–4 × tägl.	Nicht < 18 Jahre	–

Anwendungshinweise
Innerlich; bei Appetitlosigkeit sollten die flüssigen Zubereitungen ½ h und feste Zubereitungen 1 h vor dem Essen eingenommen werden.

Anwendungsdauer
Nicht länger als zwei Wochen.

Schwangerschaft / Stillzeit

Schwangerschaft	Nur nach ärztlicher Rücksprache, da keine klinischen Daten vorliegen.
Stillzeit	Nur nach ärztlicher Rücksprache, da keine klinischen Daten vorliegen.

Besondere Hinweise

Cave	Nicht < 18 Jahren.
Reaktionsvermögen	Keine Daten verfügbar.
Überdosierung	Kein Fall bekannt.
Abhängigkeit	Keine Angabe.
Erstattung	Nicht erstattungsfähig, da lt. AMR Anlage III als Amarum unwirtschaftlich.

EUCALYPTUSÖL

[Nicht Rp.] Erstattungsfähig für Kinder bis 12 Jahre.

Droge	
Durch Wasserdampfdestillation und anschließende Rektifikation aus den frischen Blättern oder frischen Zweigspitzen verschiedener 1,8-cineolreicher Eucalyptusarten, wie *Eucalyptus globulus* LABILL., *Eucalyptus polybractea* R.T. BAKER und *Eucalyptus smithii* R.T. BAKER. erhaltenes ätherisches Öl.	
Inhaltsstoffe	
1,8-Cineol, Pinen, Camphen, Phellandren.	
Wirkungen	
Antiphlogistisch, antiseptisch, antipyretisch, expektorierend.	
Indikationen / Kontraindikationen	
Indikation	• **Ind. A:** Innerlich bei chronisch obstruktiven Atemwegsbeschwerden, wie Bronchitis und Asthma bronchiale; Erkältungen und Katarrhe der oberen Atemwege. • **Ind. B:** Äußerlich bei Erkältungskrankheiten. • **Ind. C:** Äußerlich bei rheumatischen Beschwerden.
Kontraindikation	• Überempfindlichkeit gegen den Wirkstoff oder einen der sonstigen Bestandteile. Entzündungen des Magen-Darm-Trakts oder der Gallenblase oder bei Beeinträchtigung der Leberfunktion. Keuchhusten, Pseudokrupp, akute Lungenentzündung, Hautexantheme, Hautverletzungen.
UAW	
Sehr häufig (> 1:10)	–
Häufig (< 1:10)	–
Gelegentlich (< 1:100)	–
Selten (< 1:1000)	Übelkeit, Erbrechen, Durchfall
Sehr selten (< 1:10000)	Bei Kleinkindern bei bestimmungsgemäßer Anwendung akute Atemnot
Ohne Häufigkeit	Kontaktdermatitis; Überempfindlichkeitsreaktionen (Hustenreiz, Reizerscheinungen an der Haut und Schleimhaut)

Wechselwirkungen	
Arzneimittel	Die gleichzeitige Einnahme von Arzneimitteln, die durch Reduzierung der Magensäure die vorzeitige Auflösung magensaftresistenter Überzüge verursachen können (z. B. Antazida, H_2-Blocker, Protonenpumpen-Hemmer) sollte vermieden werden. Eucalyptusöl kann das CYP-450-Enzymsystem beeinflussen und zu Wechselwirkungen mit anderen Arzneimitteln führen. Die klinischen Daten hierzu sind allerdings unzureichend.
Nahrungsmittel	Keine bekannt.

Präparate / Dosierung

Wirkstoff	Extraktionsmittel	Dosierung (> 12 Jahre)	Dosierung (< 12 Jahre)	Handelspräparate
Eucalyptusöl	–	**Ind. B:** morgens u. abends Brust od. Rücken mit einem ca. 5 cm langen Salbenstrang einreiben. Inhalation: morgens u. abends einen ca. 5 cm langen Salbenstrang in ein Gefäß mit heißem Wasser geben u. die Dämpfe einatmen. Badezusatz: Für 1 Vollbad (150 Liter Badewasser) 20 ml Badezusatz in Wasser (35–38°C) verteilen; empf. Badedauer: 10–20 Min.	**Ind. B:** morgens u. abends Brust od. Rücken mit einem ca. 5 cm langen Salbenstrang einreiben. Nicht < 2 Jahre	Pinimenthol® Erkältungssalbe^K; Pinimenthol® Erkältungsbad für Kinder ab 2 Jahre Eucalyptusöl; Wick VapoRup® Erkältungssalbe N^K; Kneipp® Erkältungsbad spezial; Transpulmin® Erkältungsbalsam für Kinder
Eucalyptusöl	–	**Ind. A:** 2 × tägl. 100–200 mg mind. eine halbe Std. vor dem Essen	**Ind. A:** Nicht < 8 Jahre	Bronchoforton® Kapseln^K; Exeu® Weichkapseln; Aspecton® Eukaps 100 mg

Anwendungshinweise
Innerlich, kutan, inhalativ.
Anwendungsdauer
Tritt nach einer Woche keine Besserung ein oder treten die Beschwerden periodisch wiederkehrend auf, sollte ein Arzt konsultiert werden.

Schwangerschaft / Stillzeit	
Schwangerschaft	Nur nach ärztlicher Rücksprache, da keine klinischen Daten vorliegen.
Stillzeit	Nur nach ärztlicher Rücksprache, da keine klinischen Daten vorliegen.

Besondere Hinweise	
Cave	**Ind. A–C:** Nicht < 2 Jahre. Bei Auftreten von Atemnot, Fieber, eitrigem oder blutigem Auswurf sollte ein Arzt aufgesucht werden. **Ind. A:** Aufgrund fehlender Daten sollte Cineol bei Kindern < 8 Jahren nur unter ärztlicher Kontrolle angewendet werden. Vorsicht bei Erkrankungen, die mit ausgeprägter Überempfindlichkeit der Atemwege einhergehen. Bei Asthma bronchiale nur unter ärztlicher Kontrolle. **Ind. B+C:** Nicht auf Schleimhäuten oder im Bereich des Gesichts, speziell der Nase, auftragen.
Reaktionsvermögen	Keine Daten verfügbar.
Überdosierung	Als letale Dosis werden 30 ml angenommen, allerdings führte die Aufnahme von 4–5 ml Eucalyptusöl bei Erwachsenen und 1,9 ml Öl bei 10-Jährigen zu einzelnen Todesfällen. Toxische Symptome beginnen schnell und zeigen sich als Sodbrennen, Bauchschmerzen, plötzliches Erbrechen, Atemprobleme, Bronchospasmus, Tachypnoe gefolgt von Atemdepression. Bewusstlosigkeit bis Koma mit Krämpfen kann speziell bei Kindern auftreten. Verengte Pupillen können mit einer Opioid-Vergiftung verwechselt werden. Exzessive kutane Anwendung von Eucalyptusöl kann zu systemischen Vergiftungserscheinungen führen.
Abhängigkeit	Keine Angabe.

FAULBAUMRINDE

[Nicht Rp.][HMPC] Zur Erstattung ▶ siehe besondere Hinweise

Droge	
Die getrocknete ganze oder zerkleinerte Rinde der Stämme und Zweige von *Rhamnus frangula* L. (*Rhamnus alnus* MILLER).	
Inhaltsstoffe	
Anthrachinonglykoside (Glucofrangulin A).	
Wirkungen	
Laxierend.	
Indikationen / Kontraindikationen	
Indikation	• **WEU:** Kurzzeitig bei gelegentlicher Obstipation.
Kontraindikation	• Überempfindlichkeit gegen den Wirkstoff oder einen der sonstigen Bestandteile. Darmverschluss, Stenose, Atonie, Appendizitis, entzündliche Darmerkrankungen (z. B. Morbus Crohn, Colitis ulcerosa), abdominale Schmerzen unbekannter Ursache, schwere dehydrierte Zustände infolge Wasser- und Elektrolytverlust; Kinder < 12 Jahre.
UAW	
Sehr häufig (> 1:10)	–
Häufig (< 1:10)	–
Gelegentlich (< 1:100)	–
Selten (< 1:1000)	–
Sehr selten (< 1:10000)	
Ohne Häufigkeit	Überempfindlichkeitsreaktionen; Bauchschmerzen; Krämpfe; Colon irritabile; Durchfall
Wechselwirkungen	
Arzneimittel	Eine durch den Langzeitgebrauch von Laxanzien ausgelöste Hypokaliämie verstärkt die Wirkung von Herzglykosiden. Beeinflusst die Wirkung von Antiarrhythmika, Arzneistoffen, die eine Reversion zum Sinusrhythmus induzieren (z. B. Chinidin) und Arzneistoffen, die die QT-Zeit verlängern. Die gleichzeitige Einnahme von Diuretika, Nebennierenrindenhormonen oder Süßholzwurzel verstärkt den Kalium- und Elektrolytverlust.
Nahrungsmittel	Keine bekannt.

Präparate / Dosierung				
Wirkstoff	Extraktionsmittel	Dosierung (> 12 Jahre)	Dosierung (< 12 Jahre)	
Getrocknete Droge	–	10–30 mg Glucofrangulin A, 1 × tägl. zur Nacht, üblicherweise 2–3 × pro Woche	Nicht < 12 Jahre	
Standardisierte Präparate	–	10–30 mg Glucofrangulin A, 1 × tägl. zur Nacht, üblicherweise 2–3 × pro Woche	Nicht < 12 Jahre	

Anwendungshinweise
Innerlich.

Anwendungsdauer
Maximal 1–2 Wochen; längere Anwendung nur nach ärztlicher Rücksprache.

Schwangerschaft / Stillzeit	
Schwangerschaft	Keine Meldungen zu unerwünschten oder schädigenden Effekten am Fötus während der Schwangerschaft bei empfohlener Dosierung. Aufgrund experimenteller Daten zum genotoxischen Risiko anderer Anthranoide (z. B. Emodin, Frangulin, Chrysophanol und Physcion), ist der Gebrauch während der Schwangerschaft dennoch nicht empfohlen.
Stillzeit	Nicht anzuwenden während der Stillzeit, aufgrund unzureichender toxikologischer Daten. Anthranoide und ihre aktiven Metaboliten (z. B. Rhein) gehen in geringen Mengen in die Muttermilch über. Eine laxierende Wirkung bei gestillten Säuglingen wurde nicht beobachtet.

Besondere Hinweise	
Cave	Die gleichzeitige Einnahme von Herzglykosiden, Antiarrhythmika, QT-verlängernden Arzneistoffen, Diuretika, Nebennierenrindenhormonen und Süßholzwurzel sollte nur nach ärztlicher Rücksprache erfolgen. Wie bei allen Laxanzien, sollte Faulbaumrinde nicht von Patienten genommen werden, die unter einer Kotstauung im Dickdarm oder nicht diagnostizierten, akuten oder andauernden gastrointestinalen Beschwerden leiden, z. B. Bauchschmerzen, Übelkeit, Erbrechen, außer auf ärztlichen Rat, da diese Symptome Zeichen eines beginnenden oder bestehenden Darmverschlusses (Ileus) sind. Werden Laxanzien jeden Tag benötigt, sollte die Ursache der Obstipation untersucht werden. Eine Langzeitanwendung von Laxanzien sollte vermieden werden. Darmschleimhaut-reizende Laxanzien, die länger als empfohlenen eingenommen werden, führen zur Darmträgheit und zur Abhängigkeit von Laxanzien. Faulbaumrinde sollte nur dann eingesetzt werden, wenn durch Ernährungsumstellung oder mit Quellmittel kein therapeutischer Effekt zu erzielen ist.
Reaktionsvermögen	Keine relevante Beeinträchtigung.
Überdosierung	Krampfartige Schmerzen und starker Durchfall mit Wasser- und Elektrolytverlust (v. a. Kalium). Der Kaliumverlust kann zu Herzrhythmusstörungen und Muskelschwäche führen, v. a. bei gleichzeitiger Gabe von Herzglykosiden, Diuretika, Nebennierenrindenhormonen oder Süßholzwurzel. Die Behandlung sollte mit reichlich Flüssigkeitszufuhr unterstützt werden. Elektrolyte, v. a. Kalium, sollten überwacht werden, besonders bei älteren Personen. Chronische Überdosierung kann zur toxischen Hepatitis führen.
Abhängigkeit	**Chronischer Gebrauch/Missbrauch**: Störung des Wasserhaushalts; Elektrolytverlust, v. a. Kalium; Albuminurie; Hämaturie; reversible Pigmenteinlagerungen in der Darmschleimhaut (Pseudomelanosis coli); gelbe oder rot-braune Färbung des Urins (pH-abhängig und reversibel).
Erstattung	Lt. AMR Anlage I Nr. 1 bedingt erstattungsfähig bei Obstipation in Zusammenhang mit Tumorleiden, Megacolon, Divertikulose, Divertikulitis, Mukoviszidose, neurogener Darmlähmung, vor diagnostischen Eingriffen, bei phosphatbindender Medikation bei chronischer Niereninsuffizienz, Opioidtherapie und in der Terminalphase.

BITTERER FENCHEL

[Nicht Rp.][HMPC] Zur Erstattung ▶ siehe besondere Hinweise

Droge	
Aus den getrockneten, ganzen Früchten und Teilfrüchten von *Foeniculum vulgare* MILLER, ssp. *vulgare*, var. *vulgare*.	
Inhaltsstoffe	
Ätherische Öle (Anethol, Fenchon, Estragol).	
Wirkungen	
Antimikrobiell, spasmolytisch, sekretolytisch, expektorierend, antiphlogistisch.	
Indikationen / Kontraindikationen	
Indikation	• **Trad. A:** Leichte, krampfartige gastrointestinale Beschwerden einschließlich Völlegefühl und Blähungen. • **Trad. B:** Menstruationsbeschwerden. • **Trad. C:** Husten und Erkältungskrankheiten.
Kontraindikation	• Überempfindlichkeit gegen den Wirkstoff oder einen der sonstigen Bestandteile; Überempfindlichkeit gegen Doldengewächse (Apiaceaen, wie Anis, Kümmel, Sellerie, Koriander, Dill) oder Anethol.
UAW	
Sehr häufig (> 1:10)	–
Häufig (< 1:10)	–
Gelegentlich (< 1:100)	–
Selten (< 1:1000)	–
Sehr selten (< 1:10000)	–
Ohne Häufigkeit	Allergische Reaktionen der Haut oder des Respirationstrakts
Wechselwirkungen	
Arzneimittel	Keine bekannt.
Nahrungsmittel	Keine bekannt.

Präparate / Dosierung

Wirkstoff	Extraktionsmittel	Dosierung (> 12 Jahre)	Dosierung (< 12 Jahre)	Handelspräparate
Getrocknete Droge	–	ED: 1,5–2,5 g, 3 × tägl. als Teeaufguss	**Trad. A:** 4–12 Jahre: durchschnittliche TD 3–5 g, aufgeteilt in 3 ED; Nicht < 4 Jahre	–

Präparate / Dosierung				
Wirkstoff	Extraktionsmittel	Dosierung (> 12 Jahre)	Dosierung (< 12 Jahre)	Handelspräparate
Zerkleinerte, getrocknete Droge	–	ED: 1,5–2,5 g, 3 × tägl. als Teeaufguss	**Trad. A:** 4–12 Jahre: durchschnittliche TD 3–5 g, aufgeteilt in 3 ED; Nicht < 4 Jahre	H&S® Fenchel; H&S® Fenchel-Anis-Kümmel[K]; Sidroga® Fenchel; H&S® Husten- und Bronchialtee N[K]; Sidroga® Husten- und Bronchialtee[K]
Anwendungshinweise				
Innerlich; Teeaufguss: frisch angestoßene Fenchelfrüchte mit 250 ml kochendem Wasser übergießen und 15 Minuten ziehen lassen.				
Anwendungsdauer				
Trad. A: Maximal 2 Wochen; bei Kindern zwischen 4–12 Jahre nur kurzzeitig (< 1 Woche) bei leichten, vorrübergehenden Symptomen.				

Schwangerschaft / Stillzeit	
Schwangerschaft	Nur nach ärztlicher Rücksprache, da keine klinischen Daten vorliegen.
Stillzeit	Nur nach ärztlicher Rücksprache, da keine klinischen Daten vorliegen. Es ist nicht bekannt, ob Fenchelöl in die Muttermilch übergeht.

Besondere Hinweise	
Cave	Aufgrund fehlender Daten ist die Anwendung von bitterem Fenchel für Kinder < 4 Jahre nicht empfohlen, hier sollte der Rat des Kinderarztes eingeholt werden.
Reaktionsvermögen	Keine Daten verfügbar.
Überdosierung	Kein Fall bekannt.
Abhängigkeit	Keine Angabe.
Erstattung	Karminativa sind lt. AMR Anlage III nur für Säuglinge und Kleinkinder erstattungsfähig, in dieser Altersgruppe ist bitterer Fenchel jedoch nicht empfohlen. **Hinweis:** Zurzeit sind keine Normgrößen im Handel.

SÜSSER FENCHEL

[Nicht Rp.][HMPC] Zur Erstattung ▶ siehe besondere Hinweise

Droge
Die getrockneten, ganzen Früchte und Teilfrüchte von *Foeniculum vulgare* MILLER, ssp. *vulgare*, var. *dulce* (MILLER) THELLUNG.

Inhaltsstoffe
Ätherisches Öl (Anethol, Fenchon, Estragol).

Wirkungen
Antimikrobiell, spasmolytisch, sekretolytisch, expektorierend, antiphlogistisch.

Indikationen / Kontraindikationen	
Indikation	• **Trad. A:** Leichte, krampfartige gastrointestinale Beschwerden einschließlich Völlegefühl und Blähungen. • **Trad. B:** Menstruationsbeschwerden. • **Trad. C:** Husten und Erkältungskrankheiten.
Kontraindikation	• Überempfindlichkeit gegen den Wirkstoff, einen der sonstigen Bestandteile; Überempfindlichkeit gegen Doldengewächse (Apiaceae, wie Anis, Kümmel, Sellerie, Koriander, Dill) oder Anethol.

UAW	
Sehr häufig (> 1:10)	–
Häufig (< 1:10)	–
Gelegentlich (< 1:100)	–
Selten (< 1:1000)	–
Sehr selten (< 1:10000)	–
Ohne Häufigkeit	Allergische Reaktionen der Haut oder des Respirationstrakts

Wechselwirkungen	
Arzneimittel	Keine bekannt.
Nahrungsmittel	Keine bekannt.

Präparate / Dosierung

Wirkstoff	Extraktionsmittel	Dosierung (> 12 Jahre)	Dosierung (< 12 Jahre)	
Getrocknete Droge	–	ED: 1,5–2,5 g, 3 × tägl. als Teeaufguss	**Trad. A:** 4–12 Jahre: durchschnittliche TD 3–5 g, aufgeteilt in 3 ED; nicht < 4 Jahre	
Zerkleinerte, getrocknete Droge	–	400 mg Fenchelpulver 3 × tägl. (max. 2 g tägl.)	**Trad. A:** 4–12 Jahre: 400 mg Fenchelpulver 3 × tägl. (max. 2 g tägl.); nicht < 4 Jahre	

Anwendungshinweise

Innerlich; Teeaufguss: frisch angestoßene Fenchelfrüchte mit 250 ml kochendem Wasser übergießen und 15 Minuten ziehen lassen.

Anwendungsdauer

Trad. A: Maximal zwei Wochen; bei Kinder zwischen 4–12 Jahre nur kurzzeitig (< 1 Woche) bei leichten, vorrübergehenden Symptomen.

Schwangerschaft / Stillzeit

Schwangerschaft	Nur nach ärztlicher Rücksprache, da keine klinischen Daten vorliegen.
Stillzeit	Nur nach ärztlicher Rücksprache, da keine klinischen Daten vorliegen. Es ist nicht bekannt, ob Fenchelöl in die Muttermilch übergeht.

Besondere Hinweise

Cave	Aufgrund fehlender Daten ist die Anwendung von süßem Fenchel für Kinder < 4 Jahre nicht empfohlen, hier sollte der Rat des Kinderarztes eingeholt werden.
Reaktionsvermögen	Keine Daten verfügbar.
Überdosierung	Kein Fall bekannt.
Abhängigkeit	Keine Angabe.
Erstattung	Karminativa sind lt. AMR Anlage III nur für Säuglinge und Kleinkinder erstattungsfähig, in dieser Altersgruppe ist süßer Fenchel jedoch nicht empfohlen.

FENCHELÖL

[Nicht Rp.][HMPC] Zur Erstattung ▶ siehe besondere Hinweise

Droge

Das ätherische Öl aus den reifen Früchten von *Foeniculum vulgare* MILLER ssp. *vulgare*, var. *vulgare*.

Inhaltsstoffe

Anethol, Fenchon, Estragol.

Wirkungen

Antimikrobiell, spasmolytisch, sekretolytisch, expektorierend, antiphlogistisch.

Indikationen / Kontraindikationen

Indikation	• **Trad.**: Husten und Erkältungskrankheiten.
Kontraindikation	• Überempfindlichkeit gegen den Wirkstoff oder einen der sonstigen Bestandteile; Überempfindlichkeit gegen Doldengewächse (Apiaceae, wie Anis, Kümmel, Sellerie, Koriander, Dill) oder Anethol; Kinder < 18 Jahre.

UAW

Sehr häufig (> 1:10)	–
Häufig (< 1:10)	–
Gelegentlich (< 1:100)	–
Selten (< 1:1000)	–
Sehr selten (< 1:10000)	–
Ohne Häufigkeit	Allergische Reaktionen der Haut oder des Respirationstrakts

Wechselwirkungen

Arzneimittel	Aufgrund von estrogenartigen Effekten können hohe Dosen fenchelölhaltiger Zubereitungen Hormontherapien, orale Kontrazeptiva oder Hormonersatztherapien beeinflussen.
Nahrungsmittel	Keine bekannt.

Präparate / Dosierung

Wirkstoff	Extraktionsmittel	Dosierung (> 18 Jahre)	Dosierung (< 18 Jahre)	Handelspräparate
Zubereitungen aus Fenchelöl	–	200 µl tägl. als ED oder in mehrere Dosen aufgeteilt	Nicht < 18 Jahre	Ephepect®-Pastillen N^{K}

Anwendungshinweise	
Innerlich.	
Anwendungsdauer	
Nicht länger als zwei Wochen.	
Schwangerschaft / Stillzeit	
Schwangerschaft	Nur nach ärztlicher Rücksprache, da keine klinischen Daten vorliegen.
Stillzeit	Nur nach ärztlicher Rücksprache, da keine klinischen Daten vorliegen. Es ist nicht bekannt, ob Fenchelöl in die Muttermilch übergeht.
Besondere Hinweise	
Cave	Aufgrund fehlender Daten nicht < 18 Jahren.
Reaktionsvermögen	Keine Daten verfügbar.
Überdosierung	Kein Fall bekannt.
Abhängigkeit	Keine Angabe.
Erstattung	Erstattungsfähig für Kinder bis 12 Jahre, in dieser Altersgruppe jedoch nicht empfohlen.

FICHTENNADELÖL

[Nicht Rp.] Zur Erstattung ▶ siehe besondere Hinweise

Droge	
Das durch Wasserdampfdestillation aus den Nadeln, Zweigspitzen oder Ästen von *Picea abies* L. KARSTEN (syn. *Picea excelsa* (LAMARCK) LINK) und von *Abies sibirica* LEDERBOUR oder anderen Arten der Gattung *Abies* oder *Picea* gewonnene ätherische Öl.	
Inhaltsstoffe	
Bornylacetat, Pinen, Phellandren, Camphen, Borneol.	
Wirkungen	
Hyperämisierend, sekretolytisch.	
Indikationen / Kontraindikationen	
Indikation	• **Ind. A:** Innerlich und zur Inhalation bei katarrhalischen Erkrankungen der oberen und unteren Luftwege. • **Ind. B:** Äußerlich bei rheumatischen und neuralgischen Beschwerden.
Kontraindikation	• Überempfindlichkeit gegen den Wirkstoff oder einen der sonstigen Bestandteile. Asthma bronchiale, Keuchhusten.
UAW	
Sehr häufig (> 1:10)	–
Häufig (< 1:10)	–
Gelegentlich (< 1:100)	–
Selten (< 1:1000)	–
Sehr selten (< 1:10000)	–
Ohne Häufigkeit	Reizerscheinungen an Haut und Schleimhaut; Bronchospasmen können verstärkt auftreten
Wechselwirkungen	
Arzneimittel	Keine bekannt.
Nahrungsmittel	Keine bekannt.

Präparate / Dosierung				
Wirkstoff	Extraktionsmittel	Dosierung (> 12 Jahre)	Dosierung (< 12 Jahre)	Handelspräparate
Fichtennadelöl	–	**Ind. A:** Inhalation: einige Tropfen in heißes Wasser geben und die Dämpfe einatmen	**Ind. A:** Bis zu 5 Tropfen auf ein Kleidungsstück in der Nähe der Atmungsorgane geben. Die Anw. kann nach 3–4 Std. wiederholt werden.	Babix®-Inhalat N[K]
Fichtennadelöl	–	**Ind. B:** einige Tropfen an den betroffenen Bezirken einreiben	**Ind. B:** einige Tropfen an den betroffenen Bezirken einreiben	Nervpin® Creme
Fichtennadelöl	–	**Ind. A:** Äußerlich: 2–4 × tägl. 3–5 cm Salbenstrang auf Brust oder Rücken; Inhalation: Ein 3–5 cm langer Salbenstrang mit 600 ml heißem Wasser	**Ind. A:** Äußerlich: 6–12 Jahre: 2–4 × tägl. 1–3 cm; 4–6 Jahre: 2–4 × tägl. 1–2 cm; 2–4 Jahre: 2–4 × tägl. 1 cm Salbenstrang auf Brust oder Rücken; Inhalation: 6–12 Jahre: 1–3 cm mit 600 ml heißem Wasser. Nicht < 6 Jahre	Bronchoforton® Salbe[K]
Fichtennadelöl als Badezusatz	–	**Ind. A:** 20 ml auf 1 Vollbad, 3–4 × pro Woche für 10–20 min	Nicht < 2 Jahre	Grippostad® Erkältungsbad; Pernionin® Thermo Teilbad/Vollbad[K]
Fichtennadelöl zum Einreiben	Franzbranntwein	4 × tägl. auf die betroffene Hautstelle einmassieren	Nicht < 6 Jahre	Lindofluid®[K]; Pin-Alcol® Franzbranntwein[K]

Anwendungshinweise	
Innerlich, kutan, als Badezusatz.	
Anwendungsdauer	
Tritt nach einer Woche keine Besserung ein, sollte ein Arzt konsultiert werden.	
Schwangerschaft / Stillzeit	
Schwangerschaft	Nur nach ärztlicher Rücksprache, da keine klinischen Daten vorliegen.
Stillzeit	Nur nach ärztlicher Rücksprache, da keine klinischen Daten vorliegen.
Besondere Hinweise	
Cave	Bei Säuglingen und Kleinkindern nicht im Bereich des Gesichts, speziell der Nase, auftragen.
Reaktionsvermögen	Keine Daten verfügbar.
Überdosierung	Kein Fall bekannt.
Abhängigkeit	Keine Angabe.
Erstattung	**Ind. A:** Erstattungsfähig für Kinder bis 12 Jahre. **Ind. B:** Rheumamittel (Analgetika/Antiphlogistika/Antirheumatika) zu externen Anwendung lt. AMR Anlage III nicht erstattungsfähig.

FLOHSAMEN

[Nicht Rp.][HMPC] Zur Erstattung ▶ siehe besondere Hinweise

Droge	
Die reifen, ganzen und trockenen Samen von *Plantago afra* L. (*Plantago psyllium* L.) oder von *Plantago indica* L. (*Plantago arenaria* WALDST. et KIT.).	
Inhaltsstoffe	
Quellstoffe, Eiweiß, fettes Öl, Zucker.	
Wirkungen	
Laxierend.	
Indikationen / Kontraindikationen	
Indikation	• **WEU A:** Habituelle Verstopfung. • **WEU B:** Erkrankungen, bei denen eine leichte Defäkation mit weichem Stuhl erwünscht ist, z. B. bei schmerzhaften Defäkationen nach rektalen oder analen operativen Eingriffen, Analfissuren oder Hämorrhoiden.
Kontraindikation	• Überempfindlichkeit gegen den Wirkstoff oder einen der sonstigen Bestandteile. Plötzliche Veränderung der Toilettengewohnheiten, die länger als zwei Wochen persistieren. Rektale Blutungen unbekannter Ursache, Defäkationsstörungen nach Laxanziengabe; Verengungen im Magen-Darm-Trakt; Ösophagusbeschwerden, Herzbeschwerden; drohender oder bestehender Darmverschluss (Ileus); Lähmungen des Darms; Megakolon; schlecht einstellbarer Diabetes mellitus; Schluckbeschwerden oder andere Rachenbeschwerden.
UAW	
Sehr häufig (> 1:10)	–
Häufig (< 1:10)	–
Gelegentlich (< 1:100)	–
Selten (< 1:1000)	–
Sehr selten (< 1:10000)	Überempfindlichkeitsreaktionen, anaphylaktische Reaktionen
Ohne Häufigkeit	Blähungen (vorübergehend); insbesondere bei Einnahme mit unzureichender Flüssigkeitsmenge: Darmverschluss, Ösophagusverschluss, Stuhlimpaktion

Wechselwirkungen

Arzneimittel	Die Resorption von Arzneimitteln, wie Herzglykoside, Cumarin-Derivate, Carbamazepin oder Lithium, sowie Mineralstoffe und Vitamine (B_{12}), kann verzögert werden. Die Einnahme von Flohsamen sollte daher ½ bis 1 h vor oder nach der Einnahme anderer Arzneimittel erfolgen. Die gleichzeitige Einnahme von Schilddrüsenhormonen erfordert eine medizinische Überwachung, da die Hormondosis eventuell angepasst werden muss. Arzneimittel, die die natürliche Darmbewegung hemmen (z. B. Opioide, Loperamid) dürfen gleichzeitig mit Flohsamen nur unter ärztlicher Aufsicht verabreicht werden, da ein Darmverschluss (Ileus) auftreten kann.
Nahrungsmittel	Bei insulinpflichtigen Diabetikern kann die gleichzeitige Einnahme von Flohsamen mit der Nahrung die benötigte Insulindosis verringern.

Präparate / Dosierung

Wirkstoff	Extraktionsmittel	Dosierung (> 12 Jahre	Dosierung (< 12 Jahre)	Handelspräparate
Reife, ganze, getrocknete Samen	–	25–40 g aufgeteilt in 3 ED	6–12 Jahre: 12–25 g aufgeteilt in 3 ED; nicht < 6 Jahre	Flohsamen Bombastus; Gesundform® Flohsamen; Flohsamen Aurica
Pulverisierte Droge	–	25–40 g aufgeteilt in 3 ED	6–12 Jahre: 12–25 g aufgeteilt in 3 ED; nicht < 6 Jahre	–

Anwendungshinweise

Innerlich. 1 g Droge (oder die entsprechende Menge Zubereitung) mit 30 ml Wasser, Milch, Fruchtsaft oder ähnlichen Flüssigkeiten mischen, kräftig rühren und so schnell wie möglich schlucken. Die Einnahme sollte tagsüber, ½ bis 1h vor oder nach der Einnahme anderer Arzneimittel erfolgen. Die Wirkung tritt nach 12–24 h ein. Nicht unmittelbar vor dem Schlafengehen einnehmen!

Anwendungsdauer

Tritt nach 3 Tagen keine Besserung ein, sollte ein Arzt konsultiert werden.

Schwangerschaft / Stillzeit	
Schwangerschaft	Keine Einschränkungen. Wenn eine Ernährungsumstellung nicht erfolgreich war, sind laxierende Quellstoffe wie Flohsamen anderen Abführmitteln vorzuziehen.
Stillzeit	Keine Einschränkungen. Wenn eine Ernährungsumstellung nicht erfolgreich war, sind laxierende Quellstoffe wie Flohsamen anderen Abführmitteln vorzuziehen.

Besondere Hinweise	
Cave	Nicht < 6 Jahre. Flohsamen sollte nicht von Patienten eingenommen werden, die unter Stuhlimpaktion, Bauchschmerzen, Übelkeit oder Erbrechen leiden, außer auf ärztliche Empfehlung. Diese Symptome sind Zeichen eines drohenden oder bestehenden Darmverschlusses (Ileus). Bei Auftreten von Bauchschmerzen oder bei Stuhlunregelmäßigkeiten sollte die Einnahme unterbrochen und ein Arzt aufgesucht werden. Auf eine ausreichende Flüssigkeitszufuhr ist zu achten, zu 1 g Droge sollten mindestens 30 ml Flüssigkeit eingenommen werden. Ohne ausreichende Flüssigkeitszufuhr kann es zu vorzeitiger Quellung und dadurch zur Verstopfung von Rachen oder Speiseröhre bis hin zum Ersticken kommen. Auch Darmverschlüsse können auftreten. Treten nach der Einnahme Brustschmerzen, Erbrechen oder Beschwerden beim Schlucken oder Atmen auf, muss unverzüglich ein Arzt aufgesucht werden. Die Behandlung von geschwächten Patienten oder Älteren muss unter Aufsicht erfolgen.
Reaktionsvermögen	Keine Daten verfügbar.
Überdosierung	Abdominale Beschwerden, Blähungen, mögliche Darmverschlüsse.
Abhängigkeit	Keine Angabe.
Erstattung	Lt. AMR Anlage I Nr. 1 bedingt erstattungsfähig bei Obstipation in Zusammenhang mit Tumorleiden, Megacolon, Divertikulose, Divertikulitis, Mukoviszidose, neurogener Darmlähmung, vor diagnostischen Eingriffen, bei phosphatbindender Medikation bei chronischer Niereninsuffizienz, Opioidtherapie und in der Terminalphase. Lt. AMR Anlage I Nr. 18 bedingt erstattungsfähig zur unterstützenden Quellmittelbehandlung bei Morbus Crohn, Kurzdarmsyndrom und HIV-assoziierten Diarrhöen. **Hinweis:** Zurzeit sind keine Normgrößen im Handel.

INDISCHER FLOHSAMEN

[Nicht Rp.][HMPC] Zur Erstattung ▶ siehe besondere Hinweise

Droge	
Die getrockneten, reifen Samen von *Plantago ovata* FORSSK. (*Plantago ispaghula* ROXB.).	
Inhaltsstoffe	
Quellstoffe, fette Öle, Proteine.	
Wirkungen	
Laxierend.	
Indikationen / Kontraindikationen	
Indikation	• **WEU A:** Habituelle Verstopfung. • **WEU B:** Erkrankungen, bei denen eine leichte Defäkation mit weichem Stuhl erwünscht ist, z. B. bei schmerzhaften Defäkationen nach rektalen oder analen operativen Eingriffen, Analfissuren oder Hämorrhoiden.
Kontraindikation	• Überempfindlichkeit gegen den Wirkstoff oder einen der sonstigen Bestandteile. Plötzliche Veränderung der Toilettengewohnheiten, die länger als zwei Wochen persistieren. Rektale Blutungen unbekannter Ursache, Defäkationsstörungen nach Laxanziengabe; Verengungen im Magen-Darm-Trakt; Ösophagusbeschwerden, Herzbeschwerden; drohender oder bestehender Darmverschluss (Ileus); Lähmungen des Darms; Megakolon; schlecht einstellbarer Diabetes mellitus; Schluckbeschwerden oder andere Rachenbeschwerden.
UAW	
Sehr häufig (> 1:10)	–
Häufig (< 1:10)	–
Gelegentlich (< 1:100)	–
Selten (< 1:1000)	–
Sehr selten (< 1:10000)	Überempfindlichkeitsreaktionen, anaphylaktische Reaktionen
Ohne Häufigkeit	Blähungen (vorübergehend); insbesondere bei Einnahme mit unzureichender Flüssigkeitsmenge: Darmverschluss, Ösophagusverschluss, Stuhlimpaktion

Wechselwirkungen	
Arzneimittel	Die Resorption von Arzneimitteln, wie Herzglykoside, Cumarin-Derivate, Carbamazepin oder Lithium, sowie Mineralstoffe und Vitamine (B_{12}), kann verzögert werden. Die Einnahme von Flohsamen sollte daher ½ bis 1 h vor oder nach der Einnahme anderer Arzneimittel erfolgen. Die gleichzeitige Einnahme von Schilddrüsenhormonen erfordert eine medizinische Überwachung, da die Hormondosis eventuell angepasst werden muss. Arzneimittel, die die natürliche Darmbewegung hemmen (z. B. Opioide, Loperamid) dürfen gleichzeitig mit Flohsamen nur unter ärztlicher Aufsicht verabreicht werden, da ein Darmverschluss (Ileus) auftreten kann.
Nahrungsmittel	Bei insulinpflichtigen Diabetikern kann die gleichzeitige Einnahme von Flohsamen mit der Nahrung die benötigte Insulindosis verringern.

Präparate / Dosierung

Wirkstoff	Extraktionsmittel	Dosierung (> 12 Jahre)	Dosierung (< 12 Jahre)	Handelspräparate
Reife, ganze, getrocknete Samen	–	8–40 g in 2–3 ED	6–12 Jahre: 4–25 g in 2–3 ED, nicht < 6 Jahre	Linusit® Flohsamen
Pulverisierte Droge	–	8–40 g in 2–3 ED	6–12 Jahre: 4–25 g, in 2–3 ED, nicht < 6 Jahre	Agiolax® K

Anwendungshinweise

Innerlich; 1 g Droge (oder die entsprechende Menge Zubereitung) mit 30 ml Wasser, Milch, Fruchtsaft oder ähnlichen Flüssigkeiten mischen, kräftig rühren und so schnell wie möglich schlucken. Die Einnahme sollte tagsüber, ½ bis 1h vor oder nach der Einnahme anderer Arzneimittel erfolgen. Die Wirkung tritt nach 12–24 h ein. **Hinweis:** Nicht unmittelbar vor dem Schlafengehen einnehmen!

Anwendungsdauer

Tritt nach 3 Tagen keine Besserung ein, sollte ein Arzt konsultiert werden.

Schwangerschaft / Stillzeit	
Schwangerschaft	Keine Einschränkungen. Wenn eine Ernährungsumstellung nicht erfolgreich war, sind laxierende Quellstoffe wie Flohsamen anderen Abführmitteln vorzuziehen.
Stillzeit	Keine Einschränkungen. Wenn eine Ernährungsumstellung nicht erfolgreich war, sind laxierende Quellstoffe wie Flohsamen anderen Abführmitteln vorzuziehen.

Besondere Hinweise	
Cave	Nicht < 6 Jahre. Flohsamen sollten nicht von Patienten eingenommen werden, die unter Stuhlimpaktion, Bauchschmerzen, Übelkeit oder Erbrechen leiden, außer auf ärztliche Empfehlung. Diese Symptome sind Zeichen eines drohenden oder bestehenden Darmverschlusses (Ileus). Bei Auftreten von Bauchschmerzen oder bei Stuhlunregelmäßigkeiten sollte die Einnahme unterbrochen und ein Arzt aufgesucht werden. Auf eine ausreichende Flüssigkeitszufuhr ist zu achten, zu 1 g Droge sollten mindestens 30 ml Flüssigkeit eingenommen werden. Ohne ausreichende Flüssigkeitszufuhr kann es zu vorzeitiger Quellung und dadurch zur Verstopfung von Rachen oder Speiseröhre bis hin zum Ersticken kommen. Auch Darmverschlüsse können auftreten. Treten nach der Einnahme Brustschmerzen, Erbrechen oder Beschwerden beim Schlucken oder Atmen auf, muss unverzüglich ein Arzt aufgesucht werden. Die Behandlung von geschwächten Patienten oder Älteren muss unter Aufsicht erfolgen.
Reaktionsvermögen	Keine Daten verfügbar.
Überdosierung	Abdominale Beschwerden, Blähungen, mögliche Darmverschlüsse.
Abhängigkeit	Keine Angabe.
Erstattung	Lt. AMR Anlage I Nr. 1 bedingt erstattungsfähig bei Obstipation in Zusammenhang mit Tumorleiden, Megacolon, Divertikulose, Divertikulitis, Mukoviszidose, neurogener Darmlähmung, vor diagnostischen Eingriffen, bei phosphatbindender Medikation bei chronischer Niereninsuffizienz, Opioidtherapie und in der Terminalphase. Lt. AMR Anlage I Nr. 18 bedingt erstattungsfähig zur unterstützenden Quellmittelbehandlung bei Morbus Crohn, Kurzdarmsyndrom und HIV-assoziierten Diarrhöen. **Hinweis:** Viele Präparate ohne Normgröße!

INDISCHE FLOHSAMENSCHALEN

[Nicht Rp.][HMPC] Zur Erstattung ► siehe besondere Hinweise

Droge	
Bestehen aus dem Episperm und angrenzenden, kollabierten Schichten des Samens von *Plantago ovata* FORSSK. (*Plantago ispaghula* ROXB.).	
Inhaltsstoffe	
Quellstoffe, freie Fettsäuren.	
Wirkungen	
Laxierend.	
Indikationen / Kontraindikationen	
Indikation	• **WEU A:** Habituelle Verstopfung. • **WEU B:** Erkrankungen, bei denen eine leichte Defäkation mit weichem Stuhl erwünscht ist, z. B. bei schmerzhaften Defäkationen nach rektalen oder analen operativen Eingriffen, Analfissuren oder Hämorrhoiden. • **WEU C:** Wenn die tägliche Einnahme von Ballaststoffen empfehlenswert ist, z. B. als Adjuvant bei vorherrschender Verstopfung, Reizdarmbeschwerden, oder bei Diäten aufgrund von Hypercholesterinämien.
Kontraindikation	• Überempfindlichkeit gegen den Wirkstoff oder einen der sonstigen Bestandteile. Plötzliche Veränderung der Toilettengewohnheiten, die länger als zwei Wochen persistieren. Rektale Blutungen unbekannter Ursache, Defäkationsstörungen nach Laxanziengabe; Verengungen im Magen-Darm-Trakt; Ösophagusbeschwerden, Herzbeschwerden; drohender oder bestehender Darmverschluss (Ileus); Lähmungen des Darms; Megakolon; schlecht einstellbarer Diabetes mellitus; Schluckbeschwerden oder andere Rachenbeschwerden.
UAW	
Sehr häufig (> 1:10)	–
Häufig (< 1:10)	–
Gelegentlich (< 1:100)	–
Selten (< 1:1000)	–
Sehr selten (< 1:10000)	Überempfindlichkeitsreaktionen, anaphylaktische Reaktionen
Ohne Häufigkeit	Blähungen (vorübergehend); insbesondere bei Einnahme mit unzureichender Flüssigkeitsmenge: Darmverschluss, Ösophagusverschluss, Stuhlimpaktion

Wechselwirkungen	
Arzneimittel	Die Resorption von Arzneimitteln, wie Herzglykoside, Cumarin-Derivate, Carbamazepin oder Lithium, sowie Mineralstoffe und Vitamine (B_{12}), kann verzögert werden. Die Einnahme von Flohsamen sollte daher ½ bis 1 h vor oder nach der Einnahme anderer Arzneimittel erfolgen. Die gleichzeitige Einnahme von Schilddrüsenhormonen erfordert eine medizinische Überwachung, da die Hormondosis eventuell angepasst werden muss. Arzneimittel, die die natürliche Darmbewegung hemmen (z. B. Opioide, Loperamid) dürfen gleichzeitig mit Flohsamen nur unter ärztlicher Aufsicht verabreicht werden, da ein Darmverschluss (Ileus) auftreten kann.
Nahrungsmittel	Bei insulinpflichtigen Diabetikern kann die gleichzeitige Einnahme von Flohsamen und Nahrung die benötigte Insulindosis verringern.

Präparate / Dosierung

Wirkstoff	Extraktionsmittel	Dosierung (> 12 Jahre)	Dosierung (< 12 Jahre)	Handelspräparate
Vom Samen befreite Samenschale (Episperm)	–	**WEU A+B**: 7–11 g aufgeteilt in 1–3 ED; **WEU C**: 7–20 g aufgeteilt in 1–3 ED	**WEU A+B**: 6–12 Jahre: 3–8 g aufgeteilt in 1–3 ED; Nicht < 6 Jahre; **WEU C**: Nicht < 12 Jahre	Mukofalk® orange; Flosa® Balance Beutel; Metamucil® orange
Pulverisierte Droge	–	**WEU A+B**: 7–11 g aufgeteilt in 1–3 ED; **WEU C**: 7–20 g aufgeteilt in 1–3 ED	**WEU A+B**: 6–12 Jahre: 3–8 g aufgeteilt in 1–3 ED; Nicht < 6 Jahre; **WEU C**: Nicht < 12 Jahre	Agiolax®^{K}

Anwendungshinweise

Innerlich; 1 g Droge (oder die entsprechende Menge Zubereitung) mit 30 ml Wasser, Milch, Fruchtsaft oder ähnlichen Flüssigkeiten mischen, kräftig rühren und so schnell wie möglich schlucken. Die Einnahme sollte tagsüber, ½ bis 1h vor oder nach der Einnahme anderer Arzneimittel erfolgen. Die Wirkung tritt nach 12–24 h ein. Nicht unmittelbar vor dem Schlafengehen einnehmen!

Anwendungsdauer

Tritt nach 3 Tagen keine Besserung ein, sollte ein Arzt konsultiert werden.

Schwangerschaft / Stillzeit	
Schwangerschaft	Keine Einschränkungen. Wenn eine Ernährungsumstellung nicht erfolgreich war, sind laxierende Quellstoffe wie Flohsamen anderen Abführmitteln vorzuziehen.
Stillzeit	Keine Einschränkungen. Wenn eine Ernährungsumstellung nicht erfolgreich war, sind laxierende Quellstoffe wie Flohsamen anderen Abführmitteln vorzuziehen.

Besondere Hinweise	
Cave	**WEU A+B**: Nicht < 6 Jahre. **WEU A**: Bei Auftreten von Bauchschmerzen oder bei Stuhlunregelmäßigkeiten sollte die Einnahme unterbrochen und ein Arzt konsultiert werden. **WEU C**: Nicht < 12 Jahre. Die Einnahme von Flohsamenschalen bei Diäten aufgrund von Hypercholesterinämien sollte ärztlich überwacht werden. **WEU A–C**: Flohsamenschalen sollten nicht von Patienten eingenommen werden, die unter Stuhlimpaktion, Bauchschmerzen, Übelkeit oder Erbrechen leiden, außer auf ärztliche Empfehlung. Diese Symptome sind Zeichen eines drohenden oder bestehenden Darmverschlusses (Ileus). Auf eine ausreichende Flüssigkeitszufuhr ist zu achten, zu 1 g Droge sollte mindestens 30 ml Flüssigkeit eingenommen werden. Ohne ausreichende Flüssigkeitszufuhr kann es zu vorzeitiger Quellung und dadurch zur Verstopfung von Rachen oder Speiseröhre bis hin zum Ersticken kommen. Auch Darmverschlüsse können auftreten. Treten nach der Einnahme Brustschmerzen, Erbrechen oder Beschwerden beim Schlucken oder Atmen auf, muss unverzüglich ein Arzt aufgesucht werden. Die Behandlung von geschwächten Patienten oder Älteren sollte unter Aufsicht erfolgen.
Reaktionsvermögen	Keine Daten verfügbar.
Überdosierung	Abdominale Beschwerden, Blähungen, mögliche Darmverschlüsse.
Abhängigkeit	Keine Angabe.
Erstattung	Lt. AMR Anlage I Nr. 1 bedingt erstattungsfähig bei Obstipation in Zusammenhang mit Tumorleiden, Megacolon, Divertikulose, Divertikulitis, Mukoviszidose, neurogener Darmlähmung, vor diagnostischen Eingriffen, bei phosphatbindender Medikation bei chronischer Niereninsuffizienz, Opioidtherapie und in der Terminalphase. Lt. AMR Anlage I Nr. 18 bedingt erstattungsfähig zur unterstützenden Quellmittelbehandlung bei Morbus Crohn, Kurzdarmsyndrom und HIV-assoziierten Diarrhöen. **Hinweis:** Viele Präparate ohne Normgröße!

FRAUENMANTELKRAUT

[Nicht Rp.] Nicht erstattungsfähig. ▶ siehe besondere Hinweise

Droge	
Die zur Blütezeit gesammelten, ganzen oder geschnittenen, getrockneten oberirdischen Teile von *Alchemilla vulgaris* L. *sensu latiore*.	
Inhaltsstoffe	
Gerbstoffe (Pyrogallol).	
Wirkungen	
Adstringierend.	
Indikationen / Kontraindikationen	
Indikation	• Leichte unspezifische Durchfallerkrankungen.
Kontraindikation	• Überempfindlichkeit gegen den Wirkstoff oder einen der sonstigen Bestandteile.
UAW	
Keine unerwünschten Arzneimittelwirkungen bekannt.	
Wechselwirkungen	
Arzneimittel	Keine bekannt.
Nahrungsmittel	Keine bekannt.

Präparate / Dosierung

Wirkstoff	Extraktions-mittel	Dosierung (> 12 Jahre)	Dosierung (< 12 Jahre)	Handelspräparate
Zerkleinerte Droge	–	TD: 5–10 g als Teeaufguss	2–12 Jahre: TD: 5–10 g als Teeaufguss, nicht < 2 Jahre	Sidroga® Frauenmantelkraut; H&S® Frauenmantelkrauttee

Anwendungshinweise
Innerlich; Teeaufguss: mit 150 ml siedendem Wasser übergießen und 10–15 min ziehen lassen; ein Ansetzen mit kaltem Wasser und mehrstündiges Stehenlassen bei Raumtemperatur wird empfohlen.
Anwendungsdauer
Tritt nach 2–3 Tagen keine Besserung ein, sollte ein Arzt konsultiert werden.

Schwangerschaft / Stillzeit	
Schwangerschaft	Nur nach ärztlicher Rücksprache, da keine klinischen Daten vorliegen.
Stillzeit	Nur nach ärztlicher Rücksprache, da keine klinischen Daten vorliegen.

Besondere Hinweise	
Cave	Bei Durchfällen, die länger als 2–3 Tage andauern oder mit Blutbeimengungen oder Temperaturerhöhung einhergehen, ist die Rücksprache mit einem Arzt erforderlich. Die Behandlung von Durchfällen bei Säuglingen und Kleinkindern ist grundsätzlich nur nach Rücksprache mit einem Arzt vorzunehmen.
Reaktionsvermögen	Keine Daten verfügbar.
Überdosierung	Kein Fall bekannt.
Abhängigkeit	Keine Angaben.
Erstattung	Nicht erstattungsfähig, da lt. AMR Anlage III als Antidiarrhoikum unwirtschaftlich. **Hinweis:** Zurzeit sind keine Normgrößen im Handel.

GEWÜRZNELKEN

[Nicht Rp.] Zur Erstattung ▶ siehe besondere Hinweise

Droge	
Die ganzen Blütenknospen von *Syzygium aromaticum* (L.) MERRILL et L. M. PERRY (*Eugenia caryophyllus* (C. SPRENG.) BULL. et HARR.), die so lange getrocknet wurden, bis sie rötlichbraun geworden sind.	
Inhaltsstoffe	
Ätherische Öle (Eugenol), Gallotannine.	
Wirkungen	
Antiviral, antibakteriell, antiphlogistisch.	
Indikationen / Kontraindikationen	
Indikation	• **Ind. A:** Entzündliche Veränderungen der Mund- und Rachenschleimhaut. In der Zahnheilkunde zur lokalen Schmerzstillung. • **Ind. B:** Als Stomachikum bzw. Karminativum. • **Ind C:** Muskel- und Gelenkbeschwerden, Prellungen.
Kontraindikation	• Überempfindlichkeit gegen den Wirkstoff oder einen der sonstigen Bestandteile; Asthma bronchiale oder andere Atemwegserkrankungen. Innerlich: bei Verschluss der Gallenwege, Gallenblasenentzündung, schweren Leberschäden, Alkoholkranken. Äußerlich: bei Verbrennungen, Ekzemen, verletzter Haut, insbesondere offenen Wunden.
UAW	
Sehr häufig (> 1:10)	–
Häufig (< 1:10)	–
Gelegentlich (< 1:100)	–
Selten (< 1:1000)	–
Sehr selten (< 1:10000)	–
Ohne Häufigkeit	Magenbeschwerden, Reizerscheinungen an Haut und Schleimhäuten
Wechselwirkungen	
Arzneimittel	Keine bekannt.
Nahrungsmittel	Keine bekannt.

Präparate / Dosierung

Wirkstoff	Extraktionsmittel	Dosierung (> 12 Jahre)	Dosierung (< 12 Jahre)	Handelspräparate
Nelkenöl	–	**Ind. A:** als Mundspülung: 20 Tr. in 100 ml Wasser; **Ind. B:** innerlich: 10–15 Tr. auf Zucker od. in Wasser; **Ind. C:** kutan: unverdünnt einreiben	Nicht < 12 Jahre	**Ind. A:** Salviathymol® N Flüssigkeit^{K}; **Ind. B:** Amol® Heilkräutergeist N^{K}; Carmol Tropfen^{K}; Esto-gast® Flüssigkeit^{K}; **Ind. C:** Tiger Balm® weiß^{K}; Balsamka Schmerzbalsam^{K}

Anwendungshinweise

Innerlich, kutan, in der Mundhöhle.

Anwendungsdauer

Tritt nach einer Woche keine Besserung ein oder treten die Beschwerden periodisch wiederkehrend auf, sollte ein Arzt konsultiert werden.

Schwangerschaft / Stillzeit

Schwangerschaft	Nur nach ärztlicher Rücksprache, da keine klinischen Daten vorliegen.
Stillzeit	Nur nach ärztlicher Rücksprache, da keine klinischen Daten vorliegen.

Besondere Hinweise

Cave	Nicht < 12 Jahre. Die Einnahme bei Gallensteinleiden sollte nur in Rücksprache mit einem Arzt erfolgen.
Reaktionsvermögen	Keine Daten verfügbar.
Überdosierung	Kein Fall bekannt.
Abhängigkeit	Keine Angabe.
Erstattung	**Ind. A:** Erstattungsfähig für Kinder bis 12 Jahre, in dieser Altersgruppe jedoch nicht empfohlen. **Ind. B:** Karminativa sind lt. AMR Anlage III nur für Säuglinge und Kleinkinder erstattungsfähig, in dieser Altersgruppe sind Gewürznelken jedoch nicht empfohlen. **Ind. C:** Nicht erstattungsfähig, da lt. AMR Anlage III als Rheumamittel (Analgetika/Antiphlogistika/Antirheumatika) zur externen Anwendung unwirtschaftlich.

GINKGOBLÄTTER

[Nicht Rp.] Zur Erstattung ► siehe besondere Hinweise

Droge

Das ganze oder geschnittene, getrocknete Blatt von *Ginkgo biloba* L.

Inhaltsstoffe

Ginkgolide, Bilobalid, Ginkgolsäuren.

Wirkungen

Verbesserung der Mikrozirkulation, Senkung der Blutviskosität, Hemmung der Thrombozytenaggregetion, Steigerung der Erythrozytenflexibilität, Reduktion der Kapillarpermeabilität; antioxidativ, Erhöhung der Lipidperoxidation; Hemmung des EDRF Faktors, der NO- und NO_2-Bildung und der iNOS-Aktivität; Verbesserung der Glucose- und Sauerstoff-Aufnahme und -Verwertung, Steigerung der Konzentration energiereicher Phosphate; Steigerung der Toleranz der Nervenzelle gegen Ischämie und Hypoxie; Hemmung der Ödembildung und/oder beschleunigte Rückbildung eines ischämischen, metabolischen und posttraumatischen Hirnödems; Stabilisierung der Mitochondrienmembran sowie Schutz gegen toxische β-Amyloid-Fraktionen und Wiederherstellung mitochondrialer Funktionen.

Indikationen / Kontraindikationen

Indikation	• **Ind. A:** Symptomatische Behandlung des demenziellen Syndroms bei primär degenerativer oder vaskulärer Demenz sowie Mischformen mit Leitsymptomatik: Gedächtnisstörungen, Konzentrationsstörungen, depressive Verstimmung, Schwindel, Ohrensausen, Kopfschmerzen. • **Ind. B:** Verbesserung der schmerzfreien Gehstrecke bei peripherer arterieller Verschlusskrankheit im Stadium II nach Fontaine (Claudicatio intermittens) im Rahmen physikalisch-therapeutischer Maßnahmen, insbesondere Gehtraining. • **Ind. C:** Vertigo (Schwindel), Tinnitus (Ohrgeräusche) vaskulärer oder involutiver Genese.
Kontraindikation	• Überempfindlichkeit gegen den Wirkstoff oder einen der sonstigen Bestandteile. Kinder < 18 Jahre. Kopfschmerzen und depressive Verstimmungen, die nicht im Zusammenhang mit einem demenziellen Syndrom auftreten. Bei krankhaft erhöhter Blutungsneigung (hämorrhagische Diathese) sowie bei gleichzeitiger Behandlung mit gerinnungshemmenden Arzneimitteln sollte Ginkgo nur nach Rücksprache mit dem Arzt eingenommen werden.

UAW

Sehr häufig (> 1:10)	–
Häufig (< 1:10)	–

Gelegentlich (< 1:100)	–
Selten (< 1:1000)	Leichte Magen-Darm-Beschwerden, Kopfschmerzen, allergische Hautreaktionen
Sehr selten (< 1:10000)	–
Ohne Häufigkeit	Einzelfälle von Blutungen

Wechselwirkungen

Arzneimittel	Mit Arzneimitteln, welche die Blutgerinnung hemmen, sind Wechselwirkungen möglich.
Nahrungsmittel	Keine bekannt.

Präparate / Dosierung

Wirkstoff	Extraktionsmittel	Dosierung (> 18 Jahre)	Dosierung (< 18 Jahre)	Handelspräparate
Trockenextrakt (35–67:1)	Aceton 60 % (m/m)	TD: 240 mg	Nicht < 18 Jahre	Tebonin® ; Gingium® spezial; Ginkobil® ratiopharm; Kaveri®
Trockenextrakt (9–11:1)	Ethanol 30 % (V/V)	TD: 18 mg	Nicht < 12 Jahre	Ginkgo 405 Duopharm Dragees

Anwendungshinweise

Innerlich, nicht im Liegen einnehmen.

Anwendungsdauer

Prinzipiell nicht begrenzt.

Schwangerschaft / Stillzeit

Schwangerschaft	Aufgrund der Hinweise auf eine erhöhte Blutungsneigung sind Ginkgoblätter in der Schwangerschaft kontraindiziert.
Stillzeit	Nur nach ärztlicher Rücksprache, da keine klinischen Daten vorliegen.

Besondere Hinweise	
Cave	Vor Behandlungsbeginn des demenziellen Syndroms ist zu klären, ob eine spezifisch zu behandelnde Grunderkrankung vorliegt. Vorsicht bei Epileptikern, da nicht ausgeschlossen werden kann, dass durch die Einnahme von Ginkgo-Zubereitungen das Auftreten weiterer Krampfanfälle gefördert wird. Es wird diskutiert, dass dies in Zusammenhang mit dem Gehalt an 4-O-Methylpyridoxin steht. Einfluss auf die Metabolisierung verschiedener anderer Arzneimittel über CPY3A4, -1A2, -2C19 nicht ausgeschlossen, was Wirkungsstärke und/oder Wirkungsdauer dieser Substanzen beeinflussen könnte. Ausreichende Untersuchungen liegen nicht vor.
Reaktions-vermögen	Keine Daten verfügbar.
Überdosierung	Verstärktes Auftreten von Nebenwirkungen.
Abhängigkeit	Keine Angabe.
Erstattung	Bedingt erstattungsfähig (Aceton-Wasser-Auszug, standardisiert auf 240 mg TD) nur zur Behandlung von Demenz, lt. AMR Anlage I Nr. 20.

GINSENGWURZEL

[Nicht Rp.] Nicht erstattungsfähig. ▶ siehe besondere Hinweise

Droge	
Die ganze oder geschnittene, getrocknete Wurzel von *Panax ginseng* C.A. MEYER, (weißer Ginseng); mit Wasserdampf behandelt und dann getrocknet (roter Ginseng).	
Inhaltsstoffe	
Triterpensaponine (Ginsenoside).	
Wirkungen	
Immunmodulatorisch, antioxidativ, adaptogen.	
Indikationen / Kontraindikationen	
Indikation	• Bei Müdigkeits- und Schwächegefühl, Leistungsminderung und Konzentrationsmangel; in der Rekonvaleszenz.
Kontraindikation	• Überempfindlichkeit gegen den Wirkstoff oder einen der sonstigen Bestandteile.
UAW	
Sehr häufig (> 1:10)	–
Häufig (< 1:10)	–
Gelegentlich (< 1:100)	–
Selten (< 1:1000)	–
Sehr selten (< 1:10000)	Schlaflosigkeit, Nervosität, Diarrhö, Blutungen in der Menopause, Hypertonie
Ohne Häufigkeit	Estrogenähnliche Wirkungen bei Frauen in der Prä- und Postmenopause beziehen sich auf eine Droge undefinierter Herkunft und konnten mit einem standardisierten Extrakt in kontrollierten Studien nicht nachvollzogen werden
Wechselwirkungen	
Arzneimittel	Ginseng kann den Blutzuckerspiegel langsam senken. Über mögliche Wechselwirkung mit Warfarin wurde berichtet, der Mechanismus ist unbekannt.
Nahrungsmittel	Keine bekannt.

Präparate / Dosierung

Wirkstoff	Extraktionsmittel	Dosierung (> 12 Jahre)	Dosierung (< 12 Jahre)	Handelspräparate
Getrocknete Droge	–	TD: 0,5–2 g	Nicht < 18 Jahre	–

Präparate / Dosierung				
Wirkstoff	Extraktionsmittel	Dosierung (> 12 Jahre)	Dosierung (< 12 Jahre)	Handelspräparate
Pulverisierte Droge	–	TD: 1000–1200 mg	Nicht < 12 Jahre	Ginseng Curarina® Hartkapseln
Trockenextrakt (3–7:1)	Ethanol 40 % (V/V)	TD: 200 mg	Nicht < 12 Jahre	Ginsana® G 115; Pharmaton® Vital Kapseln N[K]
Trockenextrakt (2,1–3,9:1)	Ethanol 40% (V/V)	TD: 680 mg	Nicht < 12 Jahre	Ginseng SL Hartkapseln
Trockenextrakt (3–4,5:1)	Ethanol 30 % (m/m)	TD: 500 mg	Nicht < 12 Jahre	Orgaplasma® überzogene Tabletten
Anwendungshinweise				
Innerlich.				
Anwendungsdauer				
Tritt nach einem Monat keine Besserung ein, sollte ein Arzt konsultiert werden.				

Schwangerschaft / Stillzeit	
Schwangerschaft	Nur nach ärztlicher Rücksprache, da keine klinischen Daten
Stillzeit	Nur nach ärztlicher Rücksprache, da keine klinischen Daten

Besondere Hinweise	
Cave	Nicht < 12 Jahre. Die empfohlene Dosierung sollte nicht überschritten werden. Patienten mit Diabetes mellitus sollten vor der Einnahme mit einem Arzt Rücksprache halten, da Ginseng den Blutzuckerspiegel senken kann.
Reaktionsvermögen	Keine Daten verfügbar.
Überdosierung	Ein Fall von cerebraler Arthritis in Verbindung mit Ginseng wurde berichtet. Der Patient nahm 12,5 g Ginseng in 200 ml Reiswein zu sich. Berichte über ein sogenanntes Ginseng-Missbrauch-Syndrom haben als Grundlage eine nicht weiter definierte Ginsengwurzel und Dosierungen bis 15 g pro Tag. Der einzige Schluss, der aus diesen Berichten gezogen werden kann, ist, die Ginsengwurzel nicht in unkontrolliert hohen Dosen einzunehmen.
Abhängigkeit	Keine Angabe.
Erstattung	Nicht erstattungsfähig, da lt. AMR Anlage III als Roborans unwirtschaftlich.

ECHTES GOLDRUTENKRAUT

[Nicht Rp.][HMPC] Erstattungsfähig für Kinder bis 12 Jahre.

Droge	
Die getrockneten, ganzen oder zerkleinerten, blühenden oberirdischen Teile von *Solidago virgaurea* L.	
Inhaltsstoffe	
Flavonoide (Rutosid, Quercitrin, Isoquercitrin).	
Wirkungen	
Entzündungshemmend, analgetisch, diuretisch.	
Indikationen / Kontraindikationen	
Indikation	• **Trad.:** Steigerung der Urinmenge; als Adjuvanz bei leichten Harnwegsbeschwerden.
Kontraindikation	• Überempfindlichkeit gegen den Wirkstoff oder einen der sonstigen Bestandteile. Überempfindlichkeit gegen andere Korbblütler. Beschwerden, bei denen eine verringerte Flüssigkeitsaufnahme empfohlen ist, z. B. schwerwiegende Herz- oder Nierenerkrankungen.
UAW	
Sehr häufig (> 1:10)	–
Häufig (< 1:10)	–
Gelegentlich (< 1:100)	–
Selten (< 1:1000)	–
Sehr selten (< 1:10000)	–
Ohne Häufigkeit	Überempfindlichkeitsreaktionen, gastrointestinale Beschwerden
Wechselwirkungen	
Arzneimittel	Keine bekannt.
Nahrungsmittel	Keine bekannt.

Präparate / Dosierung

Wirkstoff	Extraktionsmittel	Dosierung (> 12 Jahre)	Dosierung (< 12 Jahre)	Handelspräparate
Zerkleinerte Droge	–	3–5 g als Teeaufguss, 2–4 × tägl.	Nicht < 12 Jahre	Goldrutenkraut Aurica; Sidroga® Blasen- und Nierentee[K]

Präparate / Dosierung				
Wirkstoff	Extraktionsmittel	Dosierung (> 12 Jahre)	Dosierung (< 12 Jahre)	Handelspräparate
Flüssigextrakt (1:1)	Ethanol/ Wasser 25 % (V/V)	0,5–2 ml, 3 × tägl.	Nicht < 12 Jahre	–
Tinktur (1:5)	Ethanol/ Wasser 45 % (V/V)	0,5–2 ml, 3 × tägl.	Nicht < 12 Jahre	–
Trockenextrakt (5–7:1)	Ethanol/ Wasser 30–60 % (V/V)	350–450 mg, 3 × tägl.	Nicht < 12 Jahre	Solidago Steiner® Lösung

Anwendungshinweise
Innerlich; zur weiteren Steigerung der Urinmenge sollte während der Behandlung auf eine ausreichende Flüssigkeitsaufnahme geachtet werden.
Anwendungsdauer
2–4 Wochen.

Schwangerschaft / Stillzeit	
Schwangerschaft	Nur nach ärztlicher Rücksprache, da keine klinischen Daten vorliegen.
Stillzeit	Nur nach ärztlicher Rücksprache, da keine klinischen Daten vorliegen.

Besondere Hinweise	
Cave	Nicht < 12 Jahre. Bei weiteren Symptomen wie Fieber, Dysurie, Spasmen oder Blut im Urin, sollte ein Arzt konsultiert werden. Die gleichzeitige Einnahme von synthetischen Diuretika ist nicht empfohlen.
Reaktionsvermögen	Keine Daten verfügbar.
Überdosierung	Kein Fall bekannt.
Abhängigkeit	Keine Angabe.

HAFERKRAUT/GRÜNER HAFER

[Nicht Rp.][HMPC] Zur Erstattung ▶ siehe besondere Hinweise

Droge

Grüne, kurz vor der Vollblüte geerntete, getrocknete oberirdische Teile der Haferpflanze *Avena sativa* L.

Inhaltsstoffe

Kohlenhydrate, Kieselsäure, Eisen, Mangan, Zink.

Wirkungen

Sedierend, diuretisch.

Indikationen / Kontraindikationen

Indikation	• **Trad.**: Milde Symptome psychischer Belastung; Einschlafhilfe.
Kontraindikation	• Überempfindlichkeit gegen den Wirkstoff oder einen der sonstigen Bestandteile.

UAW

Keine unerwünschten Arzneimittelwirkungen bekannt.

Wechselwirkungen

Arzneimittel	Keine bekannt.
Nahrungsmittel	Keine bekannt.

Präparate / Dosierung

Wirkstoff	Extraktionsmittel	Dosierung (> 12 Jahre)	Dosierung (< 12 Jahre)	Handelspräparate
Zerkleinerte Droge	–	ED: 3 g als Teeaufguss	Nicht < 12 Jahre	Vollmers® präparierter grüner Hafertee[K]
Flüssigextrakt (1:4–6)	Ethanol 15–50 % (V/V)	Bis zu 5 ml - 3 × tägl.	Nicht < 12 Jahre	–
Flüssigextrakt (1:4–6)	Wasser	Bis zu 5 ml - 3 × tägl.	Nicht < 12 Jahre	–
Trockenextrakt (1:4–6)	Ethanol 15–50 % (V/V)	TD: entspr. 3 g Droge tägl.	Nicht < 12 Jahre	–
Trockenextrakt (1:4–6)	Wasser	TD: entspr. 3 g Droge tägl.	Nicht < 12 Jahre	–

Präparate / Dosierung				
Wirkstoff	Extraktions-mittel	Dosierung (> 12 Jahre)	Dosierung (< 12 Jahre)	Handelspräparate
Presssaft der frischen Droge (1:0,64–0,8)	–	10 ml 3–4 × tägl.	Nicht < 12 Jahre	Schoenenberger naturreiner Heilpflanzensaft Hafer
Anwendungshinweise				
Innerlich.				
Anwendungsdauer				
Keine Angaben.				

Schwangerschaft / Stillzeit	
Schwangerschaft	Nur nach ärztlicher Rücksprache, da keine klinischen Daten vorliegen.
Stillzeit	Nur nach ärztlicher Rücksprache, da keine klinischen Daten vorliegen.

Besondere Hinweise	
Cave	Nicht < 12 Jahren. Vorsicht bei Personen mit Zöliakie, da über den Eiweißgehalt keine Daten vorliegen.
Reaktionsvermögen	Die Fähigkeiten Auto zu fahren oder Maschinen zu bedienen kann beeinträchtigt werden.
Überdosierung	Kein Fall bekannt.
Abhängigkeit	Keine Angabe.
Erstattung	Mit Ausnahmen erstattungsfähig für Kinder bis 12 Jahre, in dieser Altersgruppe allerdings nicht empfohlen. **Hinweis:** Zurzeit sind keine Normgrößen im Handel.

HAFERFRÜCHTE

[Nicht Rp.][HMPC] Zur Erstattung ▶ siehe besondere Hinweise

Droge

Die reifen, getrockneten, von Deck- und Vorspelzen umgebenen Früchte von *Avena sativa* L.

Inhaltsstoffe

Kohlenhydrate, Eiweiße, Sterole, fette Öle, Vitamine, Mineralstoffe.

Wirkungen

Wundheilungsfördernd.

Indikationen / Kontraindikationen

Indikation	• **Trad.:** Symptomatische Behandlung bei leichten Hautentzündungen (z. B. Sonnenbrand); unterstützend zur Heilung kleinerer Wunden.
Kontraindikation	• Überempfindlichkeit gegen den Wirkstoff oder einen der sonstigen Bestandteile.

UAW

Sehr häufig (> 1:10)	–
Häufig (< 1:10)	–
Gelegentlich (< 1:100)	–
Selten (< 1:1000)	–
Sehr selten (< 1:10000)	–
Ohne Häufigkeit	Hautreaktionen bei Patienten mit Neurodermitis oder Kontaktdermatitis

Wechselwirkungen

Arzneimittel	Keine bekannt.
Nahrungsmittel	Keine bekannt.

Präparate / Dosierung

Wirkstoff	Extraktionsmittel	Dosierung (> 12 Jahre)	Dosierung (< 12 Jahre)	Handelspräparate
Nach der Ernte gereinigte und gesiebte Haferfrüchte	–	–	–	–

Präparate / Dosierung				
Wirkstoff	Extraktionsmittel	Dosierung (> 12 Jahre)	Dosierung (< 12 Jahre)	Handelspräparate
Getrocknete Früchte zerkleinert zu kolloidalem Hafermehl	–	• Als Bad 60 g in 150–200 l Wasser, • kolloidaler Hafermehlextrakt 20–30 % in Träger, • 5 % in flüssigem Paraffin	• Als Bad 30 g in 150–200 l Wasser, • 5 % in flüssigem Paraffin	–
Anwendungshinweise				
Kutan.				
Anwendungsdauer				
Tritt nach einer Woche keine Besserung ein, sollte ein Arzt konsultiert werden.				

Schwangerschaft / Stillzeit	
Schwangerschaft	Nur nach ärztlicher Rücksprache, da keine klinischen Daten vorliegen.
Stillzeit	Nur nach ärztlicher Rücksprache, da keine klinischen Daten vorliegen.

Besondere Hinweise	
Cave	Keine bekannt.
Reaktionsvermögen	Keine Daten verfügbar.
Überdosierung	Kein Fall bekannt.
Abhängigkeit	Keine Angabe.
Erstattung	Bis auf begründete Ausnahmefälle lt. AMR Anlage III nicht erstattungsfähig, ferner für Kinder < 12 Jahren unzweckmäßig.

HAMAMELISBLÄTTER

[Nicht Rp.][HMPC] Zur Erstattung ▶ siehe besondere Hinweise

Droge	
Die ganzen oder geschnittenen, getrockneten Blätter von *Hamamelis virginiana* L.	
Inhaltsstoffe	
Gerbstoffe (Pyrogallol), Proanthocyanidine.	
Wirkungen	
Adstringierend, antiphlogistisch, antiviral.	
Indikationen / Kontraindikationen	
Indikation	• **Trad. A:** Leichte Hautentzündungen, trockene Haut. • **Trad. B:** Zur Linderung von Juckreiz und Brennen bei Hämorrhoiden. • **Trad. C:** Zur Linderung leichter Entzündungen der Mundschleimhaut.
Kontraindikation	• Überempfindlichkeit gegen den Wirkstoff oder einen der sonstigen Bestandteile.
UAW	
Sehr häufig (> 1:10)	–
Häufig (< 1:10)	–
Gelegentlich (< 1:100)	–
Selten (< 1:1000)	–
Sehr selten (< 1:10000)	–
Ohne Häufigkeit	Allergische Kontaktdermatitis
Wechselwirkungen	
Arzneimittel	Keine bekannt.
Nahrungsmittel	Keine bekannt.

Präparate / Dosierung

Wirkstoff	Extraktionsmittel	Dosierung (> 12 Jahre)	Dosierung (< 12 Jahre)	Handelspräparate
Getrocknete, zerkleinerte Droge	–	**Trad. B:** mit Dekokt imprägnierte Tamponade bis zu 3 × tägl.; **Trad. C:** 2–3 g bis zu 3 × tägl. als Dekokt gurgeln	**Trad. B:** Nicht < 18 Jahre; **Trad. C:** Nicht < 12 Jahre	–

Präparate / Dosierung

Wirkstoff	Extraktionsmittel	Dosierung (> 12 Jahre)	Dosierung (< 12 Jahre)	Handelspräparate
Tinktur (frische Blätter) (1:10)	Ethanol 45 % (V/V)	**Trad. A+B:** als 5–10 %ige halbfeste oder flüssige Zubereitung, mehrmals tägl.; **Trad. C:** mit Wasser 1:3 verdünnt, 2–4 ml 3 × tägl. gurgeln	**Trad. A:** 6–12 Jahre: als 5–10 %ige halbfeste oder flüssige Zubereitung, mehrmals tägl.; nicht < 6 Jahre; **Trad. B:** Nicht < 18 Jahre; **Trad. C:** Nicht < 12 Jahre	–
Flüssigextrakt (frische Blätter) (1:1)	Ethanol 45 % (V/V)	**Trad. A+B:** als 5–10 %ige halbfeste oder flüssige Zubereitung, mehrmals tägl.	**Trad. A:** 6–12 Jahre: als 5–10 %ige halbfeste oder flüssige Zubereitung, mehrmals tägl.; nicht < 6 Jahre; **Trad. B:** Nicht < 18 Jahre	–
Flüssigextrakt (1:1)	Ethanol 30 % (m/m)	**Trad. A+B:** als 5–10 %ige halbfeste oder flüssige Zubereitung, mehrmals tägl.	**Trad. A:** 6–12 Jahre: als 5–10 %ige halbfeste oder flüssige Zubereitung, mehrmals tägl.; nicht < 6 Jahre; **Trad. B:** Nicht < 18 Jahre	–
Flüssigextrakt (1:2)	Ethanol 60 % (V/V)	**Trad. A+B:** als 20 %ige halbfeste Zubereitung, mehrmals tägl.; **Trad. B:** 1 Zäpfchen 2–3 × tägl.	**Trad. A:** 6–12 Jahre: als 20 %ige halbfeste Zubereitung, mehrmals tägl.; nicht < 6 Jahre; **Trad. B:** Nicht < 18 Jahre	Posterine® Salbe; Posterine® Zäpfchen; Hametum® Mono Zäpfchen

Anwendungshinweise	
Kutan, anorektal, rektal oder in der Mundhöhle; Dekokt: 5–10 g Droge mit 250 ml kochendem Wasser übergießen und ziehen lassen.	
Anwendungsdauer	
Trad. A + C: Maximal eine Woche. **Trad. B:** Maximal zwei Wochen.	
Schwangerschaft / Stillzeit	
Schwangerschaft	Nur nach ärztlicher Rücksprache, da keine klinischen Daten vorliegen.
Stillzeit	Nur nach ärztlicher Rücksprache, da keine klinischen Daten vorliegen.
Besondere Hinweise	
Cave	**Trad. A:** Nicht < 6 Jahre. **Trad. B:** Nicht < 18 Jahre. Bei rektalen Blutungen sollte ein Arzt konsultiert werden. **Trad. C:** Nicht < 12 Jahre.
Reaktionsvermögen	Keine Daten verfügbar.
Überdosierung	Kein Fall bekannt.
Abhängigkeit	Keine Angabe.
Erstattung	**Trad. A:** Nicht erstattungsfähig, da lt. AMR Anlage III unwirtschaftlich. **Trad. B+C:** Erstattungsfähig für Kinder bis 12 Jahre, in dieser Altersgruppe jedoch nicht empfohlen.

DESTILLAT AUS HAMAMELISBLÄTTERN UND -RINDE

[Nicht Rp.][HMPC-draft] Zur Erstattung ▶ siehe besondere Hinweise

Droge	
Das Destillat aus den ganzen oder geschnittenen, getrockneten Blättern und Rinden von *Hamamelis virginiana* L.	
Inhaltsstoffe	
Ätherische Öle.	
Wirkungen	
Adstringierend, antiphlogistisch, lokal hämostyptisch.	
Indikationen / Kontraindikationen	
Indikation	• **Trad. A:** Leichte Hautentzündungen, trockene Haut. • **Trad. B:** Trockene oder gereizte Augen.
Kontraindikation	• Überempfindlichkeit gegen den Wirkstoff oder einen der sonstigen Bestandteile.
UAW	
Sehr häufig (> 1:10)	–
Häufig (< 1:10)	–
Gelegentlich (< 1:100)	–
Selten (< 1:1000)	–
Sehr selten (< 1:10000)	–
Ohne Häufigkeit	**Trad. A:** Allergische Kontaktdermatitis. **Trad. B:** Bindehautentzündung
Wechselwirkungen	
Arzneimittel	Keine bekannt.
Nahrungsmittel	Keine bekannt.

Präparate / Dosierung

Wirkstoff	Extraktionsmittel	Dosierung (> 12 Jahre)	Dosierung (< 12 Jahre)	Handelspräparate
Destillat aus frischen Blättern und Rinde (1:1,12–2,08)	Ethanol 6 % (m/m)	**Trad. A:** halbfeste Zubereitungen mit 5–30% Destillat mehrmals tägl. auftragen	**Trad. A:** 6–12 Jahre: halbfeste Zubereitungen mit 5–30% Destillat mehrmals tägl. auftragen. Nicht < 6 Jahre	Hametum® Wund- und Heilsalbe; Faktu® lind Salbe

Präparate / Dosierung				
Wirkstoff	Extraktionsmittel	Dosierung (> 12 Jahre)	Dosierung (< 12 Jahre)	Handelspräparate
Destillat aus getrockneten Zweigen (1:2)	Ethanol 14–15 % (V/V)	**Trad. B:** Augentropfen mit Destillat (1:10 verdünnt) 2 Tropfen in jedes Auge 3–6 × tägl.	Nicht < 12 Jahre	–

Anwendungshinweise
Trad. A: Kutan. **Trad. B:** Zum Einträufeln in den Bindehautsack.

Anwendungsdauer
Trad. A: Nicht länger als zwei Wochen. **Trad. B:** 4 Tage, tritt nach zwei Tagen keine Besserung ein, sollte ein Arzt konsultiert werden.

Schwangerschaft / Stillzeit	
Schwangerschaft	Nur nach ärztlicher Rücksprache, da keine klinischen Daten vorliegen.
Stillzeit	Nur nach ärztlicher Rücksprache, da keine klinischen Daten vorliegen.

Besondere Hinweise	
Cave	**Trad. A:** Nicht < 6 Jahre. **Trad. B:** Nicht < 12 Jahre. Bei Augenschmerzen, Sehstörungen, Rötungen, Irritationen am Auge oder wenn die Beschwerden innerhalb 48 Stunden nicht besser werden, sollte ein Arzt konsultiert werden.
Reaktionsvermögen	Keine Daten verfügbar.
Überdosierung	Kein Fall bekannt.
Abhängigkeit	Keine Angabe.
Erstattung	**Trad. A:** Nicht erstattungsfähig, da lt. AMR Anlage III unwirtschaftlich. **Trad. B:** Erstattungsfähig für Kinder bis 12 Jahre, in dieser Altersgruppe jedoch nicht empfohlen.

HAMAMELISRINDE

[Nicht Rp.][HMPC] Zur Erstattung ▶ siehe besondere Hinweise

Droge	
Die getrocknete, zerkleinerte Rinde der Stämme und Zweige von *Hamamelis virginiana* L.	
Inhaltsstoffe	
Gerbstoffe (Pyrogallol), Hamamelitannin, ätherische Öle.	
Wirkungen	
Adstringierend, antiphlogistisch, lokal hämostyptisch.	
Indikationen / Kontraindikationen	
Indikation	• **Trad. A:** Bei leichten Hautentzündungen und trockener Haut. • **Trad. B:** Zur Linderung von Juckreiz und Brennen bei Hämorrhoiden. • **Trad. C:** Zur Linderung leichter Entzündungen der Mundschleimhaut.
Kontraindikation	• Überempfindlichkeit gegen den Wirkstoff oder einen der sonstigen Bestandteile.
UAW	
Sehr häufig (> 1:10)	–
Häufig (< 1:10)	–
Gelegentlich (< 1:100)	–
Selten (< 1:1000)	–
Sehr selten (< 1:10000)	–
Ohne Häufigkeit	Allergische Kontaktdermatitis
Wechselwirkungen	
Arzneimittel	Keine bekannt.
Nahrungsmittel	Keine bekannt.

Präparate / Dosierung

Wirkstoff	Extraktionsmittel	Dosierung (> 12 Jahre)	Dosierung (< 12 Jahre)	Handelspräparate
Getrocknete, zerkleinerte Droge	–	**Trad. B:** mit Dekokt imprägnierte Tamponade bis zu 3 × tägl.; **Trad. C:** 2–3 g bis zu 3 × tägl. als Dekokt gurgeln	**Trad. A+C:** Nicht < 12 Jahre; **Trad. B:** Nicht < 18 Jahre	–
Tinktur (1:10)	Ethanol 45 % (V/V)	**Trad. A+B:** als 5–10 %ige Zubereitung, mehrmals tägl.; **Trad. C:** mit Wasser 1:3 verdünnt: 2–4 ml 3 × tägl. gurgeln	**Trad. A+C:** Nicht < 12 Jahre; **Trad. B:** Nicht < 18 Jahre	–
Trockenextrakt (5–7,7:1)	Ethanol 30% (m/m)	**Trad. A+B:** als 1,3 %ige Salbe mehrmals tägl.; **Trad. B:** 1 Zäpfchen mit 66 mg Extrakt 2–3 × tägl.	**Trad. A+C:** Nicht < 12 Jahre; **Trad. B:** Nicht < 18 Jahre	Haenal® fact Hamamelis Salbe; Haenal® Hamamelis Zäpfchen

Anwendungshinweise

Kutan, anorektal, rektal oder in der Mundhöhle; Dekokt: 5–10 g Droge mit 250 ml kochendem Wasser übergießen und ziehen lassen.

Anwendungsdauer

Trad. A + C: Nicht länger als eine Woche. **Trad. B:** Nicht länger als zwei Wochen.

Schwangerschaft / Stillzeit

Schwangerschaft	Nur nach ärztlicher Rücksprache, da keine klinischen Daten vorliegen.
Stillzeit	Nur nach ärztlicher Rücksprache, da keine klinischen Daten vorliegen.

Besondere Hinweise

Cave	**Trad. A+C:** Nicht < 12 Jahre. **Trad. B:** Nicht < 18 Jahre. Bei rektalen Blutungen sollte ein Arzt konsultiert werden.
Reaktionsvermögen	Keine Daten verfügbar.
Überdosierung	Kein Fall bekannt.

Abhängigkeit	Keine Angabe.
Erstattung	**Trad. A:** Nicht erstattungsfähig, da lt. AMR Anlage III unwirtschaftlich. **Trad. B+C:** Erstattungsfähig für Kinder bis 12 Jahre, in dieser Altersgruppe jedoch nicht empfohlen.

HAUHECHELWURZEL

[Nicht Rp.] Zur Erstattung ▶ siehe besondere Hinweise

Droge

Die ganze oder geschnittene, getrocknete Wurzel von *Ononis spinosa* L.

Inhaltsstoffe

Isoflavonoide (Trifolirhizin, Ononin), Triterpene (Onocol) Spinonin, Medicarpin.

Wirkungen

Diuretisch, antibakteriell.

Indikationen / Kontraindikationen

Indikation	• Bei entzündlichen Erkrankungen der ableitenden Harnwege sowie zur Vorbeugung und Behandlung von Nierengrieß, zur Durchspülungstherapie; unterstützende Therapie bei bakteriellen Infektionen der Harnwege.
Kontraindikation	• Überempfindlichkeit gegen den Wirkstoff oder einen der sonstigen Bestandteile.

UAW

Keine unerwünschten Arzneimittelwirkungen bekannt.

Wechselwirkungen

Arzneimittel	Keine bekannt.
Nahrungsmittel	Keine bekannt.

Präparate / Dosierung

Wirkstoff	Extraktionsmittel	Dosierung (> 18 Jahre)	Dosierung (< 18 Jahre)	Handelspräparate
Getrocknete Droge	–	2–3 × tägl. 2–3 g als Teeaufguss	Nicht < 18 Jahre	Sidroga® Blasen- und Nierentee[K]; H&S® Durchspülungstee[K]
Trockenextrakt (5–8:1)	Wasser	3 × tägl. 160 mg	Nicht < 18 Jahre	Aqualibra® Filmtabletten
Trockenextrakt (6–9:1)	Ethanol 20 % (V/V)	3 × tägl. 14 mg	Nicht < 18 Jahre	Biofax® classic

Anwendungshinweise	
Innerlich; Teeaufguss: mit 150 ml siedendem Wasser übergießen und 20–30 Minuten ziehen lassen.	
Anwendungsdauer	
Prinzipiell nicht begrenzt, tritt nach einer Woche keine Besserung ein, sollte ein Arzt konsultiert werden.	
Schwangerschaft / Stillzeit	
Schwangerschaft	Nur nach ärztlicher Rücksprache, da keine klinischen Daten vorliegen.
Stillzeit	Nur nach ärztlicher Rücksprache, da keine klinischen Daten vorliegen.
Besondere Hinweise	
Cave	Nicht < 18 Jahren.
Reaktionsvermögen	Keine Daten verfügbar.
Überdosierung	Kein Fall bekannt.
Abhängigkeit	Keine Angabe.
Erstattung	Erstattungsfähig für Kinder bis 12 Jahre, in dieser Altersgruppe jedoch nicht empfohlen.

HEIDELBEEREN

[Nicht Rp.] Zur Erstattung ▶ siehe besondere Hinweise

Droge

Die getrocknete, reife Frucht von *Vaccinium myrtillus* L.

Inhaltsstoffe

Catechingerbstoffe, Anthocyane.

Wirkungen

Vasoprotektiv, antiphlogistisch, wundheilungsfördernd.

Indikationen / Kontraindikationen

Indikation	• **Ind. A:** Innerlich bei Venenproblemen, wie Schmerzen und schweren Beinen. • **Ind. B:** Innerlich bei unspezifischen, leichten Durchfallerkrankungen. • **Ind. C:** Äußerlich bei leichten Entzündungen der Mund- und Rachenschleimhaut.
Kontraindikation	• Überempfindlichkeit gegen den Wirkstoff oder einen der sonstigen Bestandteile.

UAW

Sehr häufig (> 1:10)	–
Häufig (< 1:10)	–
Gelegentlich (< 1:100)	–
Selten (< 1:1000)	–
Sehr selten (< 1:10000)	–
Ohne Häufigkeit	Gastrointestinale Nebenwirkungen

Wechselwirkungen

Arzneimittel	Keine bekannt.
Nahrungsmittel	Keine bekannt.

Präparate / Dosierung

Wirkstoff	Extraktionsmittel	Dosierung (> 18 Jahre)	Dosierung (< 18 Jahre)	Handelspräparate
Getrocknete Droge	–	**Ind. A:** TD: 320–480 mg einer standardisierten Zubereitung; **Ind. B:** TD: 20–60 g zerkauen; **Ind. C:** 10 % Teeaufguss	Nicht < 18 Jahre	Sidroga® Durchfalltee

Anwendungshinweise

Innerlich, kutan.

Anwendungsdauer

Prinzipiell nicht begrenzt, hält der Durchfall länger als 2–3 Tage an, sollte ein Arzt konsultiert werden.

Schwangerschaft / Stillzeit

Schwangerschaft	Keine Einschränkungen.
Stillzeit	Keine Einschränkungen.

Besondere Hinweise

Cave	Nicht < 18 Jahre.
Reaktionsvermögen	Keine Daten verfügbar.
Überdosierung	Kein Fall bekannt.
Abhängigkeit	Keine Angabe.
Erstattung	**Ind. A:** Lt. AMR Anlage III Nr. 47 als Venentherapeutikum nicht erstattungsfähig. **Ind. B:** Nicht erstattungsfähig, da lt. AMR Anlage III als Antidiarrhoikum unwirtschaftlich. **Ind. C:** Erstattungsfähig für Kinder bis 12 Jahre, in dieser Altersgruppe jedoch nicht empfohlen. **Hinweis:** Zurzeit sind keine Normgrößen im Handel.

HERBSTZEITLOSENSAMEN

[Rp.] Erstattungsfähig.

Droge	
Die reifen getrockneten Samen von *Colchicum autumnale* L.	
Inhaltsstoffe	
Colchicin, fettes Öl.	
Wirkungen	
Antiphlogistisch, Hemmung der Mitose.	
Indikationen / Kontraindikationen	
Indikation	• Akuter Gichtanfall.
Kontraindikation	• Überempfindlichkeit gegen den Wirkstoff oder einen der sonstigen Bestandteile. Eingeschränkte Nierenfunktion, Blutbildveränderungen (z. B. Anämie), bekannte Magen-Darm-Erkrankungen, eingeschränkte Herz-Kreislauf-Funktion, Polymorbidität, Lebererkrankungen, Kinder, Jugendliche, Schwangerschaft, Stillzeit.
UAW	
Sehr häufig (> 1:10)	–
Häufig (< 1:10)	Durchfall, Übelkeit, Bauchschmerzen, Bauchkrämpfe, Erbrechen; Benommenheit, Nerven- u. Muskelschwäche
Gelegentlich (< 1:100)	Störung der Blutbildung, Myoneuropathie, selten Agranulozytose, aplastische Anämie, Alopezie; Thrombopenie, hämolytische Anämie, Nierenschäden, Hautbeschwerden wie Juckreiz, Hautbrennen, Hautblutung, Störung des Nagelwachstums
Selten (< 1:1000)	–
Sehr selten (< 1:10000)	–
Ohne Häufigkeit	Allergische Reaktionen
Wechselwirkungen	
Arzneimittel	Bei gleichzeitiger Gabe von Ciclosporin A und ähnlich wirkenden Stoffen sind Myopathien möglich. Bei gleichzeitiger Einnahme von Arzneimitteln, die zu Rhabdomyolysen führen können, insbesondere Fibrate oder HMG-Co-A-Reduktase-Hemmer, kann das Risiko für das Auftreten von Rhabdomyolysen erhöht sein.
Nahrungsmittel	Keine bekannt.

Präparate / Dosierung

Wirkstoff	Extraktionsmittel	Dosierung (> 18 Jahre)	Dosierung (< 18 Jahre)	Handelspräparate
Presssaft (1:15–25)	–	Initialdos. 1 mg Colchicin, danach 0,5–1,5 mg alle 1–2 Std.; TD: max. 8 mg Colchicin; Anfallsprophylaxe: TD: max. 0,5–1,5 mg	Nicht < 18 Jahre	Colchysat® Bürger
Trockenextrakt (50–150:1)	Dichlormethan	Akut: 1 mg gefolgt von 0,5–1,5 mg alle 1–2 Std. bis zum Abklingen der Schmerzen; TD: max. 8 mg, Gesamtdosis pro Anfall max. 12 mg Colchicin	Nicht < 18 Jahre	Colchicum-Dispert®

Anwendungshinweise

Innerlich.

Anwendungsdauer

Bis zum Abklingen der Schmerzen, Gesamtdosis pro Anfall maximal 12 mg Colchicin.

Schwangerschaft / Stillzeit

Schwangerschaft	Herbszeitlosensamen sind in der Schwangerschaft kontraindiziert.
Stillzeit	Herbszeitlosensamen sind in der Stillzeit kontraindiziert.

Besondere Hinweise

Cave	Nicht < 18 Jahre. Herbstzeitlosensamen sind in der Schwangerschaft und der Stillzeit kontraindiziert. Bei alten und geschwächten Patienten, besonders mit Nieren-, Herz-Kreislauferkrankungen, sollte eine intensive Überwachung erfolgen. Es ist auf eine sichere Empfängnisverhütung bis 3 Monate nach Absetzen der Therapie zu achten. Auch bei der Anwendung bei Männern sollte für eine sichere Empfängnisverhütung gesorgt werden. Männer sollten bis zu 6 Monate nach Absetzen der Therapie keine Kinder zeugen.

Reaktionsvermögen	Keine Daten verfügbar.
Überdosierung	Durch Mitosehemmung kommt es nach mehrstündiger Latenzzeit zu Schluckbeschwerden, initial hoher Leukozytose, Brechdurchfall, Nausea, Delirien, Hämaturie, Oligurie, Tachykardie, Dyspnoe, Zyanose, Herz-Kreislauf-, unter Umständen Atemlähmung. Bei Überleben tritt in der 3. Woche Haarausfall auf.
Abhängigkeit	Keine Angabe.

HERZGESPANNKRAUT

[Nicht Rp.][HMPC] Zur Erstattung ▶ siehe besondere Hinweise

Droge

Die ganzen oder geschnittenen, getrockneten, blühenden oberirdischen Teile von *Leonurus cardiaca* L.

Inhaltsstoffe

Ajugol, Leosibiricin, Leocardin.

Wirkungen

Leicht negativ chronotrop, schwach blutdrucksenkend, sedativ.

Indikationen / Kontraindikationen

Indikation	• **Trad. A:** Nervöse Anspannungen. • **Trad. B:** Nervöse Herzbeschwerden, Herzklopfen, wenn ernsthafte Herzerkrankungen durch den Arzt ausgeschlossen wurden.
Kontraindikation	• Überempfindlichkeit gegen den Wirkstoff oder einen der sonstigen Bestandteile; Schwangerschaft, Stillzeit.

UAW

Keine unerwünschten Arzneimittelwirkungen bekannt.

Wechselwirkungen

Arzneimittel	Keine bekannt.
Nahrungsmittel	Keine bekannt.

Präparate / Dosierung

Wirkstoff	Extraktionsmittel	Dosierung (> 18 Jahre)	Dosierung (< 18 Jahre)	Handelspräparate
Zerkleinerte Droge	–	ED: 1,5–4,5 g; TD: 3–10 g	Nicht < 18 Jahre	–
Pulverisierte Droge	–	150 mg 1–3 × tägl.	Nicht < 18 Jahre	–
Tinktur (1:5)	Ethanol 70 % (V/V)	0,5–1 g 3–4 × tägl.	Nicht < 18 Jahre	–
Tinktur (1:5)	Ethanol 45 % (V/V)	2–6 ml 3 × tägl.	Nicht < 18 Jahre	–
Flüssigextrakt (1:1)	Ethanol 25 % (V/V)	2–4 ml 3 × tägl.	Nicht < 18 Jahre	–

Anwendungshinweise

Innerlich.

Anwendungsdauer

Nicht länger als vier Wochen.

Schwangerschaft / Stillzeit	
Schwangerschaft	Aufgrund fehlender Daten kontraindiziert.
Stillzeit	Aufgrund fehlender Daten kontraindiziert.
Besondere Hinweise	
Cave	Nicht < 18 Jahre. Bei Verschlimmerung der Symptome während der Behandlung sollte ein Arzt konsultiert werden.
Reaktionsvermögen	Die Fähigkeit Auto zu fahren oder Maschinen zu bedienen kann beeinträchtigt werden, Studien dazu liegen nicht vor.
Überdosierung	Kein Fall bekannt.
Abhängigkeit	Keine Angabe.
Erstattung	Erstattungsfähig für Kinder bis 12 Jahre, in dieser Altersgruppe jedoch nicht empfohlen.

HOLUNDERBLÜTEN

[Nicht Rp.][HMPC] Zur Erstattung ▶ siehe besondere Hinweise

Droge	
Die getrockneten Blüten von *Sambucus nigra* L.	
Inhaltsstoffe	
Flavonoide (Isoquercitrin), ätherische Öle, freie Fettsäuren.	
Wirkungen	
Steigern Erregbarkeit der Schweißdrüsen für Wärmereize.	
Indikationen / Kontraindikationen	
Indikation	• **Trad.:** Bei beginnenden Erkältungskrankheiten.
Kontraindikation	• Überempfindlichkeit gegen den Wirkstoff oder einen der sonstigen Bestandteile.
UAW	
Keine unerwünschten Arzneimittelwirkungen bekannt.	
Wechselwirkungen	
Arzneimittel	Keine bekannt.
Nahrungsmittel	Keine bekannt.

Präparate / Dosierung

Wirkstoff	Extraktionsmittel	Dosierung (> 12 Jahre)	Dosierung (< 12 Jahre)	Handelspräparate
Getrocknete Blüten	–	2–5 g als Teeaufguss, 3 × tägl.	Nicht < 12 Jahre	Holunderblütentee Aurica; Sidroga® Erkältungstee N[K]; H&S® Erkältungstee[K]
Flüssigextrakt (1:1)	Ethanol 25 % (V/V)	3–5 ml, 3 × tägl.	Nicht < 12 Jahre	–
Tinktur (1:5)	Ethanol 25 % (V/V)	10–25 ml, 3 × tägl.	Nicht < 12 Jahre	–

Anwendungshinweise

Innerlich.

Anwendungsdauer

Nicht länger als eine Woche.

Schwangerschaft / Stillzeit	
Schwangerschaft	Nur nach ärztlicher Rücksprache, da keine klinischen Daten vorliegen.
Stillzeit	Nur nach ärztlicher Rücksprache, da keine klinischen Daten vorliegen.
Besondere Hinweise	
Cave	Aufgrund fehlender Daten nicht < 12 Jahre. Bei Verschlimmerung der Symptome, Atemnot, Fieber oder blutigem Auswurf sollte ein Arzt konsultiert werden.
Reaktionsvermögen	Keine Daten verfügbar.
Überdosierung	Kein Fall bekannt.
Abhängigkeit	Keine Angabe.
Erstattung	Erstattungsfähig für Kinder bis 12 Jahre, in dieser Altersgruppe jedoch nicht empfohlen. **Hinweis:** Zurzeit sind keine Normgrößen im Handel.

HOPFENZAPFENBLÜTEN

[Nicht Rp.][HMPC] Zur Erstattung ▶ siehe besondere Hinweise

Droge

Die getrockneten, gewöhnlich ganzen, weiblichen Blütenstände von *Humulus lupulus* L.

Inhaltsstoffe

Humulon, Lupulon.

Wirkungen

Sedativ, antikonvulsiv.

Indikationen / Kontraindikationen

Indikation	• **Trad.:** Milde Symptome psychischer Belastung; Einschlafhilfe.
Kontraindikation	• Überempfindlichkeit gegen den Wirkstoff oder einen der sonstigen Bestandteile.

UAW

Keine unerwünschten Arzneimittelwirkungen bekannt.

Wechselwirkungen

Arzneimittel	Keine bekannt.
Nahrungsmittel	Keine bekannt.

Präparate / Dosierung

Wirkstoff	Extraktionsmittel	Dosierung (> 12 Jahre)	Dosierung (< 12 Jahre)	Handelspräparate
Zerkleinerte Droge	–	ED: 0,5–2,0 g als Droge, bzw. 0,5–2,0 g als Teeaufguss bis zu 4 × tägl. oder 1/2–1 h vor dem Schlafengehen	Nicht < 12 Jahre	Hopfenzapfen Bombastus; H&S® Schlaf- und Nerventee[K]
Flüssigextrakt (1:1)	Ethanol 45 % (V/V)	ED: 0,5–2 ml bis zu 4 × tägl. oder 1/2–1 h vor dem Schlafengehen	Nicht < 12 Jahre	–
Flüssigextrakt (1:10)	Süßwein	ED entspr. 1,25 g Droge bis zu 4 × tägl. oder 1/2–1 h vor dem Schlafengehen	Nicht < 12 Jahre	–

Präparate / Dosierung

Wirkstoff	Extraktionsmittel	Dosierung (> 12 Jahre)	Dosierung (< 12 Jahre)	Handelspräparate
Tinktur (1:5)	Ethanol 60 % (V/V)	ED: 2–4 ml bis zu 4 × tägl. oder 1/2–1 h vor dem Schlafengehen	Nicht < 12 Jahre	–

Anwendungshinweise

Innerlich.

Anwendungsdauer

Tritt während der Behandlung keine Besserung ein, sollte ein Arzt konsultiert werden.

Schwangerschaft / Stillzeit

Schwangerschaft	Nur nach ärztlicher Rücksprache, da keine klinischen Daten vorliegen.
Stillzeit	Nur nach ärztlicher Rücksprache, da keine klinischen Daten vorliegen.

Besondere Hinweise

Cave	Nicht < 12 Jahre.
Reaktionsvermögen	Die Fähigkeit Auto zu fahren oder Maschinen zu bedienen kann beeinträchtigt werden.
Überdosierung	Kein Fall bekannt.
Abhängigkeit	Keine Angabe.
Erstattung	Bis auf begründete Ausnahmefälle lt. AMR Anlage III nicht erstattungsfähig, ferner für Kinder < 12 Jahren unzweckmäßig. **Hinweis:** Zurzeit sind keine Normgrößen im Handel.

HUFLATTICHBLÄTTER

[Nicht Rp.] Zur Erstattung ▶ siehe besondere Hinweise

Droge

Die getrockneten Laubblätter von *Tussilago farfara* L.

Inhaltsstoffe

Saure Schleimpolysaccharide, Inulin, Gerbstoffe.

Wirkungen

Schleimhautschützend.

Indikationen / Kontraindikationen

Indikation	• **Ind. A:** Akute Katarrhe der Luftwege mit Husten und Heiserkeit. • **Ind. B:** Akute leichte Entzündungen der Mund- und Rachenschleimhaut.
Kontraindikation	• Überempfindlichkeit gegen den Wirkstoff oder einen der sonstigen Bestandteile; Schwangerschaft, Stillzeit.

UAW

Keine unerwünschten Arzneimittelwirkungen bekannt.

Wechselwirkungen

Arzneimittel	Keine bekannt.
Nahrungsmittel	Keine bekannt.

Präparate / Dosierung

Wirkstoff	Extraktionsmittel	Dosierung (> 12 Jahre)	Dosierung (< 12 Jahre)	Handelspräparate
Getrocknete Droge	–	**Ind. A+B:** TD: 4,5–6 g als Teeaufguss	**Ind. A+B:** 4–12 Jahre: TD: 4,5–6 g als Teeaufguss, nicht < 4 Jahre	–
Presssaft der frischen Pflanzen (1:0,68–0,95)	–	**Ind. A:** 3 × tägl. 10 ml	**Ind. A:** nicht < 12 Jahre	Schoenenberger naturreiner Heilpflanzensaft Huflattich

Anwendungshinweise

Innerlich; Teeaufguss: mit 150 ml siedendem Wasser übergießen und 10–15 Minuten ziehen lassen.

Anwendungsdauer

Nicht länger als 4–6 Wochen pro Jahr.

Schwangerschaft / Stillzeit	
Schwangerschaft	Huflattichblätter sind in der Schwangerschaft kontraindiziert.
Stillzeit	Huflattichblätter sind in der Stillzeit kontraindiziert.
Besondere Hinweise	
Cave	Keine Daueranwendung aufgrund der hepatotoxisch und/oder karzinogen wirkenden Pyrrolizidinalkaloide. Die Tagesdosis Pyrrolizidinalkaloide beträgt max. 1 µg.
Reaktionsvermögen	Keine Daten verfügbar.
Überdosierung	Kein Fall bekannt.
Abhängigkeit	Keine Angabe.
Erstattung	Erstattungsfähig für Kinder bis 12 Jahre **Hinweis:** Zurzeit sind keine Normgrößen im Handel.

INGWERWURZEL

[Nicht Rp.] Nicht erstattungsfähig. ► siehe besondere Hinweise

Droge

Die getrockneten, ganzen oder geschnittenen Wurzelstöcke von *Zingiber officinalis* ROSCOE, die entweder vollständig oder nur an beiden Flachseiten vom Kork befreit sind.

Inhaltsstoffe

Ätherische Öle (Geranial, Neral), nicht flüchtige Scharfstoffe (Gingerol).

Wirkungen

Antiemetisch, antiphlogistisch.

Indikationen / Kontraindikationen

Indikation	• Prophylaktisch bei Symptomen der Reisekrankheit, wie Übelkeit und Erbrechen; als postoperatives Antiemetikum bei kleineren chirurgischen Eingriffen.
Kontraindikation	• Überempfindlichkeit gegen den Wirkstoff, einen der sonstigen Bestandteile; Kinder unter 6 Jahre, Gallensteine.

UAW

Sehr häufig (> 1:10)	–
Häufig (< 1:10)	–
Gelegentlich (< 1:100)	Sodbrennen, Bauchschmerzen, leichte Diarrhö
Selten (< 1:1000)	–
Sehr selten (< 1:10000)	–
Ohne Häufigkeit	–

Wechselwirkungen

Arzneimittel	Kann die Resorption von Sulfaguanidin verbessern.
Nahrungsmittel	Keine bekannt.

Präparate / Dosierung

Wirkstoff	Extraktionsmittel	Dosierung (> 6 Jahre)	Dosierung (< 6 Jahre)	Handelspräparate
Getrocknete Droge	–	1–2 g, 2 × tägl. als Teeaufguss trinken	Nicht < 6 Jahre	Ingwertee Aurica®; Sidroga® Ingwer; H&S® Ingwer

Präparate / Dosierung				
Wirkstoff	Extraktionsmittel	Dosierung (> 6 Jahre)	Dosierung (< 6 Jahre)	Handelspräparate
Pulverisierte Droge	–	500 mg ½ Std. vor Reisebeginn, dann 500 mg alle 4 Std.	Nicht < 6 Jahre	Zintona® Kapseln
Fluidextrakt (1:14,8)	Ethanol 32 % (V/V)	TD: 20–30 Tropfen	Nicht < 12 Jahre	Presselin® Dyspeptikum[K]
Anwendungshinweise				
Innerlich; Teeaufguss: mit 150 ml heißem Wasser übergießen und 5 Minuten ziehen lassen.				
Anwendungsdauer				
Tritt nach einer Woche keine Besserung ein oder treten die Beschwerden periodisch wiederkehrend auf, sollte ein Arzt konsultiert werden.				

Schwangerschaft / Stillzeit	
Schwangerschaft	Nur nach ärztlicher Rücksprache, da keine klinischen Daten vorliegen.
Stillzeit	Nur nach ärztlicher Rücksprache, da keine klinischen Daten vorliegen.

Besondere Hinweise	
Cave	Keine Angabe.
Reaktionsvermögen	Keine Daten verfügbar.
Überdosierung	Ab einer ED von 10 g Ingwerwurzelstock zeigt sich eine Reduktion der Thrombozytenaggregation.
Abhängigkeit	Keine Angabe.
Erstattung	Nicht erstattungsfähig, da lt. AMR Anlage III Nr. 14 unwirtschaftlich.

ISLÄNDISCHES MOOS

[Nicht Rp.] Zur Erstattung ▶ siehe besondere Hinweise

Droge	
Der ganze oder zerkleinerte, getrocknete Thallus von *Cetraria islandica* (L.) ACHARIUS s.l.	
Inhaltsstoffe	
Wasserlösliche Polysaccharide (Lichenin).	
Wirkungen	
Steigerung der reticuloendothelialen Phagozytose, antibakteriell, antiviral.	
Indikationen / Kontraindikationen	
Indikation	• **Ind. A:** Schleimhautreizungen im Mund- und Rachenraum und damit verbundenem trockenem Reizhusten. • **Ind. B:** Appetitlosigkeit.
Kontraindikation	• Überempfindlichkeit gegen den Wirkstoff oder einen der sonstigen Bestandteile.
UAW	
Keine unerwünschten Arzneimittelwirkungen bekannt.	
Wechselwirkungen	
Arzneimittel	Keine bekannt.
Nahrungsmittel	Keine bekannt.

Präparate / Dosierung

Wirkstoff	Extraktionsmittel	Dosierung (> 12 Jahre)	Dosierung (< 12 Jahre)	Handelspräparate
Getrocknete Droge	–	**Ind. A:** TD: 3–8 g als Teeaufguss; **Ind. B:** 1–2 g als Teeaufguss	**Ind. A:** 1–4 Jahre: TD: 1–2 g als Teeaufguss; 4–10 Jahre: TD: 2–4 g als Teeaufguss; 10–16 Jahre: TD: 4–6 g als Teeaufguss	Sidroga® Husten- und Bronchialtee^{K}
Extrakt (0,4–0,8:1)	Wasser	**Ind. A:** Mehrmals tägl. 80 mg	Nicht < 12 Jahre	Isla Moos® Pastillen

Anwendungshinweise	
Innerlich.	
Anwendungsdauer	
Prinzipiell nicht begrenzt, tritt nach einer Woche keine Besserung ein, sollte ein Arzt konsultiert werden.	
Schwangerschaft / Stillzeit	
Schwangerschaft	Nur nach ärztlicher Rücksprache, da keine klinischen Daten vorliegen.
Stillzeit	Nur nach ärztlicher Rücksprache, da keine klinischen Daten vorliegen.
Besondere Hinweise	
Cave	Keine Angabe.
Reaktions-vermögen	Keine Daten verfügbar.
Überdosierung	Kein Fall bekannt.
Abhängigkeit	Keine Angabe.
Erstattung	**Ind. A:** Erstattungsfähig für Kinder bis 12 Jahre. **Ind. B:** Nicht erstattungsfähig, da lt. AMR Anlage III als Amarum unwirtschaftlich.

SCHWARZE JOHANNISBEERBLÄTTER

[Nicht Rp.][HMPC] Zur Erstattung ▶ siehe besondere Hinweise

Droge

Die während oder kurz nach der Blütezeit gesammelten, getrockneten, ganzen oder geschnittenen Laubblätter von *Ribes nigrum* L.

Inhaltsstoffe

Flavonoide (Hyperosid).

Wirkungen

Antiinflammatorisch, antiproliferativ, antiphlogistisch, diuretisch.

Indikationen / Kontraindikationen

Indikation	• **Trad. A:** Leichte Gelenkschmerzen. • **Trad. B:** Steigerung der Urinmenge; Durchspülung der ableitenden Harnwege; leichte Harnwegsbeschwerden.
Kontraindikation	• Überempfindlichkeit gegen den Wirkstoff oder einen der sonstigen Bestandteile. Beschwerden, bei denen eine verringerte Flüssigkeitsaufnahme empfohlen ist (z. B. schwerwiegende Herz- oder Nierenerkrankungen).

UAW

Keine unerwünschten Arzneimittelwirkungen bekannt.

Wechselwirkungen

Arzneimittel	Keine bekannt.
Nahrungsmittel	Keine bekannt.

Präparate / Dosierung

Wirkstoff	Extraktionsmittel	Dosierung (> 18 Jahre)	Dosierung (< 18 Jahre)	Handelspräparate
Zerkleinerte Droge	–	**Trad. A:** 2–4 g, 3 × tägl. als Teeaufguss	Nicht < 18 Jahre	–
Trockenextrakt (7:1)	Wasser	**Trad. A+B:** 169 mg, 1–3 × tägl.	Nicht < 18 Jahre	–

Anwendungshinweise

Innerlich. **Trad. B:** Zur weiteren Steigerung der Urinmenge sollte während der Behandlung auf eine ausreichende Flüssigkeitsaufnahme geachtet werden.

Anwendungsdauer

Trad. A: 4 Wochen. **Trad. B:** 2 Wochen.

Schwangerschaft / Stillzeit	
Schwangerschaft	Nur nach ärztlicher Rücksprache, da keine klinischen Daten vorliegen.
Stillzeit	Nur nach ärztlicher Rücksprache, da keine klinischen Daten vorliegen.
Besondere Hinweise	
Cave	Nicht < 18 Jahre. Bei weiteren Symptomen wie Fieber, Dysurie, Spasmen oder Blut im Urin sollte ein Arzt konsultiert werden. Die Einnahme mit synthetischen Diuretika ist nicht empfohlen. Bei Gelenkschmerzen begleitet von Schwellungen der Gelenke, Rötungen und Fieber sollte ein Arzt konsultiert werden.
Reaktionsvermögen	Keine Daten verfügbar.
Überdosierung	Kein Fall bekannt.
Abhängigkeit	Keine Angabe.
Erstattung	**Trad. A+B:** Erstattungsfähig für Kinder bis 12 Jahre, in dieser Altersgruppe jedoch nicht empfohlen.

JOHANNISKRAUT

[Nicht Rp./Rp.][HMPC] Zur Erstattung ▶ siehe besondere Hinweise

Droge	
Die während der Blütezeit geernteten, ganzen oder geschnittenen, getrockneten Triebspitzen von *Hypericum perforatum* L.	
Inhaltsstoffe	
Hypericin, Hyperforin.	
Wirkungen	
Antidepressiv, wundheilungsfördernd.	
Indikationen / Kontraindikationen	
Indikation	• **Trad. A:** Mentale Erschöpfung. • **Trad. B:** Symptomatische Behandlung leichter Hautentzündungen (z. B. Sonnenbrand); wundheilungsfördernd bei kleineren Wunden. • **Trad. C:** Leichte Magen-Darm-Beschwerden. • **WEU A:** Zubereitungen A+B: Leichte bis mittelschwere depressive Störungen (nach ICD-10). • **WEU B:** Zubereitung C: Kurzzeitige Behandlung leichter depressiver Störungen.
Kontraindikation	• **Trad. + WEU:** Überempfindlichkeit gegen den Wirkstoff oder einen der sonstigen Bestandteile. • **WEU:** Gleichzeitige Gabe von Ciclosporin, Tacrolimus (systemische Anwendung), Amprenavir, Indinavir u. a. Proteaseinhibitoren sowie Irinotecan und Warfarin.
UAW	
Sehr häufig (> 1:10)	–
Häufig (< 1:10)	–
Gelegentlich (< 1:100)	–
Selten (< 1:1000)	–
Sehr selten (< 1:10000)	–
Ohne Häufigkeit	**Trad. A+C + WEU:** Gastrointestinale Beschwerden, allergische Hautreaktionen, Müdigkeit, Unruhe; Photosensibilisierungen, insbesondere bei hellhäutigen Personen möglich. **Trad. B:** Hautreaktionen

Wechselwirkungen	
Arzneimittel	**Trad. A+C:** Bei der Einnahme von < 1mg Hyperforin täglich für weniger als zwei Wochen sind keine klinisch relevanten Wechselwirkungen zu erwarten. Vorsicht bei gleichzeitiger Einnahme verschreibungspflichtiger Arzneimittel, hier sollte ein Arzt konsultiert werden. **Trad. B:** Keine bekannt. **WEU:** Aufgrund von CYP-(3A4, 2C9, 2C19) und P-Glycoprotein-Induktion ist die gleichzeitige Gabe von Ciclosporin, Tacrolimus (systemische Anwendung), Aprenavir, Indinavir u.a. Proteaseinhibitoren sowie Irinotecan und Warfarin kontraindiziert. Bei den Wirkstoffen Amitriptylin, Fexofenadin, Benzodiazepinen, Methadon, Simvastatin, Digoxin, Finasterid ist besondere Vorsicht geboten. Die Sicherheit von oralen Kontrazeptiva kann herabgesetzt werden und es können Zwischenblutungen auftreten. Hier sind zusätzliche kontrazeptive Maßnahmen empfohlen. Vor geplanten operativen Eigriffen sollte die Einnahme von Johanniskraut aufgrund möglicher Interaktionen mit Voll- oder Teilnarkosen unterbrochen werden. Bei gleichzeitiger Gabe von SRIs (z. B. Sertralin, Paroxetin, Nefazodone), Buspiron oder Triptanen kann eine Verstärkung serotonerger Effekte auftreten. Die Enzyminduktion durch Johanniskraut sinkt eine Woche nach Absetzen der Zubereitung wieder auf Normalniveau.
Nahrungsmittel	**Trad. + WEU:** Keine bekannt.

Präparate / Dosierung

Wirkstoff	Extraktionsmittel	Dosierung (> 12 Jahre)	Dosierung (< 12 Jahre)	Handelspräparate
Trad.				
A. Trockenextrakt (4–7:1)	Ethanol 38 % (V/V)	**Trad. A:** ED: 60–180 mg, TD: 180–360 mg	**Trad. A:** Nicht < 18 Jahre	–
B. Flüssigextrakt (1:4–20)	Pflanzenöl	**Trad. B:** unverdünnt auf die Haut auftragen	**Trad. A:** Nicht < 18 Jahre; **Trad. B:** Nicht < 12 Jahre	Rot-Öl Jukunda®
C. Flüssigextrakt (1:13)	Maisöl oder anderes geeignetes Pflanzenöl	**Trad. A:** ED: 200 mg, TD: 600 mg	**Trad. A:** Nicht < 18 Jahre	Asco® Johanniskraut-Rotöl Kapseln

Präparate / Dosierung

Wirkstoff	Extraktionsmittel	Dosierung (> 12 Jahre)	Dosierung (< 12 Jahre)	Handelspräparate
D. Tinktur (1:10)	Ethanol 45–50 % (V/V)	**Trad. A:** ED: 2–4 ml, TD: 6–12 ml; **Trad. B:** unverdünnt oder verdünnt auf die Haut auftragen	**Trad. A:** Nicht < 18 Jahre; **Trad. B:** Nicht < 12 Jahre	–
E. Tinktur (1:5)	Ethanol 50 % (V/V)	**Trad. A:** ED: 1–1,5 ml, TD: 3–4,5 ml; **Trad. B:** unverdünnt oder verdünnt auf die Haut auftragen	**Trad. A:** Nicht < 18 Jahre; **Trad. B:** Nicht < 12 Jahre	–
F. Flüssigextrakt (1:2)	Ethanol 50 % (V/V)	**Trad. A:** ED: 0,8–1,2 ml, TD: 2,4–3,6 ml	**Trad. A:** Nicht < 18 Jahre	Gastritol® Dr. Klein Tropfen K
G. Flüssigextrakt (1:5–7)	Ethanol 50 % (V/V)	**Trad. A:** ED: 1,3 ml, TD: 4 ml	**Trad. A:** Nicht < 18 Jahre	–
H. Presssaft der frischen Droge (1,1–2,5:1)		**Trad. A:** ED: 10–20 ml, TD: 10–30 ml	**Trad. A:** Nicht < 18 Jahre	Schoenenberger naturreiner Heilpflanzensaft Johanniskraut
I. Zerkleinerte Droge	–	**Trad. A:** als Teeaufguss: ED: 1,5–2 g, TD: 3–6 g; **Trad. B:** als Teeaufguss unverdünnt auf die Haut auftragen; **Trad. C:** als Teeaufguss: ED: 2 g, TD: 4 g	**Trad. A+C:** Nicht < 18 Jahre	Sidroga® Johanniskraut; H&S® Johanniskraut
J. Pulverisierte Droge	–	**Trad. A:** ED: 300–500 mg, TD: 900–1000 mg	**Trad. A:** Nicht < 18 Jahre	Johanniskraut-Kräutertabletten

Präparate / Dosierung

Wirkstoff	Extraktionsmittel	Dosierung (> 12 Jahre)	Dosierung (< 12 Jahre)	Handelspräparate
WEU:				
Trockenextrakt (3–7:1)	Methanol 80 % (V/V)	ED: 300–600 mg, 1–3 × tägl., TD: 600–1800 mg	Nicht < 18 Jahre	Jarsin® 300 Tabletten; Jarsin® Rx 300 Tabletten; Kira® 300 mg; Neuroplant® Filmtabletten (Rp); SE Hypericum N® Filmtabletten
Trockenextrakt (3–6:1)	Ethanol 80 % (V/V)	ED: 900 mg, 1 × tägl., TD: 900 mg	Nicht < 18 Jahre	Laif® 900 Tabletten (Rp)
Trockenextrakt (2,5–8:1)	Ethanol 50–68 % (V/V)	612 mg 1 × tägl. oder ED: 250–650 mg 2–3 × tägl., TD: 500–1200 mg	Nicht < 18 Jahre	Laif® 600 Tabletten; Sedariston® Konzentrat Kapseln[K]; Felis® 425 Kapseln

Anwendungshinweise

Trad. A+C: Innerlich bei den Zubereitungen A, C, D, E, F, G, H, I, J. **Trad. B:** Kutan bei den Zubereitungen B, D, E, I.

Anwendungsdauer

Trad. A: Nicht länger als zwei Wochen. **Trad. B+C:** Nicht länger als eine Woche. **WEU A+B:** Der Wirkungseintritt ist im Laufe von ca. 4 Wochen zu erwarten. **WEU B:** 6 Wochen.

Schwangerschaft / Stillzeit

Schwangerschaft	**Trad.:** Nur nach ärztlicher Rücksprache, da keine klinischen Daten vorliegen. **WEU:** Tierexperimente brachten keine eindeutigen Ergebnisse. Ausreichende Erfahrungen über die Anwendung am Menschen liegen nicht vor, eine Anwendung während der Schwangerschaft wird daher nicht empfohlen.
Stillzeit	Nur nach ärztlicher Rücksprache, da keine klinischen Daten vorliegen.

Besondere Hinweise	
Cave	**Cave: Trad. + WEU:** Während der Behandlung sollte auf intensive Sonnen- bzw. UV-Bestrahlung verzichtet werden. **Trad. A+C + WEU:** Nicht < 18 Jahre. **Trad. B:** Nicht < 12 Jahre.
Reaktions-vermögen	**Trad. A+C + WEU**: Keine Daten verfügbar. **Trad. B:** Nicht relevant.
Überdosierung	**Trad. + WEU**: Bei Einnahme von bis zu 4,5 g Trockenextrakt tägl. für 2 Wochen und zusätzlich 15 g Trockenextrakt traten epileptische Anfälle und Verwirrungen auf. Bei starker Überdosierung sollten betroffene Patienten für 1–2 Wochen vor Sonnenlicht bzw. UV-Strahlung geschützt werden.
Abhängigkeit	**Trad. + WEU**: Keine Angabe.
Erstattung	Rp-Präparate erstattungsfähig; Ap-Präparate erstattungsfähig für Kinder bis 12 Jahren, in dieser Altersgruppe jedoch nicht empfohlen.

KAMILLENBLÜTEN

[Nicht Rp.] Zur Erstattung ▶ siehe besondere Hinweise

Droge

Die getrockneten Blütenköpfchen von *Matricaria recutita* L. (*Chamomilla recutita* (L.) RAUSCHERT).

Inhaltsstoffe

Ätherische Öle (Bisabolol, Guajan-Derivate, Chamazulen), Matricin, Schleimstoffe.

Wirkungen

Antiphlogistisch, spasmolytisch, antimikrobiell, sedativ, anxiolytisch, muskelrelaxierend.

Indikationen / Kontraindikationen

Indikation	• **Ind. A:** Innerlich bei gastrointestinalen Beschwerden, wie leichten Krämpfen, Gefühl des Aufgeblähtseins, Blähungen, Aufstoßen. • **Ind. B:** Äußerlich bei leichten Entzündungen und Irritationen der Haut und Schleimhaut, der Mundhöhle und des Zahnfleischs (Mundspülungen), der Atemwege (inhalativ) und des Anal- bzw. Genitalbereichs (Bäder, Salben).
Kontraindikation	• Überempfindlichkeit gegen den Wirkstoff oder einen der sonstigen Bestandteile. Überempfindlichkeit gegen Korbblütler.

UAW

Sehr häufig (> 1:10)	–
Häufig (< 1:10)	–
Gelegentlich (< 1:100)	–
Selten (< 1:1000)	Kontaktallergien
Sehr selten (< 1:10000)	–
Ohne Häufigkeit	–

Wechselwirkungen

Arzneimittel	Keine bekannt.
Nahrungsmittel	Keine bekannt.

Präparate / Dosierung

Wirkstoff	Extraktionsmittel	Dosierung (> 12 Jahre)	Dosierung (< 12 Jahre)	Handelspräparate
Getrocknete Droge	–	**Ind. A+B:** 3–4 × tägl. 3 g als Teeaufguss	**Ind. A+B:** 3–4 × tägl. bis zu 3 g als Teeaufguss	Sidroga® Kamillenblüten; H&S® Kamillenblütentee

Präparate / Dosierung

Wirkstoff	Extraktionsmittel	Dosierung (> 12 Jahre)	Dosierung (< 12 Jahre)	Handelspräparate
Pulverisierte Droge	–	**Ind. B:** 5–6 × tägl. 6 mg	**Ind. B:** 6–12 Jahre: 5– 6 × tägl. 6 mg	Imupret® Dragees
Tinktur (1:3,26–3,4)	Ethanol 37 % (V/V)	**Ind. A:** 3 × tägl. 30–40 Tr.	**Ind. A:** 4–12 Jahre: 3 × tägl. 15–20 Tr.; 1–3 Jahre: 3 × tägl. 10–15 Tr.; Säuglinge: 3 × tägl. 5–10 Tr.	Carminativum-Hetterich® Tropfen[K]
Tinktur (1:5)	Ethanol 70 % (V/V)	–	**Ind. B:** ein erbsengroßes Stück Gel 2– 3 × tägl. auf die Zahnleiste des Kleinkindes auftragen u. einreiben.	Dentinox®-Gel Zahnungshilfe
Tinktur (1:2–4)	Ethanol 30 % (V/V)	**Ind. A:** 3 × tägl. 20 Tropfen vor oder zu den Mahlzeiten	**Ind. A:** 6–12 Jahre: 3 × tägl. 15 Tropfen vor oder zu den Mahlzeiten: 3–6 Jahre: 3 × tägl. 10 Tropfen vor oder zu den Mahlzeiten; Nicht < 3 Jahre	Iberogast® Flüssigkeit

Präparate / Dosierung				
Wirkstoff	Extraktionsmittel	Dosierung (> 12 Jahre)	Dosierung (< 12 Jahre)	Handelspräparate
Tinktur (4,7:1)	Ethanol 38,5 % (m/m)	**Ind. B:** Zum Inhalieren: 20 ml auf ca. 1 Liter heißes Wasser mehrm. tägl. Zur Mundspülung: 5 ml auf 1 Glas warmes Wasser mehrm. tägl. Für Umschläge, Waschungen u. Spülungen: 45 ml auf 1 Liter Wasser mehrmals tägl. Für Sitz- u. Teilbäder: 30 ml auf 1 Liter Wasser mehrm. tägl. **Ind. A:** innerlich: 5 ml bis zu 4 × tägl. auf 1 Tasse (100 ml) warmes Wasser	**Ind. B:** Zum Inhalieren: 20 ml auf ca. 1 Liter heißes Wasser mehrm. tägl. Zur Mundspülung: 5 ml auf 1 Glas warmes Wasser mehrm. tägl. Für Umschläge, Waschungen u. Spülungen: 45 ml auf 1 Liter Wasser mehrmals tägl. Für Sitz- u. Teilbäder: 30 ml auf 1 Liter Wasser mehrm. tägl. **Ind. A:** Innerlich: 6–12 Jahre: 3–4 ml bis zu 4 × tägl. auf 1 Tasse (100 ml) warmes Wasser	Kamillosan® Konzentrat
Trockenextrakt (11–16:1)	Ethanol 95,4 % (V/V)	**Ind. B:** Mehrmals tägl. auf die erkrankten Hautstellen auftragen	**Ind. B:** Mehrmals tägl. auf die erkrankten Hautstellen auftragen	Kamillosan® Salbe

Anwendungshinweise
Innerlich, kutan, inhalativ.

Anwendungsdauer
Prinzipiell nicht begrenzt.

Schwangerschaft / Stillzeit	
Schwangerschaft	Nur nach ärztlicher Rücksprache, da keine klinischen Daten vorliegen.
Stillzeit	Nur nach ärztlicher Rücksprache, da keine klinischen Daten vorliegen.

Besondere Hinweise	
Cave	Keine Angabe.
Reaktions-vermögen	Keine Daten verfügbar.
Überdosierung	Kein Fall bekannt.
Abhängigkeit	Keine Angabe.
Erstattung	**Ind. A:** Erstattungsfähig für Kinder bis 12 Jahre, aber lt. AMR Anlage III in bestimmten Indikationen (Gallenwegstherapeutika, Cholagoga) unwirtschaftlich und als Karminativa nur für Säuglinge und Kleinkinder erstattungsfähig. **Ind. B:** Als Dermatika lt. AMR Anlage III Nr. 23 nicht erstattungsfähig.

KARDAMOMENFRÜCHTE

[Nicht Rp.] Zur Erstattung ► siehe besondere Hinweise

Droge

Die kurz vor der Reife geernteten Früchte von *Elettaria cardamomum* (L.) MATON.

Inhaltsstoffe

Ätherische Öle (Terpinylacetat, α-Terpineol, 1,8-Cineol), fettes Öl.

Wirkungen

Antibakteriell, antimykotisch, cholagog.

Indikationen / Kontraindikationen

Indikation	• Dyspeptische Beschwerden.
Kontraindikation	• Überempfindlichkeit gegen den Wirkstoff, einen der sonstigen Bestandteile; bei Gallensteinleiden nur nach Rücksprache mit dem Arzt anzuwenden.

UAW

Keine unerwünschten Arzneimittelwirkungen bekannt.

Wechselwirkungen

Arzneimittel	Keine bekannt.
Nahrungsmittel	Keine bekannt.

Präparate / Dosierung

Wirkstoff	Extraktions-mittel	Dosierung (> 12 Jahre)	Dosierung (< 12 Jahre)	Handelspräparate
Getrock-nete Droge	–	TD: 1,5 g als Teeaufguss	TD: 1,5 g als Teeaufguss	–
Extrakt (17:100)	Ethanol 70 % (V/V)	3 × tägl. 10 ml vor dem Essen	Nicht < 12 Jahre	Schwedentrunk® Elixir[K]
Auszug (1:8,3)	Ethanol 48 % (V/V)	1–1½ TL in wenig Wasser nach dem Essen; bei Appe-titlosigkeit: 10–20 Min. vor dem Essen	Nicht < 12 Jahre	Montana Haus-tropfen N[K]

Anwendungshinweise

Innerlich.

Anwendungsdauer

Tritt nach einer Woche keine Besserung ein oder treten die Beschwerden periodisch wiederkehrend auf, sollte ein Arzt konsultiert werden.

Schwangerschaft / Stillzeit	
Schwangerschaft	Nur nach ärztlicher Rücksprache, da keine klinischen Daten vorliegen.
Stillzeit	Nur nach ärztlicher Rücksprache, da keine klinischen Daten vorliegen.
Besondere Hinweise	
Cave	Bei Gallensteinleiden nur nach Rücksprache mit einem Arzt anwenden.
Reaktionsvermögen	Keine Daten verfügbar.
Überdosierung	Kein Fall bekannt.
Abhängigkeit	Keine Angabe.
Erstattung	Erstattungsfähig für Kinder bis 12 Jahre, aber lt. AMR Anlage III in bestimmten Indikationen (Amara, Gallenwegstherapeutika, Cholagoga) unwirtschaftlich.

KIEFERNNADELÖL

[Nicht Rp.] Zur Erstattung ▶ siehe besondere Hinweise

Droge	
Das durch Wasserdampfdestillation aus den frischen Blättern und Zweigen von *Pinus sylvestris* L. gewonnene ätherische Öl.	
Inhaltsstoffe	
Pinen, Caren, Silvestren, Bornylacetat.	
Wirkungen	
Hyperämisierend, sekretolytisch.	
Indikationen / Kontraindikationen	
Indikation	• **Ind. A:** Zur Inhalation bei katarrhalischen Erkrankungen der oberen und unteren Atemwege. • **Ind. B:** Äußerlich bei rheumatischen und neuralgischen Beschwerden.
Kontraindikation	• Überempfindlichkeit gegen den Wirkstoff oder einen der sonstigen Bestandteile. Asthma bronchiale; Keuchhusten.
UAW	
Sehr häufig (> 1:10)	–
Häufig (< 1:10)	–
Gelegentlich (< 1:100)	–
Selten (< 1:1000)	–
Sehr selten (< 1:10000)	–
Ohne Häufigkeit	Reizerscheinungen an Haut und Schleimhaut; Bronchospasmen können verstärkt werden
Wechselwirkungen	
Arzneimittel	Keine bekannt.
Nahrungsmittel	Keine bekannt.

Präparate / Dosierung				
Wirkstoff	**Extraktionsmittel**	**Dosierung (> 6 Jahre)**	**Dosierung (< 6 Jahre)**	**Handelspräparate**
Kiefernnadelöl	–	**Ind. A:** 2 × tägl. Brust und Rücken mit einem ca. 5 cm langen Salbenstrang einreiben; Inhalation: 2 × tägl. eine ca. 5 cm langen Salbenstrang in ein Gefäß mit heißem Wasser geben und die Dämpfe einatmen.	**Ind. A:** 2 × tägl. Brust und Rücken mit einem ca. 5 cm langen Salbenstrang einreiben	Pinimenthol® Erkältungsbalsam[K]
Kiefernnadelöl	–	**Ind. A:** einige Tropfen in heißes Wasser geben und die Dämpfe einatmen; **Ind. B:** einige Tropfen an den betroffenen Bezirken einreiben	**Ind. A:** einige Tropfen in heißes Wasser geben und die Dämpfe einatmen; **Ind. B:** einige Tropfen an den betroffenen Bezirken einreiben	Pinimenthol® Erkältungsinhalat

Anwendungshinweise

Inhalativ, kutan.

Anwendungsdauer

Tritt nach einer Woche keine Besserung ein oder treten die Beschwerden periodisch wiederkehrend auf, sollte ein Arzt konsultiert werden.

Schwangerschaft / Stillzeit

Schwangerschaft	Nur nach ärztlicher Rücksprache, da keine klinischen Daten vorliegen.
Stillzeit	Nur nach ärztlicher Rücksprache, da keine klinischen Daten vorliegen.

Besondere Hinweise

Cave	Bei Beschwerden, die länger als eine Woche anhalten, oder beim Auftreten von Atemnot, Fieber, wie auch bei eitrigem oder blutigem Auswurf, sollte umgehend ein Arzt aufgesucht werden. Bei Kindern nicht im Bereich des Gesichts, speziell der Nase, auftragen.

Reaktionsvermögen	Keine Daten verfügbar.
Überdosierung	Kein Fall bekannt.
Abhängigkeit	Keine Angabe.
Erstattung	**Ind. A:** Erstattungsfähig für Kinder bis 12 Jahre. **Ind. B:** Rheumamittel (Analgetika/Antiphlogistika/Antirheumatika) zu externen Anwendung lt. AMR Anlage III nicht erstattungsfähig.

KLETTENWURZEL

[Nicht Rp.][HMPC] Zur Erstattung ▶ siehe besondere Hinweise

Droge

Die im Herbst des ersten oder im Frühjahr des zweiten Jahres gesammelten, getrockneten, ganzen oder zerkleinerten Wurzeln von *Arctium lappa* L.

Inhaltsstoffe

Inulin, Schleimstoffe, ätherisches Öl.

Wirkungen

Diuretisch.

Indikationen / Kontraindikationen

Indikation	• **Trad. A:** Zur Steigerung der Urinmenge und Durchspülung der Harnwege. • **Trad. B:** Vorübergehende Appetitlosigkeit. • **Trad. C:** Seborrhö.
Kontraindikation	• Überempfindlichkeit gegen den Wirkstoff oder einen der sonstigen Bestandteile; Überempfindlichkeit gegen andere Korbblütler.

UAW

Sehr häufig (> 1:10)	–
Häufig (< 1:10)	–
Gelegentlich (< 1:100)	–
Selten (< 1:1000)	–
Sehr selten (< 1:10000)	–
Ohne Häufigkeit	Anaphylaktischer Schock

Wechselwirkungen

Arzneimittel	Keine bekannt.
Nahrungsmittel	Keine bekannt.

Präparate / Dosierung

Wirkstoff	Extraktionsmittel	Dosierung (> 18 Jahre)	Dosierung (< 18 Jahre)	
Zerkleinerte Droge	–	2–6 g als Teeaufguss, 3 × tägl.	Nicht < 18 Jahren	
Pulverisierte Droge	–	350 mg, 3–5 × tägl.	Nicht < 18 Jahren	

Präparate / Dosierung				
Wirkstoff	Extraktionsmittel	Dosierung (> 18 Jahre)	Dosierung (< 18 Jahre)	
Flüssigextrakt (1:1)	Ethanol 25 % (V/V)	2–8 ml, 3 × tägl.	Nicht < 18 Jahren	
Soft-Extrakt	Wasser	ED: 0,2 g, TD: 1–2 g	Nicht < 18 Jahren	
Tinktur (1:10)	Ethanol 45 % (V/V)	8–12 ml, 3 × tägl.	Nicht < 18 Jahren	
Tinktur (1:5)	Ethanol 25 % (V/V)	8–12 ml, 3 × tägl.	Nicht < 18 Jahren	

Anwendungshinweise

Innerlich.

Anwendungsdauer

Trad. A+B: Tritt nach zwei Wochen keine Besserung ein, sollte ein Arzt konsultiert werden. **Trad. C**: Tritt nach vier Wochen keine Besserung ein, sollte ein Arzt konsultiert werden.

Schwangerschaft / Stillzeit	
Schwangerschaft	Nur nach ärztlicher Rücksprache, da keine klinischen Daten vorliegen.
Stillzeit	Nur nach ärztlicher Rücksprache, da keine klinischen Daten vorliegen.

Besondere Hinweise	
Cave	**Trad. A–C:** Nicht < 18 Jahren. Bei Verschlimmerung der Beschwerden sollte ein Arzt konsultiert werden. **Trad. A:** Falls während der Behandlung Beschwerden, wie Fieber, Dysurie, Spasmen oder Blut im Urin auftreten, sollte ein Arzt konsultiert werden. Eine gleichzeitige Anwendung synthetischer Diuretika wird nicht empfohlen.
Reaktionsvermögen	Keine Daten verfügbar.
Überdosierung	Kein Fall bekannt.
Abhängigkeit	Keine Angabe.
Erstattung	Erstattungsfähig für Kinder bis 12 Jahre, in dieser Altersgruppe jedoch nicht empfohlen.

KNOBLAUCHZWIEBEL

[Nicht Rp.] Zur Erstattung ▶ siehe besondere Hinweise

Droge	
Die geschnittenen, gefriergetrockneten oder bei einer Temperatur von höchstens 65 °C getrockneten und pulverisierten Zwiebeln von *Allium sativum* L.	
Inhaltsstoffe	
Alliin, Alliinase, Allicin, S-Allylcystein.	
Wirkungen	
Hemmung der Cholesterinbiosynthese, Hemmung der Lipoprotein-Oxidation und der Thrombozytenaggregation, antioxidativ, antiarteriosklerotisch.	
Indikationen / Kontraindikationen	
Indikation	• **Ind. A:** Zur Vorbeugung der allgemeinen Arteriosklerose. • **Ind. B:** Zur Unterstützung diätetischer Maßnahmen bei erhöhten Blutfettwerten.
Kontraindikation	• Überempfindlichkeit gegen den Wirkstoff oder einen der sonstigen Bestandteile.
UAW	
Sehr häufig (> 1:10)	–
Häufig (< 1:10)	–
Gelegentlich (< 1:100)	–
Selten (< 1:1000)	Gastrointestinale Beschwerden, allergische Reaktionen
Sehr selten (< 1:10000)	–
Ohne Häufigkeit	Veränderung von Mund- und Körpergeruch; Verlängerung der Blutungszeit; Blutdrucksenkung
Wechselwirkungen	
Arzneimittel	Verstärkt die Wirkung von blutdrucksenkenden und gerinnungshemmenden Arzneimitteln. Vermindert die Wirkung von Anti-HIV-Substanzen und Proteasehemmern (z. B. Indinavir). Die Wirkung von Saquinavir kann bei gleichzeitiger Gabe von Knoblauchpräparaten abgeschwächt sein.
Nahrungsmittel	Keine bekannt.

Präparate / Dosierung

Wirkstoff	Extraktionsmittel	Dosierung (> 12 Jahre)	Dosierung (< 12 Jahre)	Handelspräparate
Pulverisierte Droge	–	TD: 300 mg	Nicht < 12 Jahre	Ilja Rogoff® Tabletten [K]; Kwai® N; Kwai® forte 300 mg
Knoblauch-Öl-Extrakt (2–3:1)	Rapsöl	3 × tägl. 60–120 mg	Nicht < 12 Jahre	Sanhelios 333[K]

Anwendungshinweise

Innerlich.

Anwendungsdauer

Prinzipiell nicht begrenzt.

Schwangerschaft / Stillzeit

Schwangerschaft	Nur nach ärztlicher Rücksprache, da keine klinischen Daten vorliegen.
Stillzeit	Nur nach ärztlicher Rücksprache, da keine klinischen Daten vorliegen.

Besondere Hinweise

Cave	Nicht < 12 Jahre. Nach chirurgischen Eingriffen sollte die Einnahme von knoblauchhaltigen Produkten unterbleiben, da durch Hemmung der Thrombozytenaggregation die Blutungszeit verlängert werden kann.
Reaktionsvermögen	Keine Daten verfügbar.
Überdosierung	Keine bekannt.
Abhängigkeit	Keine Angabe.
Erstattung	**Ind. A+B:** Erstattungsfähig für Kinder bis 12 Jahre, in dieser Altersgruppe jedoch nicht empfohlen.

KORIANDERFRÜCHTE

[Nicht Rp.] Zur Erstattung ▶ siehe besondere Hinweise

Droge

Die getrockneten Früchte von *Coriandrum sativum* L.

Inhaltsstoffe

Ätherische Öle (Linalool), fettes Öl.

Wirkungen

Spasmolytisch, karminativ.

Indikationen / Kontraindikationen

Indikation	• **Ind. A:** Dyspeptische Beschwerden. • **Ind. B:** Appetitlosigkeit.
Kontraindikation	• Überempfindlichkeit gegen den Wirkstoff oder andere Apiaceaen (Fenchel, Kümmel, Sellerie, Dill).

UAW

Keine unerwünschten Arzneimittelwirkungen bekannt.

Wechselwirkungen

Arzneimittel	Keine bekannt.
Nahrungsmittel	Keine bekannt.

Präparate / Dosierung

Wirkstoff	Extraktionsmittel	Dosierung (> 12 Jahre)	Dosierung (< 12 Jahre)	Handelspräparate
Getrocknete Droge	–	**Ind. A:** TD: 3 g als Teeaufguss ½ h vor der Mahlzeit; **Ind. B:** TD: 3 g als Teeaufguss nach der Mahlzeit	Nicht < 12 Jahre	Sidroga® Appetit-Anregungstee[K]
Trockenextrakt (8–12:1)	Ethanol 70 % (V/V)	**Ind. B:** Zum Essen jeweils 4–8 mg	Nicht < 18 Jahre	Floradix® Multipretten® Kräuter-Dragees N[K]

Anwendungshinweise

Innerlich; Teeaufguss: 1,2 g frisch zerstoßener Korianderfrüchte mit 150 ml siedendem Wasser übergießen und 10–15 Minuten ziehen lassen.

Anwendungsdauer

Tritt nach einer Woche keine Besserung ein oder treten die Beschwerden periodisch wiederkehrend auf, sollte ein Arzt konsultiert werden.

Schwangerschaft / Stillzeit	
Schwangerschaft	Nur nach ärztlicher Rücksprache, da keine klinischen Daten vorliegen.
Stillzeit	Nur nach ärztlicher Rücksprache, da keine klinischen Daten vorliegen.
Besondere Hinweise	
Cave	Nicht < 12 Jahre.
Reaktionsvermögen	Keine Daten verfügbar.
Überdosierung	Kein Fall bekannt.
Abhängigkeit	Keine Angabe.
Erstattung	**Ind. A:** Karminativa sind lt. AMR Anlage III nur für Säuglinge und Kleinkinder erstattungsfähig, in dieser Altersgruppe sind Korianderfrüchte jedoch nicht empfohlen. **Ind. B:** Nicht erstattungsfähig, da lt. AMR Anlage III als Amarum unwirtschaftlich.

KÜMMELFRÜCHTE

[Nicht Rp.] Erstattungsfähig für Kinder bis 12 Jahre.

Droge	
Die ganzen, getrockneten Teilfrüchte von *Carum carvi* L.	
Inhaltsstoffe	
Ätherische Öle (Carvon, Limonen, Carveol), fettes Öl.	
Wirkungen	
Spasmolytisch, antibakteriell.	
Indikationen / Kontraindikationen	
Indikation	• Dyspeptische Beschwerden wie leichte krampfartige Beschwerden im Magen-Darm-Bereich, Blähungen und Völlegefühl.
Kontraindikation	• Überempfindlichkeit gegen den Wirkstoff oder andere Apiaceaen (Fenchel, Anis, Sellerie, Koriander, Dill) oder Carvon.
UAW	
Keine unerwünschten Arzneimittelwirkungen bekannt.	
Wechselwirkungen	
Arzneimittel	Keine bekannt.
Nahrungsmittel	Keine bekannt.

Präparate / Dosierung

Wirkstoff	Extraktionsmittel	Dosierung (> 10 Jahre)	Dosierung (< 10 Jahre)	Handelspräparate
getrocknete Droge	–	1–5 g, 1–3 × tägl. als Teeaufguss	4–10 Jahre: 1–4 g tägl.; 1–4 Jahre: 1–2 g tägl.; < 1 Jahr: 1g tägl.	H&S® Anis-Fenchel-Kümmel[K]
Tinktur	Ethanol 37 % (V/V)	3 × tägl. 30–40 Tropfen	4–12 Jahre: 3 × tägl. 15–20 Tropfen; 1–3 Jahre: 3 × tägl. 10–15 Tropfen; < 1 Jahr: 3 × tägl. 5–10 Tropfen	Carminativum-Hetterich® Tropfen[K]
Tinktur (1:2,5–3,5)	Ethanol 30 % (V/V)	3 × tägl. 20 Tropfen vor od. zum Essen	6–12 Jahre: 3 × tägl.15 Tropfen; 3–6 Jahre: 3 × tägl. 10 Tropfen	Iberogast® Flüssigkeit[K]

Anwendungshinweise	
Innerlich; Teeaufguss: frisch anstoßen, mit 150 ml kochendem Wasser übergießen und 10–15 min ziehen lassen.	
Anwendungsdauer	
Tritt nach einer Woche keine Besserung ein oder treten die Beschwerden periodisch wiederkehrend auf, ist ein Arzt zu konsultieren.	
Schwangerschaft / Stillzeit	
Schwangerschaft	Nur nach ärztlicher Rücksprache, da keine klinischen Daten vorliegen.
Stillzeit	Nur nach ärztlicher Rücksprache, da keine klinischen Daten vorliegen.
Besondere Hinweise	
Cave	Keine Angabe.
Reaktionsvermögen	Keine Daten verfügbar.
Überdosierung	Keine Fall bekannt.
Abhängigkeit	Keine Angabe.

KÜMMELÖL

[Nicht Rp.] Zur Erstattung ▶ siehe besondere Hinweise

Droge

Das aus den trockenen Früchten von *Carum carvi* L. durch Wasserdampfdestillation gewonnene ätherische Öl.

Inhaltsstoffe

Carvon, Limonen, Carveol.

Wirkungen

Spasmolytisch, antibakteriell.

Indikationen / Kontraindikationen

Indikation	• Dyspeptische Beschwerden wie leichte krampfartige Beschwerden im Magen-Darm-Bereich, Blähungen und Völlegefühl.
Kontraindikation	• Überempfindlichkeit gegen den Wirkstoff oder andere Apiaceaen (Fenchel, Anis, Sellerie, Koriander, Dill) oder Carvon.

UAW

Keine unerwünschten Arzneimittelwirkungen bekannt.

Wechselwirkungen

Arzneimittel	Keine bekannt.
Nahrungsmittel	Keine bekannt.

Präparate / Dosierung

Wirkstoff	Extraktionsmittel	Dosierung (> 12 Jahre)	Dosierung (< 12 Jahre)	Handelspräparate
Kümmelöl	–	TD: 100 mg	Nicht < 12 Jahre	Enteroplant® magensaftresistente Kapseln[K]; Floradix® Multipretten® Kräuter-Dragees N[K]

Anwendungshinweise

Innerlich.

Anwendungsdauer

Prinzipiell nicht begrenzt, tritt nach einer Woche keine Besserung ein oder treten die Beschwerden periodisch wiederkehrend auf, ist ein Arzt zu konsultieren.

Schwangerschaft / Stillzeit	
Schwangerschaft	Nur nach ärztlicher Rücksprache, da keine klinischen Daten vorliegen.
Stillzeit	Nur nach ärztlicher Rücksprache, da keine klinischen Daten vorliegen.
Besondere Hinweise	
Cave	Keine Angabe.
Reaktionsvermögen	Keine Daten verfügbar.
Überdosierung	Kein Fall bekannt.
Abhängigkeit	Keine Angaben.
Erstattung	Karminativa sind lt. AMR Anlage III nur für Säuglinge und Kleinkinder erstattungsfähig, in dieser Altersgruppe ist Kümmelöl jedoch nicht empfohlen.

KÜRBISSAMEN

[Nicht Rp.] Zur Erstattung ► siehe besondere Hinweise

Droge	
Die ganzen, getrockneten, reifen Samen von *Cucurbita pepo* L. und/oder verschiedenen Kulturvarietäten von *Cucurbita pepo* L.	
Inhaltsstoffe	
Phytosterine, Tocopherole, Selen, fettes Öl, Proteine.	
Wirkungen	
Prostatotrop.	
Indikationen / Kontraindikationen	
Indikation	• Zur unterstützenden Behandlung von Miktionsbeschwerden bei benigner Prostatahyperplasie, wie Dysurie, Pollakisurie, Nykturie, Harnverhalten und verzögerter Urinausscheidung in Stadium I bis II nach Alken bzw. II und III nach Vahlensiek.
Kontraindikation	• Überempfindlichkeit gegen den Wirkstoff, einen der sonstigen Bestandteile oder gegen kürbisähnliche Pflanzen (z. B. Wassermelonen, Zucchini).
UAW	
Sehr häufig (> 1:10)	–
Häufig (< 1:10)	–
Gelegentlich (< 1:100)	–
Selten (< 1:1000)	Allergische Reaktionen
Sehr selten (< 1:10000)	–
Ohne Häufigkeit	–
Wechselwirkungen	
Arzneimittel	Keine bekannt.
Nahrungsmittel	Keine bekannt.

Präparate / Dosierung

Wirkstoff	Extraktionsmittel	Dosierung (> 12 Jahre)	Dosierung (< 12 Jahre)	Handelspräparate
Getrocknete Droge	–	10–20 g, 2 × tägl. zerkauen	Nicht < 12 Jahre	Granu Fink® Kürbiskerne
Pulverisierte Droge	–	3 × tägl. 400 mg	Nicht < 12 Jahre	Granu Fink® Prosta Hartkapseln^{K}

Präparate / Dosierung

Wirkstoff	Extraktionsmittel	Dosierung (> 12 Jahre)	Dosierung (< 12 Jahre)	Handelspräparate
Dickextrakt (15–25:1)	Ethanol 92 % (m/m)	2 × tägl. 500 mg	Nicht < 12 Jahre	Prosta Fink® forte 500 mg Kapseln
Kürbissamenöl	–	3 × tägl. 583 mg	Nicht < 12 Jahre	Cysto-Urgenin® Kapseln; Granu Fink® femina[K]
Trockenextrakt (15–30:1)	Ethanol 60% (V/V)	2 × tägl. 152 mg	Nicht < 12 Jahre	Vesiherb® Filmtabletten

Anwendungshinweise

Innerlich.

Anwendungsdauer

Um eine Wirkung zu erzielen, ist erfahrungsgemäß eine Anwendung über Wochen und Monate erforderlich. Die Anwendungsdauer ist prinzipiell nicht begrenzt.

Schwangerschaft / Stillzeit

Schwangerschaft	Nur nach ärztlicher Rücksprache, da keine klinischen Daten vorliegen.
Stillzeit	Nur nach ärztlicher Rücksprache, da keine klinischen Daten vorliegen.

Besondere Hinweise

Cave	Nicht < 12 Jahre. Bei Auftreten von Krankheitszeichen, insbesondere bei Blut im Urin und akutem Harnverhalten sollte ein Arzt konsultiert werden.
Reaktionsvermögen	Keine Daten verfügbar.
Überdosierung	Kein Fall bekannt.
Abhängigkeit	Keine Angabe.
Erstattung	Erstattungsfähig; wenn ein Therapieversuch über 24 Wochen erfolgreich war, ist eine längerfristige Verordnung zulässig.

LAVENDELBLÜTEN

[Nicht Rp.] Zur Erstattung ▶ siehe besondere Hinweise

Droge	
Die getrockneten Blüten von *Lavandula angustifolia* Mill. (*L. officinalis* CHAIX).	
Inhaltsstoffe	
Ätherische Öle (Linalylacetat, Linalool), Lamiaceen-Gerbstoffe.	
Wirkungen	
Antibakteriell, spasmolytisch, antiphlogistisch, antikonvulsiv, sedativ.	
Indikationen / Kontraindikationen	
Indikation	• **Ind. A:** Unruhezustände, Einschlafstörungen. • **Ind. B:** Funktionelle Oberbauchbeschwerden (nervöser Reizmagen, Roehmheld-Syndrom, Meteorismus, nervöse Darmbeschwerden).
Kontraindikation	• Überempfindlichkeit gegen den Wirkstoff oder einen der sonstigen Bestandteile.
UAW	
Keine unerwünschten Arzneimittelwirkungen bekannt.	
Wechselwirkungen	
Arzneimittel	Keine bekannt.
Nahrungsmittel	Keine bekannt.

Präparate / Dosierung

Wirkstoff	Extraktions-mittel	Dosierung (> 12 Jahre)	Dosierung (< 12 Jahre)	Handelspräparate
Getrocknete Droge	–	**Ind. A+B:** ED: 0,8–1,6 g als Teeaufguss, **Ind. A:** als Badezusatz 20–100 g auf 20 Liter Wasser	**Ind. A+B:** 4–12 Jahre: 0,4–1,6 g als Teeaufguss, nicht < 4 Jahre; **Ind. A:** 4–12 Jahre: als Badezusatz 10–100 g auf 20 Liter Wasser	Sidroga® Lavendel; Lavendelblütentee Bombastus
Lavendelöl aus frischen Blüten, 10 %	–	**Ind. A:** TD: 80 mg; **Ind. B:** 10–15 Tr. auf Zucker od. in Wasser	**Ind. A+B:** Nicht < 18 Jahre	**Ind. A:** Lasea® Weichkapseln; **Ind. B:** Amol® Heilkräutergeist N

Präparate / Dosierung				
Wirkstoff	Extraktionsmittel	Dosierung (> 12 Jahre)	Dosierung (< 12 Jahre)	Handelspräparate
Extrakt (4:2)	Ethanol 32 % (V/V)	**Ind. B:** 20–30 Tropfen vor oder nach dem Essen einnehmen	**Ind. B:** Nicht < 12 Jahre	**Ind. B:** Presselin® Dyspeptikum[K]
Extrakt (1:17,6)	Ethanol 45 % (V/V)	**Ind. A+B:** 3–4 × tägl. 3 ml	**Ind. A+B:** Nicht < 12 Jahre	**Ind. A+B:** Presselin® Nerven-Tropfen N[K]
Anwendungshinweise				
Innerlich.				
Anwendungsdauer				
Keine Angabe.				

Schwangerschaft / Stillzeit	
Schwangerschaft	Nur nach ärztlicher Rücksprache, da keine klinischen Daten vorliegen.
Stillzeit	Nur nach ärztlicher Rücksprache, da keine klinischen Daten vorliegen.

Besondere Hinweise	
Cave	Nicht < 4 Jahre.
Reaktionsvermögen	Keine Daten verfügbar.
Überdosierung	Kein Fall bekannt.
Abhängigkeit	Keine Angabe.
Erstattung	**Ind. A:** Bis auf begründete Ausnahmefälle lt. AMR Anlage III nicht erstattungsfähig, ferner für Kinder < 12 Jahren unzweckmäßig. **Ind. B:** Karminativa sind lt. AMR Anlage III nur für Säuglinge und Kleinkinder erstattungsfähig, in dieser Altersgruppe sind Lavendelblüten jedoch nicht empfohlen

LEINSAMEN

[Nicht Rp.][HMPC] Zur Erstattung ▶ siehe besondere Hinweise

Droge	
Die getrockneten, reifen Samen von *Linum usitatissimum* L.	
Inhaltsstoffe	
Schleimstoffe, fette Öle, Proteine.	
Wirkungen	
Laxierend.	
Indikationen / Kontraindikationen	
Indikation	• **WEU:** Habituelle Verstopfung; Beschwerden, bei denen eine leichte Defäkation erwünscht ist. • **Trad.:** Leichte gastrointestinale Beschwerden.
Kontraindikation	• **WEU + Trad.:** Überempfindlichkeit gegen den Wirkstoff oder einen der sonstigen Bestandteile und deren Zubereitungen; plötzliche Veränderung der Toilettengewohnheiten für länger als zwei Wochen; Verengungen im Magen-Darm-Trakt; Ösophagusbeschwerden, Herzbeschwerden; drohender oder bestehender Darmverschluss (Ileus); Schluckbeschwerden oder andere Rachenbeschwerden. • **WEU:** Rektale Blutungen unbekannter Ursache; Defäkationsstörungen nach Laxanziengabe; Lähmungen des Darms. • **Trad.:** Melanorrhö.
UAW	
Sehr häufig (> 1:10)	–
Häufig (< 1:10)	**WEU + Trad.:** Meteorismus
Gelegentlich (< 1:100)	–
Selten (< 1:1000)	–
Sehr selten (< 1:10000)	**WEU + Trad.:** Überempfindlichkeitsreaktionen, anaphylaktische Reaktionen
Ohne Häufigkeit	–

Wechselwirkungen	
Arzneimittel	**WEU + Trad.:** Bei schleimstoffhaltigen Arznei- und Nahrungsmitteln kann die Aufnahme von anderen Arzneistoffen aus dem Magen-Darm-Trakt behindert werden. Es sollte daher ein Abstand von ½ bis 1 h vor und nach der Einnahme anderer Arzneimittel eingehalten werden. Arzneimittel, die die natürliche Darmbewegung hemmen (z. B. Opioide, Loperamid) dürfen gleichzeitig mit Leinsamen nur unter ärztlicher Aufsicht verabreicht werden, da ein Darmverschluss (Ileus) auftreten kann.
Nahrungsmittel	Keine bekannt.

Präparate / Dosierung

Wirkstoff	Extraktionsmittel	Dosierung (> 12 Jahre)	Dosierung (< 12 Jahre)	Handelspräparate
WEU				
Getrocknete, reife Samen	–	10–15 g in 150 ml Wasser, Milch, Fruchtsaft oder ähnlichen Flüssigkeiten, 2–3 × tägl.	Nicht < 12 Jahre	Linusit® Gold; Leinsamen Bombastus
Trad.				
Getrocknete, reife Samen als Schleimzubereitung	–	5–10 g ganze oder geschrotete Samen in 250 ml Wasser quellen lassen und ½ h vor dem Essen 3 × tägl. trinken. Den Ansatz mit oder ohne Samen einnehmen.	Nicht < 12 Jahre	Linusit® Gold; Leinsamen Bombastus

Anwendungshinweise

Innerlich. **WEU:** Auf eine ausreichende Flüssigkeitsaufnahme ist zu achten. Die Wirkung tritt nach 12–24 h ein. Nicht unmittelbar vor dem Zubettgehen einnehmen. **Trad.:** Wenn möglich sollte man die Samen am Abend vorher ansetzen und über Nacht quellen lassen.

Anwendungsdauer

WEU: Nicht länger als drei Tage. **Trad.:** Eine Woche.

Schwangerschaft / Stillzeit	
Schwangerschaft	Die Anwendung während der Schwangerschaft ist nicht empfohlen. Es liegen keine Berichte über schädigende Effekte während der Schwangerschaft vor. Untersuchungen an gesunden Frauen lassen jedoch estrogenartige Effekte von Leinsamen vermuten.
Stillzeit	Die Anwendung während der Stillzeit ist nicht empfohlen. Es liegen keine Berichte über schädigende Effekte während der Stillzeit vor. Untersuchungen an gesunden Frauen lassen jedoch estrogenartige Effekte von Leinsamen vermuten.
Besondere Hinweise	
Cave	**WEU + Trad.:** Nicht < 12 Jahre. Bei Auftreten von Bauchschmerzen oder bei Stuhlunregelmäßigkeiten sollte die Einnahme unterbrochen und ein Arzt konsultiert werden. Leinsamen sollten nicht von Patienten eingenommen werden, die unter Verstopfung mit weiteren Symptomen wie Bauchschmerzen, Übelkeit, Erbrechen leiden, außer auf ärztliche Empfehlung. Diese Symptome sind Zeichen eines drohenden oder bestehenden Darmverschlusses (Ileus). Zu jeder Einzeldosis sollten mindestens 150 ml Flüssigkeit eingenommen werden. Ohne ausreichende Flüssigkeitszufuhr kann es zu vorzeitiger Quellung und dadurch zur Verstopfung von Rachenraum oder Speiseröhre bis hin zum Ersticken kommen. Auch Darmverschlüsse können auftreten, wenn keine ausreichende Flüssigkeitszufuhr eingehalten wird. Treten nach der Einnahme Brustschmerzen, Erbrechen oder Beschwerden beim Schlucken oder Atmen auf, sollte unverzüglich ein Arzt aufgesucht werden. Die Behandlung von geschwächten Patienten oder Älteren muss unter Aufsicht erfolgen. Untersuchungen an gesunden Frauen lassen estrogenartige Effekte von Leinsamen vermuten, daher ist die Einnahme bei hormonabhängigen Tumoren nicht empfohlen.
Reaktionsvermögen	Keine Daten verfügbar.
Überdosierung	**WEU + Trad.**: Abdominale Beschwerden, Blähungen, mögliche Darmverschlüsse. Hier sollte eine adäquate Flüssigkeitszufuhr aufrechterhalten werden und die Überdosierung symptomatisch behandelt werden.

Abhängigkeit	Keine Angabe.
Erstattung	Lt. AMR Anlage I Nr. 1 bedingt erstattungsfähig bei Obstipation in Zusammenhang mit Tumorleiden, Megacolon, Divertikulose, Divertikulitis, Mucoviszidose, neurogener Darmlähmung, vor diagnostischen Eingriffen, bei phosphatbindender Medikation bei chronischer Niereninsuffizienz, Opioidtherapie und in der Terminalphase. **Hinweis:** Zurzeit sind keine Normgrößen im Handel.

LIEBSTÖCKELWURZEL

[Nicht Rp.] Zur Erstattung ▶ siehe besondere Hinweise

Droge

Das getrocknete Rhizom und die getrockneten Wurzeln von *Levisticum officinale* KOCH., ganz oder geschnitten.

Inhaltsstoffe

Ätherische Öle (Ligustilid), Cumarine.

Wirkungen

Diuretisch, spasmolytisch.

Indikationen / Kontraindikationen

Indikation	• Zur Durchspülungstherapie bei entzündlichen Erkrankungen der ableitenden Harnwege und zur Vorbeugung von Nierengrieß.
Kontraindikation	• Überempfindlichkeit gegen den Wirkstoff oder einen der sonstigen Bestandteile. Magengeschwüre, Entzündungen der Niere oder eingeschränkte Nierenfunktion; Ödeme infolge eingeschränkter Herz- oder Nierenfunktion.

UAW

Keine unerwünschten Arzneimittelwirkungen bekannt.

Wechselwirkungen

Arzneimittel	Keine bekannt.
Nahrungsmittel	Keine bekannt.

Präparate / Dosierung

Wirkstoff	Extraktionsmittel	Dosierung (> 12 Jahre)	Dosierung (< 12 Jahre)	Handelspräparate
Getrocknete Droge	–	TD: 4–8 g als Teeaufguss	Nicht < 12 Jahre	–
Gepulverte Droge	–	3 × tägl. 36 mg	Nicht < 12 Jahre	Canephron® N Dragees[K]
Extrakt (1:5,5)	Ethanol 20 % (V/V)	2–3 × tägl. 1 Tee- bis Esslöffel	Nicht < 12 Jahre	Nephroselect® M Liqudum [K]

Anwendungshinweise

Innerlich; Teeaufguss: mit 150 ml siedendem Wasser übergießen und 10–15 Minuten ziehen lassen. Zur weiteren Steigerung der Urinmenge sollte während der Behandlung auf eine ausreichende Flüssigkeitsaufnahme geachtet werden.

Anwendungsdauer

Prinzipiell nicht begrenzt, tritt keine Besserung ein, sollte ein Arzt konsultiert werden.

Schwangerschaft / Stillzeit	
Schwangerschaft	Nur nach ärztlicher Rücksprache, da keine klinischen Daten vorliegen.
Stillzeit	Nur nach ärztlicher Rücksprache, da keine klinischen Daten vorliegen.
Besondere Hinweise	
Cave	Bei Blut im Urin, Beschwerden beim Wasserlassen und akuter Harnverhaltung ist unverzüglich ein Arzt zu konsultieren. Nicht < 12 Jahre. Übermäßige UV-Strahlung (z. B. Solarium, ausgedehnte Sonnenbäder) ist zu vermeiden.
Reaktionsvermögen	Keine Daten verfügbar.
Überdosierung	Kein Fall bekannt.
Abhängigkeit	Keine Angabe.
Erstattung	Erstattungsfähig für Kinder bis 12 Jahre, in dieser Altersgruppe jedoch nicht empfohlen.

LINDENBLÜTEN

[Nicht Rp.] Zur Erstattung ▶ siehe besondere Hinweise

Droge

Die ganzen, getrockneten Blütenstände von *Tilia cordata* MILLER, *Tilia platyphyllos* SCOP., *Tilia × vulgaris* HEYNE oder einer Mischung der genannten Arten.

Inhaltsstoffe

Flavonoide (Quercetinglykoside), Schleimstoffe, ätherische Öle, Catechingerbstoffe.

Wirkungen

Schweißtreibend.

Indikationen / Kontraindikationen

Indikation	• Bei Erkältungskrankheiten und zur Linderung des damit verbundenen Reizhustens.
Kontraindikation	• Überempfindlichkeit gegen den Wirkstoff oder einen der sonstigen Bestandteile.

UAW

Keine unerwünschten Arzneimittelwirkungen bekannt.

Wechselwirkungen

Arzneimittel	Keine bekannt.
Nahrungsmittel	Keine bekannt.

Präparate / Dosierung

Wirkstoff	Extraktionsmittel	Dosierung (> 12 Jahre)	Dosierung (< 12 Jahre)	Handelspräparate
Getrocknete Droge	–	TD: 2–4 g, 1–2 × tägl. 1 Tasse als Tee trinken	TD: 2–4 g, 1–2 × tägl. 1 Tasse als Tee trinken	Sidroga® Lindenblüten, H&S® Lindenblüten, Lindenblüten Bombastus

Anwendungshinweise

Innerlich.

Anwendungsdauer

Tritt nach einer Woche keine Besserung ein, oder treten die Beschwerden periodisch wiederkehrend auf, sollte ein Arzt konsultiert werden.

Schwangerschaft / Stillzeit

Schwangerschaft	Nur nach ärztlicher Rücksprache, da keine klinischen Daten vorliegen.
Stillzeit	Nur nach ärztlicher Rücksprache, da keine klinischen Daten vorliegen.

Besondere Hinweise	
Cave	Keine Angabe.
Reaktionsvermögen	Keine Daten verfügbar.
Überdosierung	Kein Fall bekannt.
Abhängigkeit	Keine Angabe.
Erstattung	Erstattungsfähig für Kinder bis 12 Jahre. **Hinweis:** Zurzeit sind keine Normgrößen im Handel.

LÖWENZAHNBLÄTTER

[Nicht Rp.][HMPC] Zur Erstattung ▶ siehe besondere Hinweise

Droge

Die im Frühjahr vor der Blüte geernteten und getrockneten, ganzen oder geschnittenen Blätter von *Taraxacum officinalis* WEBER EX WIGG.

Inhaltsstoffe

Bitterstoffe (Taraxin), Taraxasterol, Cetylalkohol, Inulin.

Wirkungen

Saluretisch, choleretisch.

Indikationen / Kontraindikationen

Indikation	• **Trad.:** Steigerung der Urinmenge; Durchspülung der ableitenden Harnwege; leichte Harnwegsbeschwerden.
Kontraindikation	• Überempfindlichkeit gegen den Wirkstoff oder einen der sonstigen Bestandteile. Überempfindlichkeit gegen andere Korbblütler. Verschluss der Gallenwege, Cholangitis, Lebererkrankungen, Gallensteine, Magengeschwür und andere Gallenerkrankungen.

UAW

Sehr häufig (> 1:10)	–
Häufig (< 1:10)	–
Gelegentlich (< 1:100)	–
Selten (< 1:1000)	–
Sehr selten (< 1:10000)	–
Ohne Häufigkeit	Allergische Reaktionen

Wechselwirkungen

Arzneimittel	Keine bekannt.
Nahrungsmittel	Keine bekannt.

Präparate / Dosierung

Wirkstoff	Extraktionsmittel	Dosierung (> 12 Jahre)	Dosierung (< 12 Jahre)	Handelspräparate
Getrocknete, zerkleinerte Droge	–	4–10 g als Teeaufguss, 3 × tägl.	Nicht < 12 Jahre	Basen aktiv Tee Salus® K
Flüssigextrakt (1:1)	Ethanol 25 % (V/V)	4–10 ml, 3 × tägl.	Nicht < 12 Jahre	–

Präparate / Dosierung

Wirkstoff	Extraktionsmittel	Dosierung (> 12 Jahre)	Dosierung (< 12 Jahre)	Handelspräparate
Presssaft der frischen Blätter	–	5–10 ml, 2 × tägl.	Nicht < 12 Jahre	–

Anwendungshinweise

Innerlich; zur weiteren Steigerung der Urinmenge sollte während der Behandlung auf eine ausreichende Flüssigkeitsaufnahme geachtet werden.

Anwendungsdauer

Tritt nach zwei Wochen keine Besserung ein, sollte ein Arzt konsultiert werden.

Schwangerschaft / Stillzeit

Schwangerschaft	Nur nach ärztlicher Rücksprache, da keine klinischen Daten vorliegen.
Stillzeit	Nur nach ärztlicher Rücksprache, da keine klinischen Daten vorliegen.

Besondere Hinweise

Cave	Patienten mit Niereninsuffizienz und/oder Diabetes und/oder Herzinsuffizienz sollten, aufgrund einer möglichen Hyperkaliämie, die Einnahme vermeiden. Bei weiteren Symptomen wie Fieber, Dysurie, Spasmen oder Blut im Urin sollte ein Arzt konsultiert werden. Nicht < 12 Jahre.
Reaktionsvermögen	Keine Daten verfügbar.
Überdosierung	Kein Fall bekannt.
Abhängigkeit	Keine Angabe.
Erstattung	Erstattungsfähig für Kinder bis 12 Jahre, in dieser Altersgruppe jedoch nicht empfohlen.

LÖWENZAHNWURZEL MIT KRAUT

[Nicht Rp.][HMPC] Zur Erstattung ► siehe besondere Hinweise

Droge	
Die im Frühjahr vor der Blüte geernteten und getrockneten, ganzen oder geschnittenen, oberirdischen Teile von *Taraxacum officinalis* WEBER EX WIGG. mit dem Wurzelstock, der Pfahlwurzel oder mit deren Teilen.	
Inhaltsstoffe	
Bitterstoffe (Taraxin), Gerbstoffe (Phlobaphene), ätherische Öle, Inulin.	
Wirkungen	
Saluretisch, choleretisch.	
Indikationen / Kontraindikationen	
Indikation	• **Trad. A:** Leichte Verdauungsstörungen (Völlegefühl, Blähungen, langsame Verdauung), vorübergehende Appetitlosigkeit. • **Trad. B:** Steigerung der Urinmenge; Durchspülung der ableitenden Harnwege; leichte Harnwegsbeschwerden.
Kontraindikation	• Überempfindlichkeit gegen den Wirkstoff oder einen der sonstigen Bestandteile. Überempfindlichkeit gegen andere Korbblütler. Verschluss der Gallenwege, Cholangitis, Lebererkrankungen, Gallensteine, Magengeschwür und andere Gallenerkrankungen.
UAW	
Sehr häufig (> 1:10)	–
Häufig (< 1:10)	–
Gelegentlich (< 1:100)	–
Selten (< 1:1000)	–
Sehr selten (< 1:10000)	–
Ohne Häufigkeit	Schmerzen im Oberbauch, Übersäuerung des Magens, allergische Reaktionen
Wechselwirkungen	
Arzneimittel	Keine bekannt.
Nahrungsmittel	Keine bekannt.

Präparate / Dosierung				
Wirkstoff	Extraktionsmittel	Dosierung (> 12 Jahre)	Dosierung (< 12 Jahre)	Handelspräparate
Getrocknete, zerkleinerte Droge	–	**Trad. A+B:** 3–4 g als Abkochung oder 4–10 g als Teeaufguss, bis zu 3 × tägl.	Nicht < 12 Jahre	Sidroga® Löwenzahn; Sidroga® Leber- und Gallentee N[K]; Sidroga® Magen-Darm-Anregungstee[K]; Gallentee M Bombastus[K]
Trockenextrakt (5,6–8,4:1)	Ethanol 60 % (V/V)	**Trad. A:** 1 Tablette mit 300 mg, 2 × tägl. oder 1–2 Tabletten mit je 150 mg, 3 × tägl.	Nicht < 12 Jahre	–
Flüssigextrakt (1:0,9–1,1)	Ethanol 30 % (V/V)	**Trad. A:** 90 Tropfen (= 3,15 ml = 3,31 g), 3 × tägl.	Nicht < 12 Jahre	–
Flüssigextrakt (0,75:1)	Ethanol 30 % (V/V)	**Trad. A:** 35 Tropfen (= ca. 1 ml = 1 g), 3 × tägl.	Nicht < 12 Jahre	Paverysat® L Bürger
Presssaft der frisch blühenden Pflanze (1:0,5–0,8)	–	**Trad. A:** 10 ml, 3 × tägl.	Nicht < 12 Jahre	Schoenenberger® naturreiner Heilpflanzensaft Löwenzahn

Anwendungshinweise

Innerlich. **Trad. B:** Zur weiteren Steigerung der Urinmenge sollte während der Behandlung auf eine ausreichende Flüssigkeitsaufnahme geachtet werden.

Anwendungsdauer

Tritt nach 2 Wochen keine Besserung ein, sollte ein Arzt konsultiert werden.

Schwangerschaft / Stillzeit	
Schwangerschaft	Nur nach ärztlicher Rücksprache, da keine klinischen Daten vorliegen.
Stillzeit	Nur nach ärztlicher Rücksprache, da keine klinischen Daten vorliegen.

Besondere Hinweise	
Cave	Patienten mit Niereninsuffizienz und/oder Diabetes und/oder Herzinsuffizienz sollten, aufgrund einer möglichen Hyperkaliämie, die Einnahme vermeiden. Bei weiteren Symptomen wie Fieber, Dysurie, Spasmen oder Blut im Urin sollte ein Arzt konsultiert werden. Nicht < 12 Jahre.
Reaktionsvermögen	Keine Daten verfügbar.
Überdosierung	Kein Fall bekannt.
Abhängigkeit	Keine Angabe.
Erstattung	**Trad. A:** Nicht erstattungsfähig, da lt. AMR Anlage III als Amarum unwirtschaftlich. **Trad. B:** Erstattungsfähig für Kinder bis 12 Jahre, in dieser Altersgruppe jedoch nicht empfohlen.

MAIGLÖCKCHENKRAUT

[Nicht Rp.] Zur Erstattung ▶ siehe besondere Hinweise

Droge
Die während der Blütezeit (Mai bis Juni) gesammelten, ganzen oder geschnittenen, getrockneten oberirdischen Teile von *Convallaria majalis* L. oder nahestehender Arten.
Inhaltsstoffe
Herzwirksame Glykoside (Convallatoxin, Convallosid).
Wirkungen
Positiv inotrop, negativ chronotrop, negativ dromotrop, positiv bathmotrop.

Indikationen / Kontraindikationen	
Indikation	• Leichte Belastungsinsuffizienz, Altersherz, chronisches Cor pulmonale.
Kontraindikation	• Überempfindlichkeit gegen den Wirkstoff oder einen der sonstigen Bestandteile; Therapie mit Digitalisglykosiden, Kalium-Mangelzustände.

UAW	
Sehr häufig (> 1:10)	–
Häufig (< 1:10)	–
Gelegentlich (< 1:100)	–
Selten (< 1:1000)	–
Sehr selten (< 1:10000)	–
Ohne Häufigkeit	Übelkeit, Erbrechen, Kopfschmerzen, Benommenheit, Störung des Farbsehens, Arrhythmien.

Wechselwirkungen	
Arzneimittel	Bei gleichzeitiger Gabe von Chinin, Calcium, Saluretika, Laxanzien oder Glucocorticoiden ist wegen der Kaliumverluste mit einer Wirkungssteigerung zu rechnen.
Nahrungsmittel	Keine bekannt.

Präparate / Dosierung

Wirkstoff	Extraktionsmittel	Dosierung (> 12 Jahre)	Dosierung (< 12 Jahre)	
Pulver	–	ED: 0,2 g, TD: 0,6 g	Nicht < 12 Jahre	
Tinktur (1:10)	–	ED: 2,0 g, TD: 6,0 g	Nicht < 12 Jahre	

Präparate / Dosierung				
Wirkstoff	Extraktionsmittel	Dosierung (> 12 Jahre)	Dosierung (< 12 Jahre)	
Fluidextrakt (1:1)	–	ED: 0,2 g, TD: 0,6 g	Nicht < 12 Jahre	
Trockenextrakt (4:1)	–	ED: 0,05 g, TD: 0,15 g	Nicht < 12 Jahre	

Anwendungshinweise
Innerlich.
Anwendungsdauer
Die Anwendung darf nur unter ärztlicher Aufsicht und gemäß den Vorgaben des Arztes erfolgen.

Schwangerschaft / Stillzeit	
Schwangerschaft	Nur nach ärztlicher Rücksprache, da keine klinischen Daten vorliegen.
Stillzeit	Nur nach ärztlicher Rücksprache, da keine klinischen Daten vorliegen.

Besondere Hinweise	
Cave	Die Anwendung nicht eingestellter Zubereitungen ist nicht vertretbar.
Reaktionsvermögen	Keine Daten verfügbar.
Überdosierung	Herzrhythmusstörungen, gastrointestinale und zentralnervöse Störungen. Falls der Patient nicht spontan erbricht, Erbrechen aktiv auslösen. Bei Aufnahme größerer Mengen sorgfältige Überwachung des Patienten. Allgemeinmaßnahmen: Verhinderung der Resorption und Unterbrechung des enterohepatischen Kreislaufes durch Magenspülung, Gabe von Aktiv-Kohle oder Colestyramin. Bei bradykarden Rhythmusstörungen sind Parasympathomimetika, z. B. Atropin, Ipatropiumbromid, und bei Versagen ein passagerer Schrittmacher indiziert. Als Antiarrhythmika können Diphenylhydantoin oder Lidocain verabreicht werden. Bei Hypokaliämie ist der Kaliumspiegel anzuheben, bei Hyperkaliämie kommen i. v.-Infusionen mit hochprozentiger Glucose und Insulin in Frage.
Abhängigkeit	Keine Angabe.
Erstattung	Erstattungsfähig für Kinder bis 12 Jahre, in dieser Altersgruppe jedoch nicht empfohlen. **Hinweis:** Zurzeit sind keine Normgrößen im Handel.

MALVENBLÄTTER

[Nicht Rp.] Zur Erstattung ▶ siehe besondere Hinweise

Droge

Die getrockneten, ganzen oder zerkleinerten Blätter von *Malva sylvestris* L., *Malva neglecta* WALLR. oder Mischungen davon.

Inhaltsstoffe

Schleimstoffe, Polysaccharide.

Wirkungen

Reizlindernd.

Indikationen / Kontraindikationen

Indikation	• Bei Schleimhautentzündungen im Mund- und Rachenraum und damit verbundenem trockenem Reizhusten.
Kontraindikation	• Überempfindlichkeit gegen den Wirkstoff oder einen der sonstigen Bestandteile.

UAW

Keine unerwünschten Arzneimittelwirkungen bekannt.

Wechselwirkungen

Arzneimittel	Keine bekannt.
Nahrungsmittel	Keine bekannt.

Präparate / Dosierung

Wirkstoff	Extraktionsmittel	Dosierung (> 12 Jahre)	Dosierung (< 12 Jahre)	Handelspräparate
Getrocknete Droge	–	3–5 g als Teeaufguss mehrmals tägl. trinken	3–5 g als Teeaufguss mehrmals tägl. trinken	Sidroga® Reizhustentee; Bad Heilbrunner® Reizhusten Tee; Gesundform® Malventee

Anwendungshinweise

Innerlich; Teeaufguss: mit 150 ml siedendem Wasser übergießen und 10–15 Minuten ziehen lassen.

Anwendungsdauer

Keine Angabe.

Schwangerschaft / Stillzeit

Schwangerschaft	Nur nach ärztlicher Rücksprache, da keine klinischen Daten vorliegen.
Stillzeit	Nur nach ärztlicher Rücksprache, da keine klinischen Daten vorliegen.

Besondere Hinweise	
Cave	Keine Angabe.
Reaktions-vermögen	Keine Daten verfügbar.
Überdosierung	Kein Fall bekannt.
Abhängigkeit	Keine Angabe.
Erstattung	Erstattungsfähig für Kinder bis 12 Jahre. **Hinweis:** Zurzeit sind keine Normgrößen im Handel.

MALVENBLÜTEN

[Nicht Rp.] Zur Erstattung ▶ siehe besondere Hinweise

Droge

Die ganzen oder geschnittenen, getrockneten Blüten von *Malva sylvestris* L. oder ihren kultivierten Varietäten.

Inhaltsstoffe

Schleimstoffe, Anthocyane, Spuren von Cumarinen und Gerbstoffen.

Wirkungen

Bakteriostatisch, antitussiv.

Indikationen / Kontraindikationen

Indikation	• Bei Schleimhautentzündungen im Mund- und Rachenraum und damit verbundenem trockenem Reizhusten.
Kontraindikation	• Überempfindlichkeit gegen den Wirkstoff oder einen der sonstigen Bestandteile.

UAW

Keine unerwünschten Arzneimittelwirkungen bekannt.

Wechselwirkungen

Arzneimittel	Keine bekannt.
Nahrungsmittel	Keine bekannt.

Präparate / Dosierung

Wirkstoff	Extraktionsmittel	Dosierung (> 18 Jahre)	Dosierung (< 18 Jahre)	Handelspräparate
Getrocknete Droge	–	1,5–2 g als Teeaufguss mehrmals tägl. trinken. TD: max. 5 g	Nicht < 18 Jahre	Husten- und Bronchialtee II Klenk® K

Anwendungshinweise

Innerlich.

Anwendungsdauer

Prinzipiell nicht begrenzt, tritt nach einer Woche keine Besserung ein oder treten die Beschwerden periodisch wiederkehrend auf, sollte ein Arzt konsultiert werden.

Schwangerschaft / Stillzeit

Schwangerschaft	Nur nach ärztlicher Rücksprache, da keine klinischen Daten vorliegen.
Stillzeit	Nur nach ärztlicher Rücksprache, da keine klinischen Daten vorliegen.

Besondere Hinweise	
Cave	Nicht < 18 Jahre.
Reaktionsvermögen	Keine Daten verfügbar.
Überdosierung	Kein Fall bekannt.
Abhängigkeit	Keine Angabe.
Erstattung	Erstattungsfähig für Kinder bis 12 Jahre, in dieser Altersgruppe jedoch nicht empfohlen. **Hinweis:** Zurzeit sind keine Normgrößen im Handel.

MARIENDISTELFRÜCHTE

[Nicht Rp.] Zur Erstattung ▶ siehe besondere Hinweise

Droge

Die reifen, vom Pappus befreiten Früchte von *Silybum marianum* GAERTER.

Inhaltsstoffe

Silymarin, Silibinin, Silycristin, Silydianin, fettes Öl.

Wirkungen

Antihepatotoxisch, hepatoprotektiv.

Indikationen / Kontraindikationen

Indikation	• Unterstützend bei chronisch-entzündlichen Lebererkrankungen und Leberzirrhose; toxische Leberschäden; dyspeptische Beschwerden.
Kontraindikation	• Überempfindlichkeit gegen den Wirkstoff oder einen der sonstigen Bestandteile. Gelbsucht; Überempfindlichkeit gegen Korbblütler; Behandlung akuter Vergiftungen. Schwangerschaft, Stillzeit.

UAW

Sehr häufig (> 1:10)	–
Häufig (< 1:10)	–
Gelegentlich (< 1:100)	–
Selten (< 1:1000)	Leichte Durchfälle, Übelkeit
Sehr selten (< 1:10000)	Überempfindlichkeitsreaktionen (Hautausschläge, Flush, Juckreiz, Atemnot)
Ohne Häufigkeit	–

Wechselwirkungen

Arzneimittel	Keine bekannt.
Nahrungsmittel	Keine bekannt.

Präparate / Dosierung

Wirkstoff	Extraktionsmittel	Dosierung (> 12 Jahre)	Dosierung (< 12 Jahre)	Handelspräparate
Trockenextrakt (36–44:1)	Ethylacetat > 96,7 %	3 × tägl. 140 mg, als Erhaltungsdosis 2 × tägl. 140 mg	Nicht < 12 Jahren	Legalon® forte
Trockenextrakt (20–50:1)	Ethanol 96 % (V/V)	2–3 × tägl. 117 mg	Nicht < 12 Jahren	Silymarin-CT Kapseln

Präparate / Dosierung

Wirkstoff	Extraktionsmittel	Dosierung (> 12 Jahre)	Dosierung (< 12 Jahre)	Handelspräparate
Trockenextrakt (25–40:1)	Aceton	2 × tägl. 83 mg	Nicht < 12 Jahren	HepaBesch® Hartkapseln
Trockenextrakt (8–10:1)	Wasser	1–3 × tägl. 36,67 mg als Teeaufguss	Nicht < 12 Jahren	Heumann Verdauungstee Solu-Lipar®[K]

Anwendungshinweise

Innerlich.

Anwendungsdauer

Prinzipiell nicht beschränkt, tritt nach einer Woche keine Besserung ein oder treten die Beschwerden periodisch wiederkehrend auf, sollte ein Arzt konsultiert werden.

Schwangerschaft / Stillzeit

Schwangerschaft	Mariendistelfrüchte sind in der Schwangerschaft kontraindiziert.
Stillzeit	Mariendistelfrüchte sind in der Stillzeit kontraindiziert.

Besondere Hinweise

Cave	Nicht < 12 Jahre.
Reaktionsvermögen	Keine Daten verfügbar.
Überdosierung	Kein Fall bekannt.
Abhängigkeit	Keine Angabe.
Erstattung	Erstattungsfähig für Kinder bis 12 Jahre, in dieser Altersgruppe jedoch nicht empfohlen und lt. AMR Anlage III in bestimmten Indikationen (Gallenwegstherapeutika, Cholagoga) unwirtschaftlich.

MATEBLÄTTER

[Nicht Rp.][HMPC] Zur Erstattung ▶ siehe besondere Hinweise

Droge	
Die vorgerösteten, getrockneten und gerösteten, ganzen oder geschnittenen Blätter von *Ilex paraguariensis* St. Hilaire.	
Inhaltsstoffe	
Coffein, Theobromin, Chlorogensäuren.	
Wirkungen	
Analeptisch, glykogenolytisch, lipolytisch, positiv inotrop.	
Indikationen / Kontraindikationen	
Indikation	• **Trad. A:** Müdigkeit und Schwächegefühl. • **Trad. B:** Steigerung der Urinmenge; Durchspülung der Harnwege; leichte Harnwegsbeschwerden.
Kontraindikation	• Überempfindlichkeit gegen den Wirkstoff oder einen der sonstigen Bestandteile; Magen- und Darmgeschwüre, Herz-Kreislauf-Erkrankungen wie Hypertonie oder Arrhythmien; Hyperthyreose; Zustände, bei denen eine reduzierte Flüssigkeitsaufnahme empfohlen ist, z. B. Harnwegsobstruktionen.
UAW	
Keine unerwünschten Arzneimittelwirkungen bekannt.	
Wechselwirkungen	
Arzneimittel	Vorsicht bei gleichzeitiger Einnahme von MAO-Hemmern. Der Coffein-Gehalt von Mate kann die beruhigende Wirkung anderer Präparate reduzieren oder sympathomimetische Nebenwirkungen anderer Präparate erhöhen.
Nahrungsmittel	Keine bekannt.

Präparate / Dosierung

Wirkstoff	Extraktionsmittel	Dosierung (> 18 Jahre)	Dosierung (< 18 Jahre)	Handelspräparate
Zerkleinerte Droge	–	**Trad. A:** 1 g 3 × tägl., TD: 2–4 g als Teeaufguss; **Trad. B:** 2,5 g 1–2 × tägl., TD: 2,5–5 g als Teeaufguss	Nicht < 18 Jahre	Mate Tee grün Aurica; Mate Tee geröstet Aurica

Anwendungshinweise	
Innerlich.	
Anwendungsdauer	
Trad. A: Nicht länger als eine Woche. **Trad. B:** Nicht länger als zwei Wochen.	
Schwangerschaft / Stillzeit	
Schwangerschaft	Die Einnahme in der Schwangerschaft ist zu vermeiden. Es liegen keine ausreichenden klinischen Daten vor.
Stillzeit	Die Einnahme in der Stillzeit ist zu vermeiden. Es liegen keine ausreichenden klinischen Daten vor.
Besondere Hinweise	
Cave	**Trad. A+B**: Nicht < 18 Jahre. Nicht vor dem Schlafengehen, da Schlafstörungen auftreten können. **Trad. B:** Bei weiteren Symptomen wie Fieber, Dysurie, Spasmen oder Blut im Urin sollte ein Arzt konsultiert werden.
Reaktionsvermögen	Keine Daten verfügbar.
Überdosierung	Kein Fall bekannt.
Abhängigkeit	Keine Angabe.
Erstattung	**Trad. A:** Nicht erstattungsfähig, da lt. AMR Anlage III als Roborans unwirtschaftlich. **Trad. B:** Erstattungsfähig für Kinder bis 12 Jahre, in dieser Altersgruppe jedoch nicht empfohlen. **Hinweis:** Zurzeit sind keine Normgrößen im Handel.

MÄUSEDORNWURZELSTOCK

[Nicht Rp.][HMPC] Nicht erstattungsfähig. ▶ siehe besondere Hinweise

Droge
Die getrockneten, ganzen oder zerkleinerten unterirdischen Teile von *Ruscus aculeatus* L.

Inhaltsstoffe
Steroidsaponine (Ruscin, Ruscosid, Ruscogenin).

Wirkungen
Antiexsudativ, ödemhemmend, antiphlogistisch, antiproliferativ.

Indikationen / Kontraindikationen	
Indikation	• **Trad. A:** Bei Beschwerden und Schweregefühl in den Beinen aufgrund leichter venöser Insuffizienz. • **Trad. B:** Juckreiz und Brennen bei Hämorrhoiden.
Kontraindikation	• Überempfindlichkeit gegen den Wirkstoff oder einen der sonstigen Bestandteile.

UAW	
Sehr häufig (> 1:10)	–
Häufig (< 1:10)	–
Gelegentlich (< 1:100)	–
Selten (< 1:1000)	–
Sehr selten (< 1:10000)	–
Ohne Häufigkeit	Übelkeit, gastrointestinale Beschwerden, Diarrhö, lymphozytäre Kolitis

Wechselwirkungen	
Arzneimittel	Keine bekannt.
Nahrungsmittel	Keine bekannt.

Präparate / Dosierung

Wirkstoff	Extraktionsmittel	Dosierung (> 18 Jahre)	Dosierung (< 18 Jahre)	Handelspräparate
Getrocknetes Pulver	–	350 mg, 3 × tägl.	Nicht < 18 Jahre	–
Trockenextrakt (2,5–6,5:1)	Wasser	140–200 mg, 1–3 × tägl.	Nicht < 18 Jahre	Phlebodril® Venenkapseln

Präparate / Dosierung				
Wirkstoff	Extraktionsmittel	Dosierung (> 18 Jahre)	Dosierung (< 18 Jahre)	Handelspräparate
Trockenextrakt (5–8,5:1)	Ethanol 80 % (V/V)	86 mg, 1–2 × tägl.	Nicht < 18 Jahre	Cefadyn® Tabletten
Trockenextrakt (6–9:1)	Zweistufig: erst Ethanol 96 % (V/V), dann Wasser	45 mg, 2 × tägl.	Nicht < 18 Jahre	Venelbin® Ruscus neu Kapseln
Trockenextrakt (15–20:1)	Methanol 60 % (V/V)	37 mg, 2 × tägl.	Nicht < 18 Jahre	–
Anwendungshinweise				
Innerlich. Empfohlener Gesamtextrakt, entsprechend 7–11 mg Gesamtruscogenin, bestimmt als Summe von Ruscogenin und Neoruscogenin.				
Anwendungsdauer				
Nicht länger als zwei Wochen.				

Schwangerschaft / Stillzeit	
Schwangerschaft	Nur nach ärztlicher Rücksprache, da keine klinischen Daten vorliegen.
Stillzeit	Nur nach ärztlicher Rücksprache, da keine klinischen Daten vorliegen.

Besondere Hinweise	
Cave	Bei Auftreten von Entzündungen der Haut, subkutanen Verhärtungen, Ulzerationen, einer plötzliche Schwellung eines oder beider Beine, sowie bei Herz-/Niereninsuffizienz sollte ein Arzt konsultiert werden. Bei Durchfall sollte die Einnahme unterbrochen werden. Bei rektalen Blutungen sollte ein Arzt konsultiert werden.
Reaktionsvermögen	Keine Daten verfügbar.
Überdosierung	Keine bekannt.
Abhängigkeit	Keine Angabe.
Erstattung	**Trad. A:** Lt. AMR Anlage III Nr. 47 nicht erstattungsfähig. **Trad. B:** Lt. AMR Anlage III Nr. 30 nicht erstattungsfähig.

MEERZWIEBEL

[Rp.] Zur Erstattung ▶ siehe besondere Hinweise

Droge

Die in Quer- oder Längsstreifen geschnittenen, getrockneten, mittleren, fleischigen Zwiebelschuppen der nach der Blütezeit gesammelten Zwiebel der weißzwiebeligen Rasse von *Urginea maritima* (L.) BAKER.

Inhaltsstoffe

Scillarenin-, Scilliphäositinglykoside, Scillicyanosid.

Wirkungen

Positiv inotrop, negativ chronotrop, senkt den gesteigerten, linksventrikulären enddiastoischen sowie den pathologisch erhöhten Venendruck.

Indikationen / Kontraindikationen

Indikation	• Leichtere Formen der Herzinsuffizienz (Stadium I bis II NYHA), auch bei verminderter Nierenleistung.
Kontraindikation	• Überempfindlichkeit gegen den Wirkstoff oder einen der sonstigen Bestandteile. Therapie mit Digitalisglykosiden; Kalium-Mangelzustände.

UAW

Sehr häufig (> 1:10)	–
Häufig (< 1:10)	–
Gelegentlich (< 1:100)	–
Selten (< 1:1000)	–
Sehr selten (< 1:10000)	–
Ohne Häufigkeit	Übelkeit, Erbrechen, Magenbeschwerden, Durchfälle, unregelmäßiger Puls

Wechselwirkungen

Arzneimittel	Wirkungs- und damit Nebenwirkungssteigerungen bei gleichzeitiger Gabe von Chinidin, Calcium, Saluretika, Laxanzien und Langzeittherapie mit Glucocorticoiden (Kaliumverlust).
Nahrungsmittel	Keine bekannt.

Präparate / Dosierung

Wirkstoff	Extraktionsmittel	Dosierung (> 12 Jahre)	Dosierung (< 12 Jahre)	
Gepulverte Droge	–	TD: 0,1–0,5 g	Nicht < 12 Jahre	

Anwendungshinweise	
Innerlich.	
Anwendungsdauer	
Anwendung nur unter ärztlicher Aufsicht und gemäß den Vorgaben des Arztes.	
Schwangerschaft / Stillzeit	
Schwangerschaft	Nur nach ärztlicher Rücksprache, da keine klinischen Daten vorliegen.
Stillzeit	Nur nach ärztlicher Rücksprache, da keine klinischen Daten vorliegen.
Besondere Hinweise	
Cave	Nicht < 12 Jahre.
Reaktionsvermögen	Keine Daten verfügbar.
Überdosierung	Bei Überdosierung kommt es zu Übelkeit, Brennen im Mund, Erbrechen, Gastroenteritis, schmerzhaften Koliken, Strangurie, eventuell Hämaturie und Herzrhythmusstörungen. Außerdem können Sehstörungen und hartnäckiger Husten auftreten. Die Einnahme von 1,5 g Droge führt zum Tod.
Abhängigkeit	Keine Angabe.
Erstattung	Erstattungsfähig für Kinder bis 12 Jahre, in dieser Altersgruppe jedoch nicht empfohlen. **Hinweis:** Zurzeit sind keine Normgrößen im Handel.

MELISSENBLÄTTER

[Nicht Rp.][HMPC] Zur Erstattung ▶ siehe besondere Hinweise

Droge	
Die getrockneten Laubblätter von *Melissa officinalis* L.	
Inhaltsstoffe	
Rosmarinsäure, Chlorogensäure, ätherische Öle (Citral, Citronellal).	
Wirkungen	
Spasmolytisch, antiviral, sedativ, analgetisch.	
Indikationen / Kontraindikationen	
Indikation	• **Trad. A:** Milde Symptome psychischer Belastung, als Einschlafhilfe. • **Trad. B:** Leichte gastrointestinale Beschwerden wie Völlegefühl und Blähungen.
Kontraindikation	• Überempfindlichkeit gegen den Wirkstoff oder einen der sonstigen Bestandteile.
UAW	
Keine unerwünschten Arzneimittelwirkungen bekannt.	
Wechselwirkungen	
Arzneimittel	Keine bekannt.
Nahrungsmittel	Keine bekannt.

Präparate / Dosierung

Wirkstoff	Extraktionsmittel	Dosierung (> 12 Jahre)	Dosierung (< 12 Jahre)	Handelspräparate
Zerkleinerte, getrocknete Droge	–	ED: 1,5–4,5 g, 1–3 × tägl.	Nicht < 12 Jahre	Sidroga® Melissenblätter; H&S® Melissenblätter; Heumann® Beruhigungs- und Einschlaftee[K]
Pulverisierte Droge	–	ED: 1,5–4,5 g, 1–3 × tägl.	Nicht < 12 Jahre	Nervenpflege Kräutertabletten W[K]
Tinktur (1:5)	Ethanol 45 % (V/V) oder (m/m)	ED: 2–6 ml, 1–3 × tägl.	Nicht < 12 Jahre	–

Präparate / Dosierung				
Wirkstoff	Extraktionsmittel	Dosierung (> 12 Jahre)	Dosierung (< 12 Jahre)	Handelspräparate
Flüssigextrakt (1:1)	Ethanol 45 % (V/V) oder (m/m)	ED: 2–4 ml, 1–3 × tägl.	Nicht < 12 Jahre	–
Trockenextrakt (durch Trocknung des 1:1 Fluidextrakts)	Wasser oder Ethanol 45 % (V/V)	ED: entsprechend 2–4 ml des Fluidextrakts, 1–3 × tägl.	Nicht < 12 Jahre	–

Anwendungshinweise
Innerlich; Teeaufguss: mit 150 ml kochendem Wasser übergießen und 5–15 Minuten ziehen lassen.
Anwendungsdauer
Tritt während der Einnahme keine Besserung ein, sollte ein Arzt konsultiert werden.

Schwangerschaft / Stillzeit	
Schwangerschaft	Nur nach ärztlicher Rücksprache, da keine klinischen Daten vorliegen.
Stillzeit	Nur nach ärztlicher Rücksprache, da keine klinischen Daten vorliegen.

Besondere Hinweise	
Cave	Nicht < 12 Jahre.
Reaktionsvermögen	Die Fähigkeit Auto zu fahren oder Maschinen zu bedienen kann beeinträchtigt werden.
Überdosierung	Kein Fall bekannt.
Abhängigkeit	Keine Angabe.
Erstattung	**Trad. A:** Nicht erstattungsfähig lt. AMR Anlage III. **Trad. B:** Karminativa sind lt. AMR Anlage III nur für Säuglinge und Kleinkinder erstattungsfähig, in dieser Altersgruppe sind Melissenblätter jedoch nicht empfohlen.

MINZÖL/JAPANISCHES PFEFFERMINZÖL

[Nicht Rp.] Zur Erstattung ▶ siehe besondere Hinweise

Droge

Das durch Wasserdampfdestillation aus den kurz vorher gesammelten, frisch blühenden, oberirdischen Teilen von *Mentha canadensis* L. (syn. *Mentha arvensis* L. var. *glabrata* (BENTH.) FERR., *M. arvensis* var. *piperascens* MALINV. ex. HOLMES) gewonnene ätherische Öl, aus dem Menthol durch anschließende Kristallisation teilweise abgetrennt ist.

Inhaltsstoffe

Menthol, Menthon.

Wirkungen

Karminativ, cholagog, antibakteriell, sekretolytisch, kühlend.

Indikationen / Kontraindikationen

Indikation	• **Ind. A:** Innerlich bei Meteorismus, funktionellen Magen-, Gallen- und Darmbeschwerden. • **Ind. B:** Innerlich bei Katarrhen der oberen Atemwege. • **Ind. C:** Äußerlich bei Myalgien und Neuralgien.
Kontraindikation	• Überempfindlichkeit gegen den Wirkstoff, einen der sonstigen Bestandteile. • **Ind. A+B:** Schwere Leberfunktionsstörungen; Verschluss der Gallenwege; Gallenblasenentzündung. • **Ind. C:** Nicht auf die verletzte Haut und am Auge.

UAW

Sehr häufig (> 1:10)	–
Häufig (< 1:10)	–
Gelegentlich (< 1:100)	–
Selten (< 1:1000)	–
Sehr selten (< 1:10000)	–
Ohne Häufigkeit	Magenbeschwerden bei empfindlichen Personen

Wechselwirkungen

Arzneimittel	Keine bekannt.
Nahrungsmittel	Keine bekannt.

Präparate / Dosierung				
Wirkstoff	Extraktionsmittel	Dosierung (> 12 Jahre)	Dosierung (< 12 Jahre)	Handelspräparate
Minzöl	–	**Ind. B:** inhalativ: 2–3 × tägl. 3–4 Tropfen in heißes Wasser geben. **Ind. A+B:** TD: 3–6 Tropfen; **Ind. C:** einige Tropfen auf die betroffene Hautstelle auftragen	**Ind. B:** inhalativ: 2–3 × tägl. 3–4 Tropfen in heißes Wasser geben. **Ind. A+B:** TD: 3–6 Tropfen; **Ind. C:** einige Tropfen auf die betroffene Hautstelle auftragen	Japanöl Ol. Menth. jap. S Lösung; JHP® -Rödler Flüssigkeit

Anwendungshinweise
Innerlich, kutan, inhalativ.

Anwendungsdauer
Prinzipiell nicht begrenzt, tritt nach 5 Tagen keine Besserung ein oder treten die Beschwerden periodisch wiederkehrend auf, sollte ein Arzt konsultiert werden.

Schwangerschaft / Stillzeit	
Schwangerschaft	Nur nach ärztlicher Rücksprache, da keine klinischen Daten vorliegen.
Stillzeit	Nur nach ärztlicher Rücksprache, da keine klinischen Daten vorliegen.

Besondere Hinweise	
Cave	Nicht am Auge sowie auf verletzte Haut auftragen. Bei Säuglingen und Kleinkindern nicht im Bereich des Gesichtes, speziell der Nase, auftragen. Bei Patienten mit Asthma bronchiale oder einer ausgeprägten Überempfindlichkeit der Atemwege kann es zu einer Bronchokonstriktion kommen. Bei Atemnot, Fieber sowie bei eitrigem oder blutigem Auswurf ist ein Arzt zu konsultieren.
Reaktionsvermögen	Keine Daten verfügbar.

Überdosierung	Aufgrund des Menthols kann es bei Erwachsenen zu leichter Übelkeit mit Erbrechen, Kälteempfindungen, leichter Benommenheit, Müdigkeit, Parästhesien kommen. In zwei Fällen wurde von Vorhofflimmern berichtet. Bei Kleinkindern wurden Fälle von heftigem Erbrechen, Bauchschmerzen, tiefem Schlaf und vorübergehend nicht auslösbaren Reflexen berichtet.
Abhängigkeit	Keine Angabe.
Erstattung	**Ind. A:** Erstattungsfähig für Kinder bis 12 Jahre, aber lt. AMR Anlage III in bestimmten Indikationen (Gallenwegstherapeutika, Cholagoga) unwirtschaftlich. **Ind. B:** Erstattungsfähig für Kinder bis 12 Jahre. **Ind. C:** Rheumamittel (Analgetika/Antiphlogistika/Antirheumatika) zu externer Anwendung lt. AMR Anlage III nicht erstattungsfähig.

MISTELKRAUT

[Nicht Rp.] Zur Erstattung ▶ siehe besondere Hinweise

Droge	
Die ganzen oder geschnittenen, getrockneten, jüngeren Zweige mit Blättern, Blüten und vereinzelten Früchten von *Viscum album* L.	
Inhaltsstoffe	
Lektine, Viscotoxine.	
Wirkungen	
Freisetzung immunmodulierender Zytokine und Aktivierung des zellulären Immunsystems.	
Indikationen / Kontraindikationen	
Indikation	• Zur Palliativtherapie im Sinne einer unspezifischen Reiztherapie bei malignen Tumoren; zur Segmenttherapie bei degenerativ entzündlichen Gelenkerkrankungen.
Kontraindikation	• Überempfindlichkeit gegen den Wirkstoff, einen der sonstigen Bestandteile. Eiweiß-Überempfindlichkeit, chronisch-progrediente Infektionen (z. B. TBC). Akut entzündliche, fieberhafte Erkrankungen, Tuberkulose, chronisch granulomatöse Erkrankungen und Autoimmunerkrankungen, Hyperthyreose, Hirndrucksteigerung bei intrakraniellen und intraspinalen Tumoren.
UAW	
Sehr häufig (> 1:10)	–
Häufig (< 1:10)	–
Gelegentlich (< 1:100)	–
Selten (< 1:1000)	–
Sehr selten (< 1:10000)	Allergische Reaktionen
Ohne Häufigkeit	Schüttelfrost, hohes Fieber, Kopfschmerzen, pektanginöse Beschwerden, orthostatische Kreislaufstörungen
Wechselwirkungen	
Arzneimittel	Keine bekannt.
Nahrungsmittel	Keine bekannt.

Präparate / Dosierung				
Wirkstoff	Extraktionsmittel	Dosierung (> 12 Jahre)	Dosierung (< 12 Jahre)	Handelspräparate
Getrocknete Droge	–	ED: 2,5 g, 1–2 × tägl. als Teeaufguss	Nicht < 12 Jahre	Mistelkraut Bombastus®; Mistelkraut Aurica®
Pulverisierte Droge	–	TD: 4–6 × tägl. 30 mg	Nicht < 12 Jahre	Ilja Rogoff® überzogene Tabletten[K]
Auszug (1:1,1–1,5)	Wasser	0,5 ml, entspr. 15 ng Mistellektin, 2 × wöchentl. im Abstand von 3–4 Tagen. s. c. unter die Bauchhaut, in Oberschenkel od. Oberarm, i. v. bzw. Inf. mit 250 ml isoton. Kochsalzlsg.	Nicht < 12 Jahre	Lektinol® Injektionslösung
Tinktur (1:5)	Ethanol 31,5 % (V/V)	3 × tägl. 30 Tropfen	Nicht < 12 Jahre	Mistel-Tropfen Bio-Diät-Berlin
Tinktur (1:5)	Ethanol 70 % (V/V)	3 × tägl. 20–25 Tropfen	Nicht < 12 Jahre	Misteltropfen Hofmanns®
Extrakt (1:4,5–5,5)	Likörwein	2–3 × tägl. 15–20 Tropfen	Nicht < 12 Jahre	Mistel-Tropfen Bio Salus®
Presssaft (1:1,6–2,2)	–	2 × tägl. 5–10 ml	Nicht < 12 Jahre	Mistelsaft Pflanzensaft Schoenenberger

Anwendungshinweise

Innerlich, i. v., s. c.; Teeaufguss: 2,5 g mit kaltem Wasser 10–12 h stehen lassen und durch das Teesieb geben, vor dem Trinken kurz zum Sieden erhitzen.

Anwendungsdauer

Anwendung nur unter ärztlicher Aufsicht und gemäß den Vorgaben des Arztes.

Schwangerschaft / Stillzeit	
Schwangerschaft	Nur nach ärztlicher Rücksprache, da keine klinischen Daten vorliegen.
Stillzeit	Nur nach ärztlicher Rücksprache, da keine klinischen Daten vorliegen.

Besondere Hinweise	
Cave	Eine Anwendung bei Kindern wird aufgrund des Indikationsgebietes nicht empfohlen. Nicht in entzündliche Hautareale oder Bestrahlungsfelder injizieren. Bei Tumorerkrankungen des hämatopoetischen und lymphatischen Systems sowie bei immunogenen Tumoren (Nierenzellkarzinom, malignes Melanom) Anwendung nur nach ärztlicher Empfehlung und engmaschiger Kontrolle wegen unzureichender Datenlage.
Reaktionsvermögen	Keine Daten verfügbar.
Überdosierung	Kein Fall bekannt.
Abhängigkeit	Keine Angabe.
Erstattung	Erstattungsfähig lt. AMR Anlage I Nr. 32: parenteral, auf Mistellektin normiert, nur in der palliativen Therapie von malignen Tumoren zur Verbesserung der Lebensqualität.

MÖNCHSPFEFFERFRÜCHTE

[Nicht Rp.][HMPC] Zur Erstattung ► siehe besondere Hinweise

Droge	
Die ganzen, reifen, getrockneten Früchte von *Vitex agnus-castus* L.	
Inhaltsstoffe	
Ätherische Öle, Polyphenole, Gerbstoffe.	
Wirkungen	
Prolaktinhemmend.	
Indikationen / Kontraindikationen	
Indikation	• **WEU + Trad.**: Prämenstruelle Beschwerden.
Kontraindikation	• **WEU + Trad.**: Überempfindlichkeit gegen den Wirkstoff oder einen der sonstigen Bestandteile.
UAW	
Sehr häufig (> 1:10)	–
Häufig (< 1:10)	–
Gelegentlich (< 1:100)	–
Selten (< 1:1000)	–
Sehr selten (< 1:10000)	–
Ohne Häufigkeit	**WEU + Trad.**: Schwere allergische Reaktionen mit Schwellungen im Gesicht, Schluckbeschwerden. (Allergische) Hautreaktionen (Ausschlag, Urtikaria), Kopfschmerzen, Schwindel, gastrointestinale Beschwerden (z. B. Übelkeit, Bauchschmerzen), Akne, Menstruationsbeschwerden
Wechselwirkungen	
Arzneimittel	Aufgrund der möglichen dopaminergen und estrogenen Wirkung von Mönchspfeffer können Interaktionen mit Dopamin-Agonisten, Dopamin-Antagonisten, Estrogenen und Antiestrogenen nicht ausgeschlossen werden.
Nahrungsmittel	Keine bekannt.

Präparate / Dosierung

Wirkstoff	Extraktionsmittel	Dosierung (> 18 Jahre)	Dosierung (< 18 Jahre)	Handelspräparate
WEU				
Trockenextrakt (6–12:1)	Ethanol 60 % (V/V)	TD: 20 mg, entsprechend bis zu 180 mg Droge	Nicht < 18 Jahre	–

Präparate / Dosierung

Wirkstoff	Extraktionsmittel	Dosierung (> 18 Jahre)	Dosierung (< 18 Jahre)	Handelspräparate
Trad.				
Pulverisierte Droge	–	2 × tägl. 400 mg	Nicht < 18 Jahre	–
Tinktur (1:5)	Ethanol 58–60 % (V/V)	1 × tägl. 40 Tropfen	Nicht < 18 Jahre	–
Tinktur (1:5)	Ethanol 70 % (V/V) (Herstellung unter Zusatz von $CaCO_3$	1 × tägl. 30–40 Tropfen, entsprechend ca. 33 mg Droge	Nicht < 18 Jahre	–
Trockenextrakt (7–13:1)	Ethanol 60 % (m/m)	1 × tägl. 4 mg, entsprechend 28–52 mg Droge	Nicht < 18 Jahre	Agnolyt® Madaus Kapseln; Agnus castus AL Tabletten; Biofem® Tabletten
Trockenextrakt (10,0–18,5:1)	Ethanol 50–52 % (m/m)	1 × tägl. 2–3 mg, entsprechend 30–48 mg Droge	Nicht < 18 Jahre	–

Anwendungshinweise

WEU + Trad.: Innerlich.

Anwendungsdauer

WEU: Um ein optimales Behandlungsergebnis zu erzielen, ist eine Einnahme über drei Monate empfohlen. **WEU + Trad.**: Tritt nach drei Monaten keine Besserung ein, ist ein Arzt zu konsultieren.

Schwangerschaft / Stillzeit

Schwangerschaft	Die Einnahme während der Schwangerschaft ist nicht empfohlen.
Stillzeit	Die Einnahme während der Stillzeit ist nicht empfohlen.

Besondere Hinweise	
Cave	**WEU + Trad.**: Patienten mit einem estrogen-getriggerten Karzinom in ihrer Anamnese sollten vor der Einnahme ihren Arzt konsultieren. Patienten, die Dopamin-Agonisten, Dopamin-Antagonisten, Estrogene und Antiestrogene einnehmen, sollten vor der Einnahme von Mönchspfeffer mit einem Arzt Rücksprache halten. Nicht < 18 Jahre. Bei Verschlimmerung der Symptome unter der Einnahme sollte ein Arzt konsultiert werden. Da Mönchspfeffer vermutlich über die Hypophysen-Hypothalamus-Achse wirkt, sollten Patienten mit Hypophysen-Beschwerden in ihrer Anamnese vor der Einnahme einen Arzt konsultieren.
Reaktionsvermögen	Keine Daten verfügbar.
Überdosierung	Kein Fall bekannt.
Abhängigkeit	Keine Angabe.
Erstattung	**WEU + Trad.**: Bis auf bestimmte Ausnahmefälle lt. AMR Anlage III nicht erstattungsfähig.

MUTTERKRAUT

[Nicht Rp.][HMPC] Zur Erstattung ▶ siehe besondere Hinweise

Droge	
Die getrockneten, ganzen oder geschnittenen, oberirdischen Teile von *Tanacetum parthenium* (L.) SCHULZ BIP.	
Inhaltsstoffe	
Sesquiterpenlactone (Parthenolid), ätherische Öle (Campher).	
Wirkungen	
Antiphlogistisch, analgetisch.	
Indikationen / Kontraindikationen	
Indikation	• **Trad.:** Zur Migräneprophylaxe, wenn ernste Erkrankungen durch einen Arzt ausgeschlossen wurden.
Kontraindikation	• Überempfindlichkeit gegen den Wirkstoff oder einen der sonstigen Bestandteile. Überempfindlichkeit gegen andere Korbblütler.
UAW	
Sehr häufig (> 1:10)	–
Häufig (< 1:10)	–
Gelegentlich (< 1:100)	–
Selten (< 1:1000)	–
Sehr selten (< 1:10000)	–
Ohne Häufigkeit	Gastrointestinale Störungen
Wechselwirkungen	
Arzneimittel	Keine bekannt.
Nahrungsmittel	Keine bekannt.

Präparate / Dosierung

Wirkstoff	Extraktionsmittel	Dosierung (> 18 Jahre)	Dosierung (< 18 Jahre)	
Pulverisierte Droge	–	Durchschnittliche TD: 100 mg	Nicht < 18 Jahre	
Anwendungshinweise				
Innerlich.				
Anwendungsdauer				
Tritt nach zwei Monaten keine Besserung ein, sollte ein Arzt konsultiert werden.				

Schwangerschaft / Stillzeit	
Schwangerschaft	Nur nach ärztlicher Rücksprache, da keine klinischen Daten vorliegen.
Stillzeit	Nur nach ärztlicher Rücksprache, da keine klinischen Daten vorliegen.
Besondere Hinweise	
Cave	Aufgrund fehlender Daten nicht < 18 Jahre.
Reaktionsvermögen	Keine Daten verfügbar.
Überdosierung	Kein Fall bekannt.
Abhängigkeit	Keine Angabe.
Erstattung	Erstattungsfähig für Kinder bis 12 Jahre, in dieser Altersgruppe jedoch nicht empfohlen.

ORTHOSIPHONBLÄTTER

[Nicht Rp.][HMPC] Zur Erstattung ▶ siehe besondere Hinweise

Droge

Die zerkleinerten, getrockneten Laubblätter und Stängelspitzen von *Orthosiphon stamineus* BENTH.

Inhaltsstoffe

Sinensetin, Eupatorin, Rosmarinsäure.

Wirkungen

Diuretisch, bakteriostatisch, fungistatisch.

Indikationen / Kontraindikationen

Indikation	• **Trad.:** Steigerung der Urinmenge, Durchspülung der ableitenden Harnwege, leichte Harnwegsbeschwerden.
Kontraindikation	• Überempfindlichkeit gegen den Wirkstoff oder einen der sonstigen Bestandteile.

UAW

Keine unerwünschten Arzneimittelwirkungen bekannt.

Wechselwirkungen

Arzneimittel	Keine bekannt.
Nahrungsmittel	Keine bekannt.

Präparate / Dosierung

Wirkstoff	Extraktionsmittel	Dosierung (> 18 Jahre)	Dosierung (< 18 Jahre)	Handelspräparate
Getrocknete zerkleinerte Droge	–	TD: 6–12 g in Einzeldosen aufgeteilt	Nicht < 18 Jahre	Sidroga® Blasen- und Nierentee[K]; Harntreibender Tee N Aurica[K]; Orthosiphonblättertee Alexander Weltecke
Flüssigextrakt (1:1)	Ethanol 25 % (m/m)	2 g, 1–2 × tägl.	Nicht < 18 Jahre	–
Trockenextrakt (5–7:1)	Wasser	360 mg, 3–4 × tägl.	Nicht < 18 Jahre	Aqualibra® Tabletten[K]; Carito® mono Kapseln
Trockenextrakt (8–12:1)	Ethanol 60 % (V/V)	200–400 mg, 3 × tägl.	Nicht < 18 Jahre	Nephronorm® med Tabletten

Präparate / Dosierung				
Wirkstoff	Extraktionsmittel	Dosierung (> 18 Jahre)	Dosierung (< 18 Jahre)	Handelspräparate
Trockenextrakt (7–8:1)	Ethanol 70 % (V/V)	280 mg, 3 × tägl.	Nicht < 18 Jahre	Diufluxx® mono Kapseln

Anwendungshinweise
Innerlich; zur weiteren Steigerung der Urinmenge sollte während der Behandlung auf eine ausreichende Flüssigkeitszufuhr geachtet werden.
Anwendungsdauer
Tritt während der Einnahme keine Besserung ein, sollte ein Arzt konsultiert werden.

Schwangerschaft / Stillzeit	
Schwangerschaft	Nur nach ärztlicher Rücksprache, da keine klinischen Daten vorliegen.
Stillzeit	Nur nach ärztlicher Rücksprache, da keine klinischen Daten vorliegen.

Besondere Hinweise	
Cave	Nicht < 18 Jahre. Bei weiteren Symptomen wie Fieber, Dysurie, Spasmen oder Blut im Urin sollte ein Arzt konsultiert werden. Bei Ödemen aufgrund verringerter Herz- und Nierenfunktion ist die Einnahme nicht empfohlen.
Reaktionsvermögen	Keine Daten verfügbar.
Überdosierung	Kein Fall bekannt.
Abhängigkeit	Keine Angabe.
Erstattung	Erstattungsfähig für Kinder bis 12 Jahre, in dieser Altersgruppe jedoch nicht empfohlen.

PASSIONSBLUMENKRAUT

[Nicht Rp.][HMPC] Zur Erstattung ▶ siehe besondere Hinweise

Droge	
Die getrockneten, zerkleinerten oder geschnittenen, oberirdischen Teile von *Passiflora incarnata* L. Blüten und Früchte können vorhanden sein.	
Inhaltsstoffe	
Vitexin, Polysaccharide.	
Wirkungen	
Sedativ, anxiolytisch.	
Indikationen / Kontraindikationen	
Indikation	• **Trad.:** Milde Symptome psychischer Belastung; Einschlafhilfe.
Kontraindikation	• Überempfindlichkeit gegen den Wirkstoff oder einen der sonstigen Bestandteile.
UAW	
Sehr häufig (> 1:10)	–
Häufig (< 1:10)	–
Gelegentlich (< 1:100)	–
Selten (< 1:1000)	–
Sehr selten (< 1:10000)	–
Ohne Häufigkeit	Überempfindlichkeitsreaktionen der Gefäße (Vaskulitis); Übelkeit, Tachykardie
Wechselwirkungen	
Arzneimittel	Es liegen keine klinischen Daten über Wechselwirkungen mit synthetischen Sedativa (z. B. Benzodiazepine) vor. Die gleichzeitige Einnahme beider Arzneimittel ist nicht empfohlen, außer auf ärztliches Anraten.
Nahrungsmittel	Keine bekannt.

Präparate / Dosierung				
Wirkstoff	Extraktionsmittel	Dosierung (> 12 Jahre)	Dosierung (< 12 Jahre)	Handelspräparate
Getrocknete, zerkleinerte Droge	–	Als Pulver: 0,5–2 g, 1–4 × tägl.; als Teeaufguss: 1–2 g in 150 ml Wasser, 10 min ziehen lassen, 1–4 × tägl.	Nicht < 12 Jahre	H&S® Beruhigungstee Nr. 34; Sidroga® Schlaf- und Nerventee[K]; Heumann® Beruhigungs- und Einschlaftee[K]
Flüssigextrakt (1:8)	Ethanol 25 % (V/V)	2–4 ml bis zu 4 × tägl.	Nicht < 12 Jahre	–
Flüssigextrakt (1:8)	Ethanol 45 % (V/V)	2 ml bis zu 3 × tägl.	Nicht < 12 Jahre	–
Flüssigextrakt (1:1)	Ethanol 25 % (V/V)	0,5–2 ml bis zu 4 × tägl.	Nicht < 12 Jahre	–
Flüssigextrakt (1:1)	Ethanol 70 % (V/V)	2 ml bis zu 3 × tägl.	Nicht < 12 Jahre	Passiflora curarina® Tropfen

Anwendungshinweise
Innerlich.
Anwendungsdauer
Tritt während der Einnahme keine Besserung ein, sollte ein Arzt konsultiert werden.

Schwangerschaft / Stillzeit	
Schwangerschaft	Nur nach ärztlicher Rücksprache, da keine klinischen Daten vorliegen.
Stillzeit	Nur nach ärztlicher Rücksprache, da keine klinischen Daten vorliegen.

Besondere Hinweise	
Cave	Nicht < 12 Jahre.
Reaktionsvermögen	Die Fähigkeit Auto zu fahren oder Maschinen zu bedienen kann beeinträchtigt werden.
Überdosierung	Kein Fall bekannt.
Abhängigkeit	Keine Angabe.
Erstattung	Bis auf begründete Ausnahmefälle lt. AMR Anlage III nicht erstattungsfähig, ferner für Kinder < 12 Jahren unzweckmäßig.

PFEFFERMINZBLÄTTER

[Nicht Rp.][HMPC] Zur Erstattung ▶ siehe besondere Hinweise

Droge	
Die getrockneten, ganzen oder geschnittenen Blätter von *Mentha × piperita* L.	
Inhaltsstoffe	
Ätherisches Öl (Menthol, Menthon), Rosmarinsäure.	
Wirkungen	
Spasmolytisch, schwach antiphlogistisch und analgetisch, choleretisch.	
Indikationen / Kontraindikationen	
Indikation	• **Trad.:** Verdauungsstörungen wie Dyspepsien und Blähungen.
Kontraindikation	• Überempfindlichkeit gegen Pfefferminzblätter-Zubereitungen oder Menthol.
UAW	
Sehr häufig (> 1:10)	–
Häufig (< 1:10)	–
Gelegentlich (< 1:100)	–
Selten (< 1:1000)	–
Sehr selten (< 1:10000)	–
Ohne Häufigkeit	Verschlimmerung von Reflux und Sodbrennen
Wechselwirkungen	
Arzneimittel	Keine bekannt.
Nahrungsmittel	Keine bekannt.

Präparate / Dosierung

Wirkstoff	Extraktionsmittel	Dosierung (> 12 Jahre)	Dosierung (< 12 Jahre)	Handelspräparate
Getrocknete, zerkleinerte Droge	–	4,5–9 g aufgeteilt in 3 ED als Teeaufguss	4–12 Jahre: 3–5 g aufgeteilt in 3 ED als Teeaufguss; 12–16 Jahre: 3–6 g aufgeteilt in 3 ED als Teeaufguss; nicht < 4 Jahre	Sidroga® Pfefferminzblätter; Sidroga® Magen-Darm-Beruhigungstee[K]; H&S® Galle- und Lebertee N[K]

Präparate / Dosierung				
Wirkstoff	Extraktionsmittel	Dosierung (> 12 Jahre)	Dosierung (< 12 Jahre)	Handelspräparate
Tinktur (1:5)	Ethanol 45 % (V/V)	6–9 ml aufgeteilt in 3 ED	Nicht < 18 Jahre	–
Tinktur (1:5)	Ethanol 70 % (V/V)	6–9 ml aufgeteilt in 3 ED	Nicht < 18 Jahre	–
Anwendungshinweise				
Innerlich.				
Anwendungsdauer				
Tritt nach zwei Wochen keine Besserung ein, sollte ein Arzt konsultiert werden.				

Schwangerschaft / Stillzeit	
Schwangerschaft	Nur nach ärztlicher Rücksprache, da keine klinischen Daten vorliegen.
Stillzeit	Nur nach ärztlicher Rücksprache, da keine klinischen Daten vorliegen.

Besondere Hinweise	
Cave	Patienten mit Reflux (Sodbrennen) sollten Zubereitungen aus Pfefferminzblättern vermeiden, da sie Sodbrennen verschlimmern können. Patienten mit Gallensteinen und anderen Gallenbeschwerden sollten bei der Einnahme zurückhaltend sein. Nicht < 4 Jahre.
Reaktionsvermögen	Keine Daten verfügbar.
Überdosierung	Kein Fall bekannt.
Abhängigkeit	Keine Angabe.
Erstattung	Erstattungsfähig für Kinder bis 12 Jahre, aber lt. AMR Anlage III in bestimmten Indikationen (Gallenwegstherapeutika, Cholagoga) unwirtschaftlich. Karminativa sind lt. AMR Anlage III nur für Säuglinge und Kleinkinder erstattungsfähig, in dieser Altersgruppe sind Pfefferminzblätter jedoch nicht empfohlen.

PFEFFERMINZÖL

[Nicht Rp.][HMPC] Zur Erstattung ▶ siehe besondere Hinweise

Droge	
Aus den frischen, blühenden oberirdischen Teilen von *Mentha × piperita* L. durch Wasserdampfdestillation gewonnenes ätherisches Öl.	
Inhaltsstoffe	
Menthol, Neomenthol, Isomenthol.	
Wirkungen	
Spasmolytisch im Verdauungstrakt, schwach antiphlogistisch, choleretisch.	
Indikationen / Kontraindikationen	
Indikation	• **WEU A:** Innerlich bei leichten Spasmen im Gastrointestinal-Trakt, Blähungen, Bauchschmerzen, insbesondere bei Patienten mit Reizdarm. • **WEU B:** Kutan bei leichten Spannungskopfschmerzen. • **Trad. A+D+E:** Kutan, zum Inhalieren oder zur Anwendung in der Mundhöhle bei Husten und Erkältung. • **Trad. B:** Kutan bei lokalen Muskelschmerzen. • **Trad. C:** Kutan bei lokalem Juckreiz auf intakter Haut.
Kontraindikation	• **WEU + Trad.:** Überempfindlichkeit gegen Pfefferminzöl oder Menthol. • **WEU innerlich:** Lebererkrankungen, Cholangitis, Achlorhydrie, Gallensteine oder andere Gallenbeschwerden. • **Trad.:** Kinder < 2 Jahre, da Menthol zu Atemstillstand und Laryngospasmus führen kann; Kinder, die Krampfanfälle (mit oder ohne Fieber) hatten.
UAW	
Sehr häufig (> 1:10)	–
Häufig (< 1:10)	–
Gelegentlich (< 1:100)	–
Selten (< 1:1000)	–
Sehr selten (< 1:10000)	–

Ohne Häufigkeit	**WEU innerlich:** Mentholgeruch von Urin und Stuhl; Dysurie; Entzündungen der Peniseichel; Sodbrennen, perianales Brennen, verschwommenes Sehen, Übelkeit, Erbrechen; allergische Reaktionen auf Menthol mit Kopfschmerzen, Bradykardie, Muskeltremor, Ataxie, anaphylaktischer Schock und erythematöse Hautrötungen. **WEU + Trad. kutan:** Überempfindlichkeitsreaktionen wie leichte Hautrötungen, Kontaktdermatitis, Augenirritationen können vorübergehend auftreten; Hautirritationen und Irritationen der Nasenschleimhaut nach lokaler Anwendung möglich. **Trad. innerlich:** Atemnot, Verengungen der Atemwege im Bereich der Bronchien und des Kehlkopfs; Kontaktsensibilisierung, Brennen im Mund, rezidivierende orale Ulzerationen, lichenoide Reaktionen.
Wechselwirkungen	
Arzneimittel	Die gleichzeitige Gabe von Medikamenten kann zur vorzeitigen Freigabe des Kapselinhalts führen. Arzneimittel für die Hemmung der Magensäure, wie H_2-Blocker oder Protonenpumpen-Inhibitoren, können zur vorzeitigen Auflösung des magensaftresistenten Schutzes führen und sollten vermieden werden.
Nahrungsmittel	Die gleichzeitige Gabe von Nahrungsmitteln kann zur vorzeitigen Freigabe des Kapselinhalts führen.

Präparate / Dosierung

Wirkstoff	Extraktionsmittel	Dosierung (> 12 Jahre)	Dosierung (< 12 Jahre)	Handelspräparate
WEU				
Als magensaftresistente Kapseln zum Einnehmen	–	**WEU A**: 0,2–0,4 ml bis zu 3 × tägl.	**WEU A**: 8–12 Jahre: 0,2 ml bis zu 3 × tägl. Nicht < 8 Jahre	Medacalm® Hartkapseln
Flüssige oder halbfeste Zubereitungen	–	**WEU B**: kutan: bis zu 3 × tägl.	**WEU B**: Nicht < 18 Jahre	Euminz® äußerlich

Präparate / Dosierung				
Wirkstoff	Extraktions-mittel	Dosierung (> 12 Jahre)	Dosierung (< 12 Jahre)	Handelspräparate
Trad.				
Flüssige oder halbfeste Zubereitungen		halbfeste Zuber. 5–20 %; Wasser/Ethanol Zuber. 5–10%; Nasensalbe: 1–5 %; **Trad. D:** ab 12 Jahre: 2–4 Tropfen bis zu 3 × tägl.; **Trad. E:** 2–3 Tropfen (0,08–0,12 ml), 3–4 × tägl. (0,2–0,5 ml)	**Trad. A–C:** von 4–10 Jahre: ED: halbfeste Zuber. 2–10 %; Wasser/Ethanol Zuber. 2–4 %, 10–16 Jahre: halbfeste Zuber. 5–15 %, Wasser/Ethanol Zuber. 3–6%, bis zu 3 × tägl.; **Trad. D:** Nicht < 12 Jahre; **Trad. E:** 2–3 Tropfen (0,08–0,12 ml), 3–4 × tägl. (0,2–0,5 ml)	**Trad. B:** Sogoon® Schmerzcreme[K]; Tiger Balm® rot[K]; Rheuma- und Schmerzsalbe Winthrop®[K]; **Trad. A+D+E:** Tiger Balm® weiß[K]; Olbas® Tropfen[K]; Laryngsan® plus Zink[K]; Kamillosan® Mund- und Rachenspray[K]; Bronchoforton® Salbe[K]; Chinaöl Bio-Diät-Berlin®

Anwendungshinweise

WEU innerlich: Die Einnahme sollte vor dem Essen erfolgen. **WEU kutan**: Alle 15 Minuten auf Stirn und Schläfen einreiben. **Trad. A+D+E**: Kutan auf Brust oder Rücken. Inhalation: das Öl in heißes Wasser geben und den Dampf inhalieren; alternativ kann das Öl in eine geeignete Inhalierhilfe gegeben werden. Anwendung in der Mundhöhle: als Lutschtabletten oder Mundspray. **Trad. B+C kutan**: Auf die betroffene Stelle auftragen.

Anwendungsdauer

WEU A: Solange die Symptome anhalten, normalerweise 1–2 Wochen, nicht länger als drei Monate. **WEU B**: Tritt nach zwei Wochen keine Besserung ein, sollte ein Arzt konsultiert werden. **Trad. A+D+E:** Nicht länger als zwei Wochen. **Trad. B+C:** Eine Anwendung länger als 3 Monate ist nicht zu empfehlen.

Schwangerschaft / Stillzeit

Schwangerschaft	**WEU:** Bei Studien an Tieren wurden keine teratogenen Effekte beobachtet. **WEU + Trad.:** Nur nach ärztlicher Rücksprache, da keine klinischen Daten vorliegen.
Stillzeit	**WEU + Trad.**: Nur nach ärztlicher Rücksprache, da keine klinischen Daten vorliegen.

Besondere Hinweise	
Cave	**WEU innerlich**: Nicht < 8 Jahre. Die Kapseln sollten ganz geschluckt werden, nicht lutschen oder kauen, da das so vorzeitig freigesetzte Öl Reizungen im Mund oder Ösophagus verursachen kann. Bei Patienten mit Sodbrennen oder Zwerchfellbruch kann es nach der Einnahme von Pfefferminzöl zu einer Verschlimmerung der Symptome kommen, hier sollte die Behandlung unterbrochen werden. **Trad. innerlich**: Die Anwendung für Kinder 2–4 Jahre ist aufgrund fehlender Daten nicht empfohlen. Bei Patienten mit Sodbrennen oder Zwerchfellbruch kann es nach der Einnahme von Pfefferminzöl zu einer Verschlimmerung der Symptome kommen, hier sollte die Behandlung unterbrochen werden. Bei Entzündungen oder Ulzerationen im Gastrointestinaltrakt sollte die Einnahme von Pfefferminzöl vermieden werden. **WEU kutan**: Nicht < 18 Jahre. Ein Augenkontakt mit ungewaschenen Händen nach der Einreibung mit Pfefferminzöl kann zu Irritationen führen. **Trad. kutan**: Die Anwendung für Kinder 2–4 Jahre ist aufgrund fehlender Daten nicht empfohlen. Ein Augenkontakt mit ungewaschenen Händen nach der Einreibung mit Pfefferminzöl kann zu Irritationen führen. Nicht auf geschädigte oder gereizte Haut auftragen.
Reaktionsvermögen	Keine Daten verfügbar.
Überdosierung	**WEU + Trad. innerlich:** Gastrointestinale Symptome wie Diarrhö, rektale Ulzerationen, epileptische Anfälle, Bewusstlosigkeit, Atemnot, Übelkeit, Herzrhythmusstörungen, Ataxie und andere ZNS-Probleme vermutlich aufgrund des Menthols. Bei einer Überdosierung sollte eine Magenspülung vorgenommen werden. Es sollte eine Überwachung und wenn nötig eine symptomatische Behandlung erfolgen; Schwindel, Verwirrung, Muskelschwäche, Übelkeit und Doppeltsehen. **Trad. kutan:** Kein Fall bekannt.
Abhängigkeit	Keine Angabe.
Erstattung	**WEU A:** Karminativa sind lt. AMR Anlage III nur für Säuglinge und Kleinkinder erstattungsfähig, in dieser Altersgruppe ist Pfefferminzöl jedoch nicht empfohlen. **Trad. A+C+D+E:** Erstattungsfähig für Kinder bis 12 Jahre. **WEU B + Trad. B:** Rheumamittel (Analgetika/Antiphlogistika/Antirheumatika) zu externen Anwendung lt. AMR Anlage III nicht erstattungsfähig.

PRIMELWURZEL

[Nicht Rp.][HMPC] Erstattungsfähig für Kinder bis 12 Jahre.

Droge	
Der ganze oder geschnittene, getrocknete Wurzelstock mit den Wurzeln von *Primula veris* L. oder *Primula elatior* (L.) HILL.	
Inhaltsstoffe	
Triterpensaponine.	
Wirkungen	
Expektorierend.	
Indikationen / Kontraindikationen	
Indikation	• **Trad.:** Als Expektorans bei Husten und Erkältung.
Kontraindikation	• Überempfindlichkeit gegen den Wirkstoff, einen der sonstigen Bestandteile oder andere Primula-Arten. Akute obstruktive Laryngitis in der Anamnese bei Kindern; Asthma.
UAW	
Sehr häufig (> 1:10)	–
Häufig (< 1:10)	–
Gelegentlich (< 1:100)	–
Selten (< 1:1000)	–
Sehr selten (< 1:10000)	–
Ohne Häufigkeit	Gastrointestinale Beschwerden, Übelkeit, Erbrechen, allergische Reaktionen
Wechselwirkungen	
Arzneimittel	Keine bekannt.
Nahrungsmittel	Keine bekannt.

Präparate / Dosierung

Wirkstoff	Extraktionsmittel	Dosierung (> 12 Jahre)	Dosierung (< 12 Jahre)	Handelspräparate
zerkleinerte Droge	–	ED: 0,2–0,5 g als Teeaufguss, max. 3 × tägl., TD: 0,5–1,5 g	Nicht < 12 Jahre	–
Trockenextrakt (3–9:1)	Ethanol 40–50 % (V/V)	ED: 0,1–0,2 g, max. 3 × tägl., TD: 0,3–0,6 g	Nicht < 12 Jahre	Bronchipret® TP FTA[K]; Sinuforton® Kapseln mit Anis bei Erkältung[K]

Präparate / Dosierung				
Wirkstoff	Extraktionsmittel	Dosierung (> 12 Jahre)	Dosierung (< 12 Jahre)	Handelspräparate
Flüssigextrakt (1:1)	Ethanol 70 % (V/V)	ED: 0,5 g, max. 3 × tägl., TD: 1,5 g	Nicht < 12 Jahre	–
Flüssigextrakt (1:2,0–2,5)	Ethanol 70 % (V/V)	ED: 0,6 g, max. 3 × tägl., TD: 2,4 g	4–12 Jahre: ED: 0,33 g, 3 × tägl., TD: 1,0 g; Nicht < 4 Jahre	Bronchicum® Elixir[K]
Tinktur (1:5)	Ethanol 70 % (V/V)	ED: 0,5–1 g, max. 3 × tägl., TD: 1,5–3 g	4–12 Jahre: ED: 0,3–0,5 ml, 3 × tägl., TD: 0,9–1,5 ml. Nicht < 4 Jahre	Expectysat® Bürger[K]
Dickextrakt (5–10:1)	Wasser	ED: entspricht 0,2–0,5 g Droge, max. 3 × tägl., TD: entspricht 0,5–1,5 g Droge	Nicht < 4 Jahre	Sinuforton® Saft[K]
Dickextrakt (1–4:1)	Ethanol 20–55 % (V/V)	ED: entspricht 0,2–0,5 g Droge, max. 3 × tägl., TD: entspricht 0,5–1,5 g Droge	4–6 Jahre: ED: 0,12 g, 3 × tägl., TD: 0,35 g; 6–12 Jahre: ED: 0,12 g, 3–4 × tägl., TD: 0,35–0,5 g. Nicht < 4 Jahre	Phytobronchin® Saft[K]
Dickextrakt (6–10:1)	Methanol, Wasser, Ammoniak (50,0:49,5:0,5)	ED: 22,5 mg, max. 3 × tägl., TD: 67,5 mg	Nicht < 4 Jahre	–
Dickextrakt (6–10:1)	Methanol 50 % (V/V)	ED: entspricht 0,2–0,5 g Droge, max. 3 × tägl., TD: entspricht 0,5–1,5 g Droge	Nicht < 4 Jahre	–

Anwendungshinweise

Innerlich.

Anwendungsdauer

Tritt nach einer Woche keine Besserung ein, sollte ein Arzt konsultiert werden.

Schwangerschaft / Stillzeit	
Schwangerschaft	Nur nach ärztlicher Rücksprache, da keine klinischen Daten vorliegen.
Stillzeit	Nur nach ärztlicher Rücksprache, da keine klinischen Daten vorliegen.
Besondere Hinweise	
Cave	Aufgrund fehlender Daten nicht < 4 Jahre. Vorsicht bei Patienten mit Gastritis oder Magengeschwüren. Bei Atemnot, Fieber oder blutigem Sputum sollte ein Arzt konsultiert werden.
Reaktionsvermögen	Keine Daten verfügbar.
Überdosierung	Magenverstimmungen, Erbrechen, Durchfall.
Abhängigkeit	Keine Angabe.

QUENDELKRAUT

[Nicht Rp.] Zur Erstattung ▶ siehe besondere Hinweise

Droge	
Die ganzen oder geschnittenen, getrockneten, blühenden oberirdischen Teile von *Thymus serpyllum* L.	
Inhaltsstoffe	
Ätherische Öle (Carvacrol, Thymol), Rosmarinsäure.	
Wirkungen	
Antimikrobiell, spasmolytisch, expektorierend.	
Indikationen / Kontraindikationen	
Indikation	• Innerlich bei Katarrhen der oberen Luftwege. Äußerlich als Vollbad zur unterstützenden Behandlung von akuten oder chronischen Erkrankungen der Luftwege.
Kontraindikation	• Überempfindlichkeit gegen den Wirkstoff oder einen der sonstigen Bestandteile. Vollbäder sollten, unabhängig vom Inhaltsstoff, bei größeren Hautverletzungen, akuten Hautkrankheiten, schweren fieberhaften und infektiösen Erkrankungen, Herzinsuffizienz und Hypertonie nur nach Rücksprache mit dem Arzt angewendet werden.
UAW	
Keine unerwünschten Arzneimittelwirkungen bekannt.	
Wechselwirkungen	
Arzneimittel	Keine bekannt.
Nahrungsmittel	Keine bekannt.

Präparate / Dosierung

Wirkstoff	Extraktionsmittel	Dosierung (> 12 Jahre)	Dosierung (< 12 Jahre)	Handelspräparate
Getrocknete Droge	–	TD: 4–6 g als Teeaufguss, mehrmals tägl. eine Tasse trinken. Als Badezusatz: 1 g Droge pro Liter Wasser	TD: 4–6 g als Teeaufguss, mehrmals tägl. eine Tasse trinken. Als Badezusatz: 1 g Droge pro Liter Wasser	Quendel/Feldthymian Apofit®

Anwendungshinweise	
Kutan, innerlich; Teeaufguss: mit 150 ml siedendem Wasser übergießen und 5–10 Minuten ziehen lassen.	
Anwendungsdauer	
Prinzipiell nicht beschränkt, tritt nach zwei Wochen keine Besserung ein oder treten die Beschwerden periodisch wiederkehrend auf, sollte ein Arzt konsultiert werden.	
Schwangerschaft / Stillzeit	
Schwangerschaft	Nur nach ärztlicher Rücksprache, da keine klinischen Daten vorliegen.
Stillzeit	Nur nach ärztlicher Rücksprache, da keine klinischen Daten vorliegen.
Besondere Hinweise	
Cave	Keine Angabe.
Reaktionsvermögen	Keine Daten verfügbar.
Überdosierung	Kein Fall bekannt.
Abhängigkeit	Keine Angabe.
Erstattung	Erstattungsfähig für Kinder bis 12 Jahre. **Hinweis:** Zurzeit sind keine Normgrößen im Handel.

RATANHIAWURZEL

[Nicht Rp.] Zur Erstattung ▶ siehe besondere Hinweise

Droge
Die getrockneten, meist zerbrochenen, unterirdischen Organe von *Krameria triandra* RUIZ et PAVON, bekannt als Peru-Ratanhia.

Inhaltsstoffe
Catechingerbstoffe, Neolignane.

Wirkungen
Adstringierend, antioxidativ.

Indikationen / Kontraindikationen	
Indikation	• Lokale Behandlung leichter Entzündungen der Mund- und Rachenschleimhaut.
Kontraindikation	• Überempfindlichkeit gegen den Wirkstoff oder einen der sonstigen Bestandteile.

UAW	
Sehr häufig (> 1:10)	–
Häufig (< 1:10)	–
Gelegentlich (< 1:100)	–
Selten (< 1:1000)	–
Sehr selten (< 1:10000)	Allergische Reaktionen
Ohne Häufigkeit	–

Wechselwirkungen	
Arzneimittel	Keine bekannt.
Nahrungsmittel	Keine bekannt.

Präparate / Dosierung

Wirkstoff	Extraktionsmittel	Dosierung (> 18 Jahre)	Dosierung (< 18 Jahre)	Handelspräparate
Getrocknete Droge	–	1–2 g als Dekokt auf 150 ml, 3 × tägl. lokal applizieren	Nicht < 18 Jahre	–

Präparate / Dosierung				
Wirkstoff	Extraktionsmittel	Dosierung (> 18 Jahre)	Dosierung (< 18 Jahre)	Handelspräparate
Tinktur (1:5)	Ethanol 70 % (V/V)	5–10 Tropfen in ein Glas Wasser, 2–3 × tägl. als Spülung oder zum Gurgeln, oder unverdünnt aus die Stelle auftragen	Nicht < 18 Jahre	–

Anwendungshinweise
Innerlich, als Mundspüllösung.
Anwendungsdauer
Prinzipiell nicht begrenzt, tritt nach zwei Wochen keine Besserung ein oder treten die Beschwerden periodisch wiederkehrend auf, sollte ein Arzt konsultiert werden.

Schwangerschaft / Stillzeit	
Schwangerschaft	Nur nach ärztlicher Rücksprache, da keine klinischen Daten vorliegen.
Stillzeit	Nur nach ärztlicher Rücksprache, da keine klinischen Daten vorliegen.

Besondere Hinweise	
Cave	Nicht < 18 Jahre.
Reaktionsvermögen	Keine Daten verfügbar.
Überdosierung	Kein Fall bekannt.
Abhängigkeit	Keine Angaben.
Erstattung	Erstattungsfähig für Kinder bis 12 Jahre, in dieser Altersgruppe jedoch nicht empfohlen. **Hinweis:** Zurzeit sind keine Normgrößen im Handel.

RHABARBERWURZEL

[Nicht Rp.][HMPC] Zur Erstattung ▶ siehe besondere Hinweise

Droge

Die getrockneten, ganzen oder geschnittenen, unterirdischen Teile von *Rheum palmatum* L. und *Rheum officinale* BAILLON.

Inhaltsstoffe

Anthrachinonglykoside (Rhein), Catechingerbstoffe.

Wirkungen

Laxierend.

Indikationen / Kontraindikationen

Indikation	• **WEU:** Kurzzeitig bei gelegentlicher Obstipation.
Kontraindikation	• Überempfindlichkeit gegen den Wirkstoff oder einen der sonstigen Bestandteile. Darmverschluss, Stenose, Atonie, Appendizitis, entzündliche Darmerkrankungen (z. B. Morbus Crohn, Colitis ulcerosa), abdominale Schmerzen unbekannter Ursache, schwere dehydrierte Zustände infolge Wasser- und Elektrolytverlust; Kinder < 12 Jahre.

UAW

Sehr häufig (> 1:10)	–
Häufig (< 1:10)	–
Gelegentlich (< 1:100)	–
Selten (< 1:1000)	–
Sehr selten (< 1:10000)	–
Ohne Häufigkeit	Überempfindlichkeitsreaktionen; Bauchschmerzen; Krämpfe; Colon irritabile; Durchfall

Wechselwirkungen

Arzneimittel	Eine durch den Langzeitgebrauch von Laxanzien ausgelöste Hypokaliämie verstärkt die Wirkung von Herzglykosiden, beeinflusst die Wirkung von Antiarrhythmika, Arzneistoffen, die eine Reversion zum Sinusrhythmus induzieren (z. B. Chinidin) und Arzneistoffen, die die QT-Zeit verlängern. Die gleichzeitige Einnahme von Diuretika, Nebennierenrindenhormonen oder Süßholzwurzel verstärkt den Kalium- und Elektrolytverlust.
Nahrungsmittel	Keine bekannt.

Präparate / Dosierung

Wirkstoff	Extraktionsmittel	Dosierung (> 12 Jahre)	Dosierung (< 12 Jahre)	Handelspräparate
Getrocknete Droge	–	20–30 mg Rhein, 1 × tägl. zur Nacht, üblicherweise 2–3 × pro Woche	Nicht < 12 Jahre	–
Standardisierte Präparate	–	20–30 mg Rhein, 1 × tägl. zur Nacht, üblicherweise 2–3 × pro Woche	Nicht < 12 Jahre	–

Anwendungshinweise

Innerlich.

Anwendungsdauer

Maximal 1–2 Wochen; längere Anwendung nur nach ärztlicher Rücksprache.

Schwangerschaft / Stillzeit

Schwangerschaft	Keine Meldungen zu unerwünschten oder schädigenden Effekten am Fötus während der Schwangerschaft bei empfohlener Dosierung. Aufgrund experimenteller Daten zum genotoxischen Risiko anderer Anthranoide (z. B. Emodin, Frangulin, Chrysophanol und Physcion) ist der Gebrauch während der Schwangerschaft dennoch nicht empfohlen.
Stillzeit	Nicht anzuwenden während der Stillzeit, aufgrund unzureichender toxikologischer Daten. Anthranoide und ihre aktiven Metaboliten (z. B. Rhein) gehen in geringen Mengen in die Muttermilch über. Eine laxierende Wirkung bei gestillten Säuglingen wurde nicht beobachtet.

Besondere Hinweise	
Cave	Die gleichzeitige Einnahme von Herzglykosiden, Antiarrhythmika, QT-verlängernden Arzneistoffen, Diuretika, Nebennierenrindenhormonen und Süßholzwurzel sollte nur nach ärztlicher Rücksprache erfolgen. Wie bei allen Laxanzien, sollte Rhabarberwurzel nicht von Patienten genommen werden, die unter einer Kotstauung im Dickdarm oder nicht diagnostizierten, akuten oder andauernden gastrointestinalen Beschwerden leiden, z. B. Bauchschmerzen, Übelkeit, Erbrechen, außer auf ärztlichen Rat, da diese Symptome Zeichen eines beginnenden oder bestehenden Darmverschlusses (Ileus) sind. Werden Laxanzien jeden Tag benötigt, sollte die Ursache der Obstipation untersucht werden. Eine Langzeitanwendung von Laxanzien sollte vermieden werden. Darmschleimhaut-reizende Laxanzien, die länger als empfohlen eingenommen werden, führen zu Darmträgheit und zur Abhängigkeit von Laxanzien. Rhabarberwurzel sollte nur dann eingesetzt werden, wenn durch Ernährungsumstellung oder mit Quellmittel kein therapeutischer Effekt zu erzielen ist.
Reaktionsvermögen	Keine relevanten Beeinträchtigungen.
Überdosierung	Krampfartige Schmerzen und starker Durchfall mit Wasser- und Elektrolytverlust (v. a. Kalium). Der Kaliumverlust kann zu Herzrhythmusstörungen und Muskelschwäche führen, v. a. bei gleichzeitiger Gabe von Herzglykosiden, Diuretika, Nebennierenrindenhormonen oder Süßholzwurzel. Die Behandlung sollte mit reichlich Flüssigkeitszufuhr unterstützt werden. Elektrolyte, v. a. Kalium, sollten überwacht werden, besonders bei älteren Personen. Chronische Überdosierung kann zur toxischen Hepatitis führen.
Abhängigkeit	**Chronischer Gebrauch/Missbrauch**: Störung des Wasserhaushalts; Elektrolytverluste, v. a. Kalium; Albuminurie; Hämaturie; reversible Pigmenteinlagerungen in der Darmschleimhaut (Pseudomelanosis coli); gelbe oder rot-braune Färbung des Urins (pH-abhängig und reversibel).
Erstattung	Lt. AMR Anlage I Nr. 1 bedingt erstattungsfähig bei Obstipation in Zusammenhang mit Tumorleiden, Megacolon, Divertikulose, Divertikulitis, Mukoviszidose, neurogener Darmlähmung, vor diagnostischen Eingriffen, bei phosphatbindender Medikation bei chronischer Niereninsuffizienz, Opioidtherapie und in der Terminalphase.

RINGELBLUMENBLÜTEN

[Nicht Rp.][HMPC] Zur Erstattung ▶ siehe besondere Hinweise

Droge	
Die ganzen oder geschnittenen, völlig entfalteten, getrockneten und vom Blütenstandsboden befreiten Einzelblüten der kultivierten, gefüllten Varietät von *Calendula officinalis* L.	
Inhaltsstoffe	
Flavonoide (Hyperosid).	
Wirkungen	
Antimikrobiell, antimykotisch, antiviral, antiphlogistisch, wundheilend.	
Indikationen / Kontraindikationen	
Indikation	• **Trad. A:** Leichte Hautentzündungen (z. B. Sonnenbrand); Unterstützung der Heilung kleinerer Wunden. • **Trad. B:** Leichte Entzündungen im Mund- und Rachenraum.
Kontraindikation	• Überempfindlichkeit gegen den Wirkstoff oder einen der sonstigen Bestandteile; Überempfindlichkeit gegen andere Korbblütler.
UAW	
Sehr häufig (> 1:10)	–
Häufig (< 1:10)	–
Gelegentlich (< 1:100)	–
Selten (< 1:1000)	–
Sehr selten (< 1:10000)	–
Ohne Häufigkeit	Sensibilisierung der Haut
Wechselwirkungen	
Arzneimittel	Keine bekannt.
Nahrungsmittel	Keine bekannt.

Präparate / Dosierung

Wirkstoff	Extraktionsmittel	Dosierung (> 12 Jahre)	Dosierung (< 12 Jahre)	Handelspräparate
Getrocknete Droge	–	1–2 g in 150 ml Wasser für Spülungen, zum Gurgeln oder zum Imprägnieren von Wundauflagen, 2–4 × tägl.	**Trad. A:** 6–12 Jahre: 1–2 g in 150 ml Wasser für Spülungen, zum Gurgeln oder zum Imprägnieren von Wundauflagen, 2–4 × tägl.; nicht < 6 Jahre; **Trad. B:** Nicht < 12 Jahre	Ringelblumenblüten Bombastus
Flüssigextrakt (1:1)	Ethanol 40–50 % (V/V)	In halbfesten Zubereitungen entspr. 2–10 % Droge, 2–4 × tägl.	**Trad. A:** 6–12 Jahre: In halbfesten Zubereitungen entspr. 2–10 % Droge, 2–4 × tägl.; nicht < 6 Jahre; **Trad. B:** Nicht < 12 Jahre	–
Flüssigextrakt (1:1,8–2,2)	Ethanol 40–50 % (V/V)	In halbfesten Zubereitungen entspr. 2–5 % Droge, 2–4 × tägl.	**Trad. A:** 6–12 Jahre: In halbfesten Zubereitungen entspr. 2–5 % Droge, 2–4 × tägl.; nicht < 6 Jahre; **Trad. B:** Nicht < 12 Jahre	–

Präparate / Dosierung

Wirkstoff	Extraktionsmittel	Dosierung (> 12 Jahre)	Dosierung (< 12 Jahre)	Handelspräparate
Tinktur (1:5)	Ethanol 70–90 % (V/V)	Als Wundauflage mit frisch abgekochtem Wasser mind. 1:3 verdünnt; in halbfester Zubereitung entspr. 2–10 % Droge; als 2 % Lösung zum Gurgeln oder als Mundspülung, 2–4 × tägl.	**Trad. A:** 6–12 Jahre: Als Wundauflage mit frisch abgekochtem Wasser mind. 1:3 verdünnt; in halbfester Zubereitung entspr. 2–10 % Droge; als 2 % Lösung zum Gurgeln oder als Mundspülung, 2–4 × tägl.; nicht < 6 Jahre; **Trad. B:** Nicht < 12 Jahre	–
Flüssigextrakt (1:10)	Flüssiges Pflanzenöl, z. B. Olivenöl	In halbfesten Zubereitungen entspr. 2–8 %, 2–4 × tägl.	**Trad. A:** 6–12 Jahre: In halbfesten Zubereitungen entspr. 2–8 %, 2–4 × tägl., nicht < 6 Jahre; **Trad. B:** Nicht < 12 Jahre	–
Salbe (1:5–1:25)	Gehärtete pflanzliche Fette, Vaseline	Entspr. 4–20 % Droge, 2–4 × tägl.	**Trad. A:** 6–12 Jahre: Entspr. 4–20 % Droge, 2–4 × tägl.; nicht < 6 Jahre; **Trad. B:** Nicht < 12 Jahre	–

Anwendungshinweise

Kutan, in der Mundhöhle.

Anwendungsdauer

Als Wundauflagen nach 30–60 min entfernen; alle Darreichungsformen nicht länger als eine Woche anwenden.

Schwangerschaft / Stillzeit	
Schwangerschaft	Nur nach ärztlicher Rücksprache, da keine klinischen Daten vorliegen.
Stillzeit	Nur nach ärztlicher Rücksprache, da keine klinischen Daten vorliegen.
Besondere Hinweise	
Cave	**Trad. A:** Nicht < 6 Jahren. **Trad. B:** Nicht < 12 Jahren. **Trad. A+B:** Bei Anzeichen einer Hautinfektion sollte ein Arzt konsultiert werden.
Reaktionsvermögen	Keine Daten verfügbar.
Überdosierung	Kein Fall bekannt.
Abhängigkeit	Keine Angabe.
Erstattung	Erstattungsfähig für Kinder bis 12 Jahre, aber lt. AMR Anlage III in bestimmten Zubereitungen (z. B. Amara) unwirtschaftlich. **Hinweis:** Zurzeit sind keine Normgrößen im Handel.

ROSMARINBLÄTTER

[Nicht Rp.][HMPC] Zur Erstattung ▶ siehe besondere Hinweise

Droge	
Das ganze, getrocknete Laubblatt von *Rosmarinus officinalis* L.	
Inhaltsstoffe	
Ätherische Öle (1,8-Cineol, Campher, α-Pinen), Rosmarinsäure.	
Wirkungen	
Antibakteriell, antiviral, antioxidativ, cholagog, choleretisch, spasmolytisch.	
Indikationen / Kontraindikationen	
Indikation	• **Trad. A:** Dyspeptische Beschwerden, leichte Spasmen im Magen-Darm-Trakt. • **Trad. B:** Bei leichten Muskel- und Gelenkschmerzen, leichten peripheren Durchblutungsstörungen.
Kontraindikation	• **Trad. A+B:** Überempfindlichkeit gegen den Wirkstoff oder einen der sonstigen Bestandteile. • **Trad. A:** Obstruktionen der Gallenwege, Cholangitis, Leberbeschwerden, Gallensteine und andere Gallenbeschwerden, die ärztliche Überwachung und Rücksprache erfordern. • **Trad. B:** Großflächige Hautverletzungen und offene Wunden, akute Hautbeschwerden, hohes Fieber, schwere Infektionen, schwere Durchblutungsstörungen und Herzinsuffizienz.
UAW	
Sehr häufig (> 1:10)	–
Häufig (< 1:10)	–
Gelegentlich (< 1:100)	–
Selten (< 1:1000)	–
Sehr selten (< 1:10000)	–
Ohne Häufigkeit	Überempfindlichkeitsreaktionen (Kontaktdermatitis, Asthma)
Wechselwirkungen	
Arzneimittel	Keine bekannt.
Nahrungsmittel	Keine bekannt.

Präparate / Dosierung				
Wirkstoff	Extraktionsmittel	Dosierung (> 12 Jahre)	Dosierung (< 12 Jahre)	Handelspräparate
Zerkleinerte Droge	–	**Trad. A:** als Teeaufguss, ED: 1–2 g in 150–250 ml kochendem Wasser, 2–3 × tägl., TD: 2–6 g; **Trad. B:** 1 Liter Dekokt (1:20) dem Badewasser zugeben, 2 × pro Woche; 50 g Droge für ein Vollbad, 1 × tägl.	Nicht < 12 Jahre	Rosmarinblätter Bombastus; Rosmarinblätter Tee Aurica
Extrakt (1:17,5–18,9)	Likörwein	**Trad. A:** 10–20 ml, 2–3 × tägl.	Nicht < 12 Jahre	–
Extrakt (1:12,5–13,5)	Likörwein	**Trad. A:** 20 ml, 1–2 × tägl.	Nicht < 12 Jahre	–
Presssaft (1:1,8–2,2)	–	**Trad. A:** 5 ml, 2–3 × tägl.	Nicht < 12 Jahre	Schoenenberger® naturreiner Heilpflanzensaft Rosmarin
Flüssigextrakt (1:1)	Ethanol 45 % (V/V)	**Trad. A:** 2–4 ml tägl.	Nicht < 12 Jahre	–

Anwendungshinweise
Trad. A: Innerlich. **Trad. B:** Kutan, als Badezusatz bei 35–38°C für 10–20 min.

Anwendungsdauer
Trad. A: Nicht länger als zwei Wochen. **Trad. B:** Nicht länger als vier Wochen.

Schwangerschaft / Stillzeit	
Schwangerschaft	Nur nach ärztlicher Rücksprache, da keine klinischen Daten vorliegen.
Stillzeit	Nur nach ärztlicher Rücksprache, da keine klinischen Daten vorliegen.

Besondere Hinweise	
Cave	**Trad. A+B:** Nicht < 12 Jahre. Als Badezusatz: Vorsicht bei Patienten mit Bluthochdruck bei Anwendung eines Vollbads! **Trad. B:** Bei Gelenkschmerzen mit Schwellungen, Rötungen oder Fieber sollte ein Arzt konsultiert werden.
Reaktionsvermögen	Keine Daten verfügbar.
Überdosierung	Keine bekannt.
Abhängigkeit	Keine Angabe.
Erstattung	**Trad. A:** Erstattungsfähig für Kinder bis 12 Jahre, in dieser Altersgruppe jedoch nicht empfohlen. **Trad. B:** Rheumamittel (Analgetika/Antiphlogistika/Antirheumatika) zur externen Anwendung lt. AMR Anlage III nicht erstattungsfähig.

ROSMARINÖL

[Nicht Rp.][HMPC] Zur Erstattung ▶ siehe besondere Hinweise

Droge	
Das aus den Blättern und beblätterten Stängeln von *Rosmarinus officinalis* L. gewonnene ätherische Öl.	
Inhaltsstoffe	
Cineol, Campher, Pinen.	
Wirkungen	
Antibakteriell, antiviral, antioxidativ, cholagog, choleretisch, spasmolytisch.	
Indikationen / Kontraindikationen	
Indikation	• **Trad. A:** Dyspeptische Beschwerden, leichte Spasmen im Magen-Darm-Trakt. • **Trad. B:** Bei leichten Muskel- und Gelenkschmerzen, leichten peripheren Durchblutungsstörungen.
Kontraindikation	• **Trad. A+B:** Überempfindlichkeit gegen den Wirkstoff oder einen der sonstigen Bestandteile. • **Trad. A:** Obstruktionen der Gallenwege, Cholangitis, Leberbeschwerden, Gallensteine und andere Gallenbeschwerden, die ärztliche Überwachung und Rücksprache erfordern. • **Trad. B:** Großflächige Hautverletzungen und offene Wunden, akute Hautbeschwerden, hohes Fieber, schwere Infektionen, schwere Durchblutungsstörungen und Herzinsuffizienz.
UAW	
Sehr häufig (> 1:10)	–
Häufig (< 1:10)	–
Gelegentlich (< 1:100)	–
Selten (< 1:1000)	–
Sehr selten (< 1:10000)	–
Ohne Häufigkeit	Überempfindlichkeitsreaktionen (Kontaktdermatitis, Asthma)
Wechselwirkungen	
Arzneimittel	Keine bekannt.
Nahrungsmittel	Keine bekannt.

Präparate / Dosierung				
Wirkstoff	Extraktionsmittel	Dosierung (> 18 Jahre)	Dosierung (< 18 Jahre)	Handelspräparate
Ätherisches Öl	–	**Trad. A:** 2 Tropfen tägl.; **Trad. B:** kutan: 6–10% in halbfester oder flüssiger Zubereitung, 2–3 × tägl., als Badezusatz: 10–27 mg pro Liter, jeden 2.–3. Tag	Nicht < 18 Jahre	Laryngsan® Spray[K]; Retterspitz® äußerlich[K]; Rheuma- und Schmerzsalbe Winthrop®[K]; Diaderma® Heilkräuterbad Rosmarin[K]; Poly-Elan® Salbe[K]
Anwendungshinweise				
Trad. A: Innerlich. **Trad. B:** Kutan, als Badezusatz bei 35–38°C für 10–20 min.				
Anwendungsdauer				
Trad. A: Nicht länger als zwei Wochen. **Trad. B:** Nicht länger als vier Wochen.				

Schwangerschaft / Stillzeit	
Schwangerschaft	Nur nach ärztlicher Rücksprache, da keine klinischen Daten vorliegen.
Stillzeit	Nur nach ärztlicher Rücksprache, da keine klinischen Daten vorliegen.

Besondere Hinweise	
Cave	**Trad. A+B:** Nicht < 18 Jahre. **Trad. B:** Bei Gelenkschmerzen mit Schwellungen, Rötungen oder Fieber sollte ein Arzt konsultiert werden. Als Badezusatz: Vorsicht bei Patienten mit Bluthochdruck bei Anwendung eines Vollbads! Kutane Anwendung: Augenkontakt vermeiden, halbfeste Zubereitungen nicht auf oder in die Nähe von Schleimhäuten bringen.
Reaktionsvermögen	Keine Daten verfügbar.
Überdosierung	Kein Fall bekannt.
Abhängigkeit	Keine Angabe.
Erstattung	**Trad. A:** Erstattungsfähig für Kinder bis 12 Jahre, in dieser Altersgruppe jedoch nicht empfohlen. **Trad. B:** Rheumamittel (Analgetika/Antiphlogistika/Antirheumatika) zur externen Anwendung sind laut AMR Anlage III Nr. 40 grundsätzlich von der Erstattung ausgeschlossen.

ROSSKASTANIENSAMEN

[Nicht Rp.][HMPC] Nicht erstattungsfähig. ▶ siehe besondere Hinweise

Droge	
Getrockneter Samen von *Aesculus hippocastanum* L.	
Inhaltsstoffe	
Aescin, Flavonoide, Phytosterole, fettes Öl, Proteine.	
Wirkungen	
Antiphlogistisch, antiexsudativ, venentonisierend.	
Indikationen / Kontraindikationen	
Indikation	• **WEU:** Chronisch-venöse Insuffizienz, charakterisiert durch geschwollene, müde Beine mit Schmerzen, Juckreiz, Spannungsgefühl, Krampfadern, Wadenkrämpfen. • **Trad. A:** Schwere Beine aufgrund leichter venöser Durchblutungsstörungen. • **Trad. B:** Prellungen, Schwellungen, Blutergüsse.
Kontraindikation	• **WEU + Trad.:** Überempfindlichkeit gegen den Wirkstoff oder einen der sonstigen Bestandteile.
UAW	
Sehr häufig (> 1:10)	–
Häufig (< 1:10)	–
Gelegentlich (< 1:100)	–
Selten (< 1:1000)	–
Sehr selten (< 1:10000)	–
Ohne Häufigkeit	**WEU**: Gastrointestinale Beschwerden, Kopfschmerzen, Schwindel, Juckreiz, allergische Reaktionen. **Trad. A+B**: Überempfindlichkeitsreaktionen der Haut (z. B. Juckreiz und Rötungen der Haut)
Wechselwirkungen	
Arzneimittel	Keine bekannt.
Nahrungsmittel	Keine bekannt.

Präparate / Dosierung				
Wirkstoff	Extraktionsmittel	Dosierung (> 12 Jahre)	Dosierung (< 12 Jahre)	Handelspräparate
WEU				
Trockenextrakt standardisiert auf 16–28 % Triterpenglykoside (berechnet als Aescin)	Ethanol 40–80 % (V/V)	50 mg Aescin, 2 × tägl.	Nicht < 18 Jahren	Aescusan® retard 50; Venentabs-ratiopharm®; Venoplant® retard S
Trad.				
Trockenextrakt mit 1 % Aescin in Salbe/Gel	Ethanol 25–50 % (V/V)	1–3 × tägl. dünn auftragen	**Trad. A:** Nicht < 18 Jahren **Trad. B:** Nicht < 12 Jahren	–
Tinktur (1:5) mit 20 % Aescin in Salbe/Gel	Ethanol 50 % (V/V)	1–3 × tägl. dünn auftragen	**Trad. A:** Nicht < 18 Jahren **Trad. B:** Nicht < 12 Jahren	Allgäuer Latschenkiefer® Venensalbe B

Anwendungshinweise

WEU: Innerlich. **Trad.**: Kutan.

Anwendungsdauer

WEU: Mindestens vier Wochen; eine langfristige Einnahme ist in Absprache mit einem Arzt möglich. **Trad. A:** Nach zwei Wochen sollte ärztliche Rücksprache gehalten werden. **Trad. B:** Nach fünf Tagen sollte ärztliche Rücksprache gehalten werden.

Schwangerschaft / Stillzeit

Schwangerschaft	**WEU** + **Trad.**: Nur nach ärztlicher Rücksprache, da keine klinischen Daten vorliegen.
Stillzeit	**WEU** + **Trad.**: Nur nach ärztlicher Rücksprache, da keine klinischen Daten vorliegen.

Besondere Hinweise	
Cave	**WEU + Trad. A:** Bei Entzündungen der Haut, Thrombophlebitis, subkutanen Verhärtungen, starken Schmerzen, Geschwüren, plötzlichen Schwellungen in einem oder beiden Beinen, sowie bei Herz- bzw. Niereninsuffizienz sollte ein Arzt aufgesucht werden. Nicht < 18 Jahre. **Trad. A+B**: Bei Anzeichen einer Hautinfektion sollte ein Arzt konsultiert werden. **Trad. B:** Nicht auf verletzter Haut, in Augennähe oder auf der Schleimhaut anwenden. Nicht < 12 Jahren.
Reaktionsvermögen	Keine Daten verfügbar.
Überdosierung	Kein Fall bekannt.
Abhängigkeit	Keine Angabe.
Erstattung	Lt. AMR Anlage III Nr. 47 nicht erstattungsfähig.

SÄGEPALMENFRÜCHTE

[Nicht Rp.] Zur Erstattung ▶ siehe besondere Hinweise

Droge
Die getrockneten, reifen Früchte von *Serenoa repens* (BATRAM) SMALL. (*Sabal serrulata* (MICHAUX) NICHOLS).

Inhaltsstoffe
Freie Fettsäuren, Sterole, Triglyceride.

Wirkungen
Hemmung der 5α-Reduktase, der Cyclooxygenase bzw. der Lipoxygenase.

Indikationen / Kontraindikationen	
Indikation	• Miktionsbeschwerden (Dysurie, Pollakisurie, Nykturie, Harnverhaltung) bei leichter oder mittlerer benigner Prostatahyperplasie, z. B. Stadium I und II nach Alken, Stadium II und III nach Vahlensieck oder vergleichbarer Schweregrad.
Kontraindikation	• Überempfindlichkeit gegen den Wirkstoff oder einen der sonstigen Bestandteile.

UAW	
Sehr häufig (> 1:10)	–
Häufig (< 1:10)	–
Gelegentlich (< 1:100)	–
Selten (< 1:1000)	Magenbeschwerden, Übelkeit, Erbrechen, Durchfall
Sehr selten (< 1:10000)	Allergische Reaktionen
Ohne Häufigkeit	–

Wechselwirkungen	
Arzneimittel	Keine bekannt.
Nahrungsmittel	Keine bekannt.

Präparate / Dosierung

Wirkstoff	Extraktionsmittel	Dosierung (> 12 Jahre)	Dosierung (< 12 Jahre)	Handelspräparate
Trockenextrakt (7–13:1)	Ethanol 90 % (m/m)	3 × tägl. 75 mg	Nicht < 12 Jahre	Granu Fink® Prosta Hartkapseln[K]
Dickextrakt (10–14,3:1)	Ethanol 90 % (m/m)	2 × tägl. 160 mg	Nicht < 12 Jahre	Prostagutt® forte 160/120 mg Kapseln[K]

Präparate / Dosierung				
Wirkstoff	Extraktions-mittel	Dosierung (> 12 Jahre)	Dosierung (< 12 Jahre)	Handelspräparate
Extrakt (8,0–9,52:1)	Ethanol 90 % (V/V)	1 × tägl. 320 mg	Nicht < 12 Jahre	Prosta Urgenin Uno® Kapseln
Dickextrakt (9–11:1)	Ethanol 96 % (V/V)	1 × tägl. 320 mg	Nicht < 12 Jahre	Sabal STADA® uno 320 mg Kapseln

Anwendungshinweise
Innerlich.
Anwendungsdauer
Prinzipiell nicht begrenzt.

Schwangerschaft / Stillzeit	
Schwangerschaft	Die Anwendung während der Schwangerschaft ist nicht vorgesehen.
Stillzeit	Die Anwendung während der Stillzeit ist nicht vorgesehen.

Besondere Hinweise	
Cave	Miktionsbeschwerden verlangen in jedem Fall eine ärztliche Rücksprache und regelmäßige medizinische Untersuchungen, um die Notwendigkeit anderer Behandlungen, z. B. chirurgische Eingriffe, auszuschließen. Beim Auftreten von Blut im Urin oder akutem Harnverhalt ist ein Arzt zu konsultieren. Bessert nur Beschwerden bei vergrößerter Prostata ohne die Vergrößerung zu beheben. Regelmäßige Untersuchungen zur Früherkennung eines Prostatakarzinoms sowie eine regelmäßige Kontrolle des Blutdrucks sind nötig.
Reaktionsvermögen	Keine Daten verfügbar.
Überdosierung	Kein Fall bekannt.
Abhängigkeit	Keine Angabe.
Erstattung	Erstattungsfähig; wenn ein Therapieversuch über 24 Wochen erfolgreich war, ist eine längerfristige Verordnung zulässig.

DREILAPPIGER SALBEI

[Nicht Rp.] Zur Erstattung ▶ siehe besondere Hinweise

Droge

Die ganzen oder zerkleinerten, getrockneten Laubblätter von *Salvia fruticosa* MILL. (*Salvia triloba* L. fil.).

Inhaltsstoffe

Ätherische Öle (1,8-Cineol, Thujon, Campher), Rosmarinsäure.

Wirkungen

Antibakteriell, fungizid, antiviral.

Indikationen / Kontraindikationen

Indikation	• **Ind. A:** Äußerlich bei Entzündungen der Mund- oder Rachenschleimhaut (Angina, Pharyngitis, Laryngitis, Stomatitis, Gingivitis). • **Ind. B:** Innerlich bei dyspeptischen Beschwerden.
Kontraindikation	• Überempfindlichkeit gegen den Wirkstoff oder einen der sonstigen Bestandteile.

UAW

Keine unerwünschten Arzneimittelwirkungen bekannt.

Wechselwirkungen

Arzneimittel	Keine bekannt.
Nahrungsmittel	Keine bekannt.

Präparate / Dosierung

Wirkstoff	Extraktionsmittel	Dosierung (> 18 Jahre)	Dosierung (< 18 Jahre)	
Getrocknete Droge	–	**Ind. A:** 2,5 g als Teeaufguss zum Gurgeln; **Ind. B:** 1–2 g 3 × tägl. als Teeaufguss	Nicht < 18 Jahre	

Anwendungshinweise

Innerlich, in der Mundhöhle; Teeaufguss: mit 100 ml kochendem Wasser übergießen und ziehen lassen.

Anwendungsdauer

Prinzipiell nicht begrenzt, tritt nach zwei Wochen keine Besserung ein oder treten die Beschwerden periodisch wiederkehrend auf, sollte ein Arzt konsultiert werden.

Schwangerschaft / Stillzeit	
Schwangerschaft	Nur nach ärztlicher Rücksprache, da keine klinischen Daten vorliegen.
Stillzeit	Nur nach ärztlicher Rücksprache, da keine klinischen Daten vorliegen.
Besondere Hinweise	
Cave	Nicht < 18 Jahre, da die Datenlage unzureichend ist und ärztlicher Rat eingeholt werden sollte.
Reaktions-vermögen	Keine Daten verfügbar.
Überdosierung	Kein Fall bekannt.
Abhängigkeit	Keine Angabe.
Erstattung	**Ind. A:** Erstattungsfähig für Kinder bis 12 Jahre, aber lt. AMR Anlage III in bestimmten Indikationen (Gallenwegstherapeutika, Cholagoga) unwirtschaftlich. **Ind. B:** Nicht erstattungsfähig, da lt. AMR Anlage III unwirtschaftlich.

SALBEIBLÄTTER

[Nicht Rp.][HMPC]   Zur Erstattung ▶ siehe besondere Hinweise

Droge

Die ganzen oder geschnittenen, getrockneten Laubblätter von *Salvia officinalis* L.

Inhaltsstoffe

Ätherische Öle (Thujon, Campher, Cineol), Rosmarinsäure.

Wirkungen

Antibakteriell, fungizid, antiviral.

Indikationen / Kontraindikationen

Indikation	• **Trad. A:** Leichte dyspeptische Beschwerden wie Sodbrennen und Blähungen. • **Trad. B:** Übermäßiges Schwitzen. • **Trad. C:** Entzündungen im Mund oder Rachen. • **Trad. D:** Leichte Entzündungen der Haut.
Kontraindikation	• Überempfindlichkeit gegen den Wirkstoff oder einen der sonstigen Bestandteile.

UAW

Keine unerwünschten Arzneimittelwirkungen bekannt.

Wechselwirkungen

Arzneimittel	Salbeiblätter und deren Zubereitungen können Arzneistoffe beeinflussen, die über den GABA-Rezeptor wirken (z. B. Barbiturate, Benzodiazepine), wenngleich bislang keine klinischen Beobachtungen vorliegen. Eine gleichzeitige Einnahme ist nicht zu empfehlen.
Nahrungsmittel	Keine bekannt.

Präparate / Dosierung

Wirkstoff	Extraktionsmittel	Dosierung (> 18 Jahre)	Dosierung (< 18 Jahre)	Handelspräparate
Zerkleinerte Droge	–	**Trad. A:** 1–2 g als Teeaufguss, 3 × tägl.; **Trad. B:** 2 g in 160 ml kochendem Wasser als Teeaufguss; **Trad. C:** 2,5 g in 100 ml kochendem Wasser, als Teeaufguss zum Gurgeln; **Trad. D:** 2,5 g in 100 ml kochendes Wasser, 2–4 × tägl. auf die Haut auftragen	Nicht < 18 Jahre	Sidroga® Salbeiblätter; H&S® Salbeiblätter; Salbeiblätter Bombastus
Flüssigextrakt (1:1)	Ethanol 70 % (V/V)	**Trad. C:** als 20 %iges Gel: 250 mg bis zu 5 × tägl. an den betroffenen Körperstellen leicht einmassieren	Nicht < 18 Jahre	Aperisan® Gel
Trockenextrakt (4–7:1)	Wasser	**Trad. A:** 320 mg aufgeteilt in 3–4 ED	Nicht < 18 Jahre	Sweatosan N®; Salvysat® plus Bürger Tabletten

Präparate / Dosierung

Wirkstoff	Extraktionsmittel	Dosierung (> 18 Jahre)	Dosierung (< 18 Jahre)	Handelspräparate
Flüssigextrakt (1:3,5–5)	Ethanol 31,5 % (V/V)	**Trad. A:** 10 Tropfen in Flüssigkeit, 3 × tägl.; **Trad. B:** 10–20 Tropfen in Flüssigkeit, 3 × tägl.; bei nächtlichem Schwitzen: 1 h vor dem Schlafengehen 30 Tropfen in Flüssigkeit; **Trad. C:** 15 Tropfen in warmem Wasser, 3 × tägl. gurgeln	Nicht < 18 Jahre	–
Flüssigextrakt (1:4–5)	Ethanol 50 % (V/V)	**Trad. B:** 50 Tropfen (= 2 ml), 3 × tägl.	Nicht < 18 Jahre	Salbei Curarina® Tropfen
Flüssigextrakt (1:7,2)	Likörwein: Ethanol 96 % (V/V) (38,25:61,75 m/m)	**Trad. A:** 20 Tropfen 3 × tägl.; **Trad. C:** 3 Löffel (15 ml) in 1 Glas Wasser zum Spülen oder Gurgeln	Nicht < 18 Jahre	–
Tinktur (1:10)	Ethanol 70 % (V/V)	**Trad. A:** 2–3 ml, 3 × tägl.; **Trad. C:** 1–2 Löffel (5–10 ml) in 1 Glas Wasser zum Spülen oder Gurgeln; unverdünnt lokal auf die betroffene Körperstellen auftragen	Nicht < 18 Jahre	–

Anwendungshinweise	
Innerlich, kutan, in der Mundhöhle. **Trad. A–C:** Die Einnahme von Thujon sollte 5,0 mg pro Tag nicht überschreiten.	
Anwendungsdauer	
Trad. A+B: Nicht länger als 2 Wochen. **Trad. C:** Nicht länger als eine Woche. **Trad. D:** Die durchschnittliche Anwendungsdauer beträgt 2 Wochen.	
Schwangerschaft / Stillzeit	
Schwangerschaft	Nur nach ärztlicher Rücksprache, da keine klinischen Daten vorliegen.
Stillzeit	Nur nach ärztlicher Rücksprache, da keine klinischen Daten vorliegen.
Besondere Hinweise	
Cave	Aufgrund fehlender Daten nicht < 18 Jahre.
Reaktions-vermögen	Die Fähigkeit Auto zu fahren oder Maschinen zu bedienen kann beeinträchtigt werden.
Überdosierung	Wärmegefühl, Tachykardie, Schwindel, epileptische Krampfanfälle wurden nach der Einnahme von mehr als 15 g Salbeiblätter beobachtet.
Abhängigkeit	Keine Angabe.
Erstattung	**Trad. A:** Erstattungsfähig für Kinder bis 12 Jahre, aber lt. AMR Anlage III in bestimmten Indikationen (Gallenwegstherapeutika, Cholagoga) unwirtschaftlich. **Trad. B–D:** Erstattungsfähig für Kinder bis 12 Jahre, in dieser Altersgruppe jedoch nicht empfohlen.

SCHACHTELHALMKRAUT

[Nicht Rp.][HMPC] Zur Erstattung ▸ siehe besondere Hinweise

Droge

Die getrockneten grünen, sterilen Sprossen von *Equisetum arvense* L.

Inhaltsstoffe

Kieselsäuren, Flavonoide.

Wirkungen

Antimikrobiell, sedativ, hepatoprotektiv, diuretisch.

Indikationen / Kontraindikationen

Indikation	• **Trad.:** Steigerung der Urinmenge; Durchspülung der ableitenden Harnwege; leichte Harnwegsbeschwerden.
Kontraindikation	• Überempfindlichkeit gegen den Wirkstoff oder einen der sonstigen Bestandteile; Beschwerden, bei denen eine verringerte Flüssigkeitsaufnahme empfohlen ist (z. B. schwerwiegende Herz- oder Nierenerkrankungen).

UAW

Sehr häufig (> 1:10)	–
Häufig (< 1:10)	–
Gelegentlich (< 1:100)	–
Selten (< 1:1000)	–
Sehr selten (< 1:10000)	–
Ohne Häufigkeit	Leichte gastrointestinale Beschwerden; allergische Reaktionen (z. B. Ausschlag)

Wechselwirkungen

Arzneimittel	Keine bekannt.
Nahrungsmittel	Keine bekannt.

Präparate / Dosierung

Wirkstoff	Extraktionsmittel	Dosierung (> 12 Jahre)	Dosierung (< 12 Jahre)	Handelspräparate
Zerkleinerte Droge	–	ED: 2–3 g als Teeaufguss oder 570 mg Droge jeweils 3 bis max. 4 × tägl.	Nicht < 12 Jahre	Sidroga® Schachtelhalm; Schachtelhalmkraut Bombastus; H&S® Blasen- und Nierentee[K]

Präparate / Dosierung				
Wirkstoff	Extraktionsmittel	Dosierung (> 12 Jahre)	Dosierung (< 12 Jahre)	Handelspräparate
Presssaft (1:1,6–2,0)	–	ED: 20 ml, 3 bis max. 4 × tägl.	Nicht < 12 Jahre	Schoenenberger naturreiner Heilpflanzensaft Zinnkraut
Flüssigextrakt (1:4–5)	Ethanol 31,5 % (m/m)	ED: 20 Tropfen, 3 bis max. 4 × tägl.	Nicht < 12 Jahre	Zinnkrauttropfen Bio-Diät-Berlin®
Flüssigextrakt (1:5)	Ethanol 96 % (V/V)/ Wasser/ süßer Wein (16,5/13,5/ 70) (m/m)	ED: 30–40 Tropfen, 3 bis max. 4 × tägl.	Nicht < 12 Jahre	–
Flüssigextrakt (1:5,5)	Süßer Wein/ Ethanol 96 % (V/V) (91:9) (m/m)	ED: 25 Tropfen, 3 bis max. 4 × tägl.	Nicht < 12 Jahre	–
Trockenextrakt (4–7:1)	Wasser	ED: 185 mg, 3 bis max. 4 × tägl.	Nicht < 12 Jahre	Nieron® E 185 mg Kapseln
Trockenextrakt (7,5–10,5:1)	Ethanol 70 % (V/V)	ED 200–225 mg, 3 bis max. 4 × tägl.	Nicht < 12 Jahre	Prodiuret® Kapseln

Anwendungshinweise

Innerlich; zur weiteren Steigerung der Urinmenge sollte während der Behandlung auf eine ausreichende Flüssigkeitsaufnahme geachtet werden.

Anwendungsdauer

2–4 Wochen.

Schwangerschaft / Stillzeit	
Schwangerschaft	Nur nach ärztlicher Rücksprache, da keine klinischen Daten vorliegen.
Stillzeit	Nur nach ärztlicher Rücksprache, da keine klinischen Daten vorliegen.

Besondere Hinweise	
Cave	Nicht < 12 Jahre. Bei weiteren Symptomen, wie Fieber, Dysurie, Spasmen oder Blut im Urin sollte ein Arzt konsultiert werden.
Reaktions-vermögen	Keine Daten verfügbar.
Überdosierung	Kein Fall bekannt.
Abhängigkeit	Keine Angabe.
Erstattung	Erstattungsfähig für Kinder bis 12 Jahre, in dieser Altersgruppe jedoch nicht empfohlen. **Hinweis:** Zurzeit sind keine Normgrößen im Handel.

SCHAFGARBENBLÜTEN

[Nicht Rp.][HMPC-draft] Zur Erstattung ▶ siehe besondere Hinweise

Droge

Ganze oder geschnittene, getrocknete Blüten von *Achillea millefolium* L.

Inhaltsstoffe

Ätherische Öle (Chamazulen), Bitterstoffe.

Wirkungen

Antiphlogistisch, spasmolytisch, antimikrobiell, choleretisch.

Indikationen / Kontraindikationen

Indikation	• **Trad. A:** Vorübergehende Appetitlosigkeit. • **Trad. B:** Leichte krampfartige Magen-Darm-Beschwerden einschließlich Blähungen und Flatulenz. • **Trad. C:** Kleine, oberflächliche Wunden.
Kontraindikation	• Überempfindlichkeit gegen den Wirkstoff oder einen der sonstigen Bestandteile; Überempfindlichkeit gegen andere Korbblütler.

UAW

Sehr häufig (> 1:10)	–
Häufig (< 1:10)	–
Gelegentlich (< 1:100)	–
Selten (< 1:1000)	–
Sehr selten (< 1:10000)	–
Ohne Häufigkeit	Überempfindlichkeitsreaktionen der Haut

Wechselwirkungen

Arzneimittel	Keine bekannt.
Nahrungsmittel	Keine bekannt.

Präparate / Dosierung

Wirkstoff	Extraktionsmittel	Dosierung (> 18 Jahre)	Dosierung (< 18 Jahre)	Handelspräparate
Getrocknete Droge	–	**Trad. A–C:** 1,5 g als Teeaufguss, 2–3 × tägl.	Nicht < 18 Jahren	–

Präparate / Dosierung

Wirkstoff	Extraktionsmittel	Dosierung (> 18 Jahre)	Dosierung (< 18 Jahre)	Handelspräparate
Zerkleinerte Droge	–	**Trad. A–C:** 2 g mit 250 ml Wasser aufgießen, 1–2 × tägl.	Nicht < 18 Jahren	Gesundform Verdauungs-Kräutertee[K]
Flüssigextrakt (1:5,8)	Likörwein: Ethanol 96 % (V/V) 91:9 (m/m)	**Trad. A+B:** 10–20 Tropfen, 2–3 × tägl.	Nicht < 18 Jahren	–

Anwendungshinweise

Trad. A+B: Innerlich. **Trad. C**: Kutan.

Anwendungsdauer

Trad. A+B: Nicht länger als zwei Wochen. **Trad. C**: Nicht länger als eine Woche.

Schwangerschaft / Stillzeit

Schwangerschaft	Nur nach ärztlicher Rücksprache, da keine klinischen Daten vorliegen.
Stillzeit	Nur nach ärztlicher Rücksprache, da keine klinischen Daten vorliegen.

Besondere Hinweise

Cave	**Trad. A–C**: Aufgrund fehlender Daten nicht < 18 Jahren. **Trad. C**: Bei Anzeichen einer Hautinfektion sollte ein Arzt aufgesucht werden.
Reaktionsvermögen	Keine Daten verfügbar.
Überdosierung	Kein Fall bekannt.
Abhängigkeit	Keine Angabe.
Erstattung	Erstattungsfähig für Kinder bis 12 Jahre, aber lt. AMR Anlage III in bestimmten Indikationen (Gallenwegstherapeutika, Cholagoga) unwirtschaftlich. **Hinweis:** Zurzeit sind keine Normgrößen im Handel.

SCHAFGARBENKRAUT

[Nicht Rp.][HMPC-draft] Zur Erstattung ► siehe besondere Hinweise

Droge	
Ganze oder geschnittene, getrocknete, blühende Triebspitzen von *Achillea millefolium* L.	
Inhaltsstoffe	
Ätherische Öle (Chamazulen), Bitterstoffe.	
Wirkungen	
Antiphlogistisch, spasmolytisch, antimikrobiell, choleretisch.	
Indikationen / Kontraindikationen	
Indikation	• **Trad. A:** Vorübergehende Appetitlosigkeit. • **Trad. B:** Leichte krampfartige Magen-Darm-Beschwerden einschließlich Blähungen und Flatulenz. • **Trad. C:** Menstruationsbeschwerden. • **Trad. D:** Kleine, oberflächliche Wunden.
Kontraindikation	• Überempfindlichkeit gegen den Wirkstoff oder einen der sonstigen Bestandteile; Überempfindlichkeit gegen andere Korbblütler.
UAW	
Sehr häufig (> 1:10)	–
Häufig (< 1:10)	–
Gelegentlich (< 1:100)	–
Selten (< 1:1000)	–
Sehr selten (< 1:10000)	–
Ohne Häufigkeit	Überempfindlichkeitsreaktionen der Haut
Wechselwirkungen	
Arzneimittel	Keine bekannt.
Nahrungsmittel	Keine bekannt.

Präparate / Dosierung				
Wirkstoff	Extraktionsmittel	Dosierung (> 18 Jahre)	Dosierung (< 18 Jahre)	Handelspräparate
Zerkleinerte Droge zur Teezubereitung	–	**Trad. A+B**: 2–4 g als Teeaufguss, 3–4 × tägl. zwischen den Mahlzeiten; **Trad. C**: 1–2 g als Teeaufguss, 2–3 × tägl.; **Trad. D**: 3,5 g als Teeaufguss auf einer Kompresse, 2–3 × tägl. kalt auflegen	Nicht < 18 Jahren	Sidroga® Schafgarbe; H&S® Schafgarbenkraut
Presssaft der frischen Droge (1:0,6–0,9)	–	**Trad. A+B**: 5–10 ml, 2–3 × tägl.	Nicht < 18 Jahren	Schoenenberger naturreiner Heilpflanzensaft Schafgarbe
Flüssigextrakt (1:1)	Ethanol 25 % (V/V)	**Trad. A+B**: 2–4 ml, 3 × tägl.	Nicht < 18 Jahren	–
Tinktur (1:5)	Ethanol 45 % (V/V)	**Trad. A+B**: 2–4 ml, 3 × tägl.	Nicht < 18 Jahren	–
Tinktur (1:5)	Ethanol 31,5 % (V/V)	**Trad. A+B**: 4,3 ml, 4 × tägl.	Nicht < 18 Jahren	Schafgarbentropfen Bio-Diät-Berlin®

Anwendungshinweise

Trad. A–C: Innerlich. **Trad. D**: Kutan.

Anwendungsdauer

Trad. A+B: Nicht länger als zwei Wochen. **Trad. C+D**: Nicht länger als eine Woche.

Schwangerschaft / Stillzeit	
Schwangerschaft	Nur nach ärztlicher Rücksprache, da keine klinischen Daten vorliegen.
Stillzeit	Nur nach ärztlicher Rücksprache, da keine klinischen Daten vorliegen.

Besondere Hinweise	
Cave	**Trad. A–D**: Nicht < 18 Jahren. **Trad. D**: Bei Anzeichen einer Hautinfektion sollte ein Arzt konsultiert werden.
Reaktions-vermögen	Keine Daten verfügbar.
Überdosierung	Kein Fall bekannt.
Abhängigkeit	Keine Angabe.
Erstattung	Erstattungsfähig für Kinder bis 12 Jahre, aber lt. AMR Anlage III in bestimmten Indikationen (Gallenwegstherapeutika, Cholagoga) unwirtschaftlich.

SCHLÜSSELBLUMENBLÜTEN

[Nicht Rp.][HMPC] Zur Erstattung ▶ siehe besondere Hinweise

Droge	
Die getrockneten, ganzen oder geschnittenen Blüten von *Primula veris* L. oder *Primula elatior*(L.) HILL.	
Inhaltsstoffe	
Saponine, Flavonoide, Carotinoide.	
Wirkungen	
Sekretolytisch, expektorierend.	
Indikationen / Kontraindikationen	
Indikation	• **Trad.:** Als Expektorans bei Husten und Erkältung.
Kontraindikation	• Überempfindlichkeit gegen den Wirkstoff, einen der sonstigen Bestandteile oder andere Primula-Arten. Akute obstruktive Laryngitis in der Anamnese von Kindern; Asthma.
UAW	
Sehr häufig (> 1:10)	–
Häufig (< 1:10)	–
Gelegentlich (< 1:100)	–
Selten (< 1:1000)	–
Sehr selten (< 1:10000)	–
Ohne Häufigkeit	Gastrointestinale Beschwerden, Übelkeit, Erbrechen, allergische Reaktionen
Wechselwirkungen	
Arzneimittel	Keine bekannt.
Nahrungsmittel	Keine bekannt.

Präparate / Dosierung

Wirkstoff	Extraktionsmittel	Dosierung (> 12 Jahre)	Dosierung (< 12 Jahre)	Handelspräparate
Ganze oder geschnittene, getrocknete Droge	–	ED: 1 g, als Teeaufguss, 3 × tägl., TD: 2–4 g	Nicht < 12 Jahre	Schlüsselblumenblüten Aurica; Husten- und Bronchialtee II Klenk® K

Präparate / Dosierung

Wirkstoff	Extraktionsmittel	Dosierung (> 12 Jahre)	Dosierung (< 12 Jahre)	Handelspräparate
Zerkleinerte Droge	–	ED: 1 g, als Teeaufguss 3 × tägl., TD: 2–4 g	Nicht < 12 Jahre	–
Flüssigextrakt (1:1)	Ethanol 25 % (V/V)	ED: 1–3 ml, 3 × tägl., TD: 3–6 ml	Nicht < 12 Jahre	–

Anwendungshinweise
Innerlich.

Anwendungsdauer
Tritt nach einer Woche keine Besserung ein, sollte ein Arzt konsultiert werden.

Schwangerschaft / Stillzeit

Schwangerschaft	Nur nach ärztlicher Rücksprache, da keine klinischen Daten vorliegen.
Stillzeit	Nur nach ärztlicher Rücksprache, da keine klinischen Daten vorliegen.

Besondere Hinweise

Cave	Nicht < 12 Jahre. Vorsicht bei Patienten mit Gastritis oder Magengeschwüren. Bei Atemnot, Fieber oder blutigem Sputum sollte ein Arzt aufgesucht werden.
Reaktionsvermögen	Keine Daten verfügbar.
Überdosierung	Magenverstimmungen, Erbrechen, Durchfall.
Abhängigkeit	Keine Angabe.
Erstattung	Erstattungsfähig für Kinder bis 12 Jahre, in dieser Altersgruppe jedoch nicht empfohlen. **Hinweis:** Zurzeit sind keine Normgrößen im Handel.

SENNESBLÄTTER

[Nicht Rp.][HMPC] Zur Erstattung ▶ siehe besondere Hinweise

Droge
Die getrockneten Fiederblätter von *Cassia senna* L. (*Cassia acutifolia* DELILE), bekannt als Alexandriner- oder Khartum-Senna, oder von *Cassia angustifolia* VAHL, bekannt als Tinnevelly-Senna, oder aus einer Mischung beider Arten.
Inhaltsstoffe
Hydroxyanthracenderivate (Sennoside).
Wirkungen
Laxierend.

Indikationen / Kontraindikationen	
Indikation	• **WEU:** Zur kurzzeitigen Anwendung bei gelegentlicher Verstopfung.
Kontraindikation	• Überempfindlichkeit gegen den Wirkstoff oder einen der sonstigen Bestandteile; Darmverschluss und Stenose, Darmatonie, Appendizitis, chronisch-entzündliche Darmerkrankungen (z. B. Colitis ulcerosa, Morbus Crohn), abdominale Schmerzen unbekannter Ursache, schwere Dehydratation mit Wasser- und Elektrolytverlust, Kinder < 12 Jahren.

UAW	
Sehr häufig (> 1:10)	–
Häufig (< 1:10)	–
Gelegentlich (< 1:100)	–
Selten (< 1:1000)	–
Sehr selten (< 1:10000)	–
Ohne Häufigkeit	Überempfindlichkeitsreaktionen (Pruritus, Urtikaria, lokale oder generalisierte Exantheme); Bauchschmerzen, Krämpfe, Durchfall, insbesondere bei Patienten mit Colon irritabile oder bei zu hoher Dosierung.

Wechselwirkungen	
Arzneimittel	Verstärkt die Wirkung von Herzglykosiden; beeinflusst die Wirkung von Antiarrhythmika, Arzneistoffen, die den Sinusrhythmus wiederherstellen (z. B. Chinidin) und Arzneistoffen, die den QT-Bereich verlängern. Die gleichzeitige Einnahme von Diuretika, Nebennierenrindenhormonen oder Süßholzwurzel verstärkt den Kaliumverlust.
Nahrungsmittel	Keine bekannt.

Präparate / Dosierung

Wirkstoff	Extraktionsmittel	Dosierung (> 12 Jahre)	Dosierung (< 12 Jahre)	Handelspräparate
Als Droge standardisierte, getrocknete Blätter	–	TD: max. 30 mg Hydroxyanthracenderivate; 15–30 mg Hydroxyanthracenderivate, berechnet als Sennosid B, 1 × tägl. zur Nacht, üblicherweise 2–3 × pro Woche	Nicht < 12 Jahre	Midro Tee; Bekunis Kräutertee N; Ramend Abführtee Instant N
Standardisierte Drogenzubereitungen	–	TD: max. 30 mg Hydroxyanthracenderivate; 15–30 mg Hydroxyanthracenderivate, berechnet als Sennosid B, 1 × tägl. zur Nacht, üblicherweise 2–3 × pro Woche	Nicht < 12 Jahre	Neda® Früchtewürfel[K]

Anwendungshinweise

Innerlich.

Anwendungsdauer

Maximal 1–2 Wochen; längere Anwendung nur nach ärztlicher Rücksprache.

Schwangerschaft / Stillzeit	
Schwangerschaft	Keine Meldungen zu unerwünschten oder schädigenden Effekten am Fötus während der Schwangerschaft bei empfohlener Dosierung. Aufgrund experimenteller Daten zum genotoxischen Risiko anderer Anthranoide (z. B. Emodin oder Aloe-Emodin) ist der Gebrauch während der Schwangerschaft dennoch nicht empfohlen.

Stillzeit	Nicht anzuwenden während der Stillzeit, aufgrund unzureichender toxikologischer Untersuchungen. Anthranoide und ihre aktiven Metaboliten (z. B. Rhein) gehen in geringen Mengen in die Muttermilch über. Eine laxierende Wirkung bei gestillten Säuglingen wurde nicht beobachtet.
Besondere Hinweise	
Cave	Die Einnahme von Herzglykosiden, Antiarrhythmika, QT-verlängernden Arzneistoffen, Diuretika, Nebennierenrindenhormonen und Süßholzwurzel sollte nur nach ärztlicher Rücksprache erfolgen. Keine Einnahme bei gastrointestinalen Beschwerden wie z. B. Bauchschmerzen, Übelkeit, Erbrechen. Patienten mit Nierenerkrankungen müssen auf ihren Elektrolythaushalt achten.
Reaktionsvermögen	Keine Daten verfügbar.
Überdosierung	Krampfartige Schmerzen und starker Durchfall mit Wasser- und Elektrolytverlust (v. a. Kalium); der Kaliumverlust kann zu Herzrhythmusstörungen und Muskelschwäche führen, v. a. bei gleichzeitiger Gabe von Herzglykosiden, Diuretika, Nebennierenrindenhormonen oder Süßholzwurzel. Die Behandlung sollte mit reichlich Flüssigkeitszufuhr unterstützt werden. Elektrolyte, v. a. Kalium, sollten überwacht werden, besonders bei älteren Personen. Chronische Überdosierung kann zur toxischen Hepatitis führen.
Abhängigkeit	**Chronischer Gebrauch/Missbrauch:** Störung des Wasserhaushalts; Elektrolytverluste, v. a. Kalium; Albuminurie; Hämaturie; reversible Pigmenteinlagerungen in der Darmschleimhaut (Pseudomelanosis coli); gelbe oder rot-braune Färbung des Urins (reversibel).
Erstattung	Lt. AMR Anlage I Nr. 1 bedingt erstattungsfähig bei Obstipation in Zusammenhang mit Tumorleiden, Megacolon, Divertikulose, Divertikulitis, Mukoviszidose, neurogener Darmlähmung, vor diagnostischen Eingriffen, bei phosphatbindender Medikation bei chronischer Niereninsuffizienz, Opioidtherapie und in der Terminalphase.

SENNESFRÜCHTE

[Nicht Rp.][HMPC] Zur Erstattung ▶ siehe besondere Hinweise

Droge	
Die getrockneten Alexandrina-Sennesfrüchte von *Cassia senna* L. (*Cassia acutifolia* DELILE) oder die Tinnevelly-Sennesfrüchte von *Cassia angustifolia* VAHL.	
Inhaltsstoffe	
Hydroxyanthracenderivate (Sennoside).	
Wirkungen	
Laxierend.	
Indikationen / Kontraindikationen	
Indikation	• **WEU:** Zur kurzzeitigen Anwendung bei gelegentlicher Verstopfung.
Kontraindikation	• Überempfindlichkeit gegen den Wirkstoff oder einen der sonstigen Bestandteile.
UAW	
Sehr häufig (> 1:10)	–
Häufig (< 1:10)	–
Gelegentlich (< 1:100)	–
Selten (< 1:1000)	–
Sehr selten (< 1:10000)	–
Ohne Häufigkeit	Überempfindlichkeitsreaktionen (Pruritus, Urtikaria, lokale oder generalisierte Exantheme); Bauchschmerzen, Krämpfe, Durchfall, insbesondere bei Patienten mit Colon irritabile oder auch bei zu hoher Dosierung
Wechselwirkungen	
Arzneimittel	Verstärkt die Wirkung von Herzglykosiden; beeinflusst die Wirkung von Antiarrhythmika, Arzneistoffen, die den Sinusrhythmus wiederherstellen (z. B. Chinidin) und Arzneistoffen, die den QT-Bereich verlängern. Die gleichzeitige Einnahme von Diuretika, Nebennierenrindenhormonen oder Süßholzwurzel verstärkt den Kaliumverlust.
Nahrungsmittel	Keine bekannt.

Präparate / Dosierung				
Wirkstoff	Extraktionsmittel	Dosierung (> 12 Jahre)	Dosierung (< 12 Jahre)	Handelspräparate
Als Droge standardisierte, getrocknete Früchte	–	TD: max. 30 mg Hydroxyanthracenderivate; 15–30 mg Hydroxyanthracenderivate, berechnet als Sennosid B, 1 × tägl. zur Nacht, üblicherweise 2–3 × pro Woche	Nicht < 12 Jahre	H&S® Abführtee
Standardisierte Drogenzubereitungen	–	TD: max. 30 mg Hydroxyanthracenderivate; 15–30 mg Hydroxyanthracenderivate, berechnet als Sennosid B, 1 × tägl. zur Nacht, üblicherweise 2–3 × pro Woche	Nicht < 12 Jahre	Ramend Abführtabletten 20 mg; Neda® Früchtewürfel[K]; Bekunis Instant Tee

Anwendungshinweise
Innerlich.

Anwendungsdauer
Maximal 1–2 Wochen; längere Anwendung nur nach ärztlicher Rücksprache.

Schwangerschaft / Stillzeit	
Schwangerschaft	Keine Meldungen zu unerwünschten oder schädigenden Effekten am Fötus während der Schwangerschaft bei empfohlener Dosierung. Aufgrund experimenteller Daten zum genotoxischen Risiko anderer Anthranoide (z. B. Emodin oder Aloe-Emodin) ist der Gebrauch während der Schwangerschaft dennoch nicht empfohlen.
Stillzeit	Nicht anzuwenden während der Stillzeit, aufgrund unzureichender toxikologischer Untersuchungen. Anthranoide und ihre aktiven Metaboliten (z. B. Rhein) gehen in geringen Mengen in die Muttermilch über. Eine laxierende Wirkung bei gestillten Säuglingen wurde nicht beobachtet.

Besondere Hinweise	
Cave	Die Einnahme von Herzglykosiden, Antiarrhythmika, QT-verlängernden Arzneistoffen, Diuretika, Nebennierenrindenhormonen und Süßholzwurzel sollte nur nach ärztlicher Rücksprache erfolgen. Keine Einnahme bei gastrointestinalen Beschwerden wie z. B. Bauchschmerzen, Übelkeit, Erbrechen. Patienten mit Nierenerkrankungen müssen auf ihren Elektrolythaushalt achten.
Reaktionsvermögen	Keine Daten verfügbar.
Überdosierung	Krampfartige Schmerzen und starker Durchfall mit Wasser- und Elektrolytverlust (v. a. Kalium); der Kaliumverlust kann zu Herzrhythmusstörungen und Muskelschwäche führen, v. a. bei gleichzeitiger Gabe von Herzglykosiden, Diuretika, Nebennierenrindenhormonen oder Süßholzwurzel. Die Behandlung sollte mit reichlich Flüssigkeitszufuhr unterstützt werden. Elektrolyte, v. a. Kalium, sollten überwacht werden, besonders bei älteren Personen. Chronische Überdosierung kann zur toxischen Hepatitis führen.
Abhängigkeit	**Chronischer Gebrauch/Missbrauch**: Störung des Wasserhaushalts; Elektrolytverluste, v. a. Kalium; Albuminurie; Hämaturie; reversible Pigmenteinlagerungen in der Darmschleimhaut (Pseudomelanosis coli); gelbe oder rot-braune Färbung des Urins (reversibel).
Erstattung	Lt. AMR Anlage I Nr. 1 bedingt erstattungsfähig bei Obstipation in Zusammenhang mit Tumorleiden, Megacolon, Divertikulose, Divertikulitis, Mukoviszidose, neurogener Darmlähmung, vor diagnostischen Eingriffen, bei phosphatbindender Medikation bei chronischer Niereninsuffizienz, Opioidtherapie und in der Terminalphase.

PURPUR-SONNENHUT-KRAUT

[Nicht Rp.][HMPC] Nicht erstattungsfähig. ▶ siehe besondere Hinweise

Droge	
Die ganzen oder geschnittenen, getrockneten, oberirdischen Teile von *Echinacea purpurea* (L.) MOENCH zur Blütezeit.	
Inhaltsstoffe	
Kaffeesäurederivate (Echinacosid), Alkamide.	
Wirkungen	
Antiphlogistisch, immunmodulierend.	
Indikationen / Kontraindikationen	
Indikation	• **WEU:** Kurzzeitig zur Vorbeugung und Behandlung von Erkältungskrankheiten. • **Trad.:** Unterstützung der Heilung kleiner Wunden.
Kontraindikation	• **WEU + Trad.:** Überempfindlichkeit gegen den Wirkstoff oder einen der sonstigen Bestandteile; Überempfindlichkeit gegen andere Korbblütler. • **WEU:** Progrediente Systemerkrankungen, Autoimmunerkrankungen, Immundefekte, Immunsuppressionen und Leukämie-ähnliche Erkrankungen; Kinder < 1 Jahr.
UAW	
Sehr häufig (> 1:10)	–
Häufig (< 1:10)	–
Gelegentlich (< 1:100)	–
Selten (< 1:1000)	–
Sehr selten (< 1:10000)	–
Ohne Häufigkeit	**WEU + Trad.:** Überempfindlichkeitsreaktionen (Ausschlag, Urtikaria, Stevens-Johnson-Syndrom, Angioödeme der Haut, Quincke-Ödem, Bronchospasmus, Asthma, anaphylaktischer Schock). **WEU:** Allergischen Reaktionen bei Atopikern. Zusammenhänge mit Autoimmunerkrankungen (Encephalitis disseminata, Erythema nodosum, Immunothrombozytopenie, Evans Syndrom, Sjögren Syndrom mit tubulärer Dysfunktion), bei längerer Anwendung (> 8 Wochen) Leukopenie
Wechselwirkungen	
Arzneimittel	Keine bekannt.
Nahrungsmittel	Keine bekannt.

Präparate / Dosierung				
Wirkstoff	Extraktionsmittel	Dosierung (> 12 Jahre)	Dosierung (< 12 Jahre)	Handelspräparate
Presssaft	–	**WEU:** 6–9 ml tägl., aufgeteilt in 2–4 ED **Trad.:** 10–20 g/100 g, 2–3 × tägl. auftragen	**WEU + Trad.:** Nicht < 12 Jahren	Echinacea-ratiopharm® Liquid; Schoenenberger naturreiner Heilpflanzensaft Sonnenhut; Echinacin® Liquidum Madaus
Getrockneter Presssaft	–	**WEU:** entspr. 6–9 ml Presssaft tägl., aufgeteilt in 2–4 ED; **Trad.:** entspr. 10–20 g/100 g Salbe, 2–3 × tägl. auftragen	**WEU + Trad.:** Nicht < 12 Jahren	Echinacin® Saft Madaus; Echinacin® Salbe Madaus; Echinacin® Tabletten Madaus

Anwendungshinweise
WEU: Innerlich. **Trad.:** Kutan.

Anwendungsdauer
Anwendungsdauer: WEU: Vorbeugung und Behandlung nicht länger als 10 Tage. Die Behandlung sollte mit den ersten Symptomen begonnen werden. **Trad.:** Nicht länger als eine Woche.

Schwangerschaft / Stillzeit	
Schwangerschaft	**WEU:** Nur nach ärztlicher Rücksprache, da unzureichende klinische Daten vorliegen. Die wenigen vorliegenden Daten deuten allerdings nicht auf schädigende Wirkungen hin. **Trad.:** Nur nach ärztlicher Rücksprache, da keine klinischen Daten vorliegen.
Stillzeit	**WEU + Trad.:** Nur nach ärztlicher Rücksprache, da keine klinischen Daten vorliegen.

Besondere Hinweise	
Cave	**WEU:** Bei Verschlimmerung der Symptome oder hohem Fieber sollte ein Arzt konsultiert werden. Atopiker nur nach ärztlicher Rücksprache, da das Risiko eines anaphylaktischen Schocks besteht. Nicht < 1 Jahr. Bei Kindern zwischen 1 und 12 Jahren wird die Anwendung nicht empfohlen, da die Wirksamkeit nicht ausreichend belegt ist, wobei für diese Altersgruppe keine besonderen Risiken beschrieben wurden. **Trad.:** Bei Anzeichen einer Hautinfektion sollte ein Arzt konsultiert werden. Nicht < 12 Jahren.
Reaktionsvermögen	Keine Daten verfügbar.
Überdosierung	Kein Fall bekannt.
Abhängigkeit	Keine Angabe.
Erstattung	Nicht erstattungsfähig, da als Immunstimulans lt. AMR Anlage III unwirtschaftlich. **Hinweis:** Viele Präparate ohne Normgröße!

BLASSER-SONNENHUT-WURZEL

[Nicht Rp.][HMPC] Nicht erstattungsfähig. ▶ siehe besondere Hinweise

Droge	
Ganze oder geschnittene, getrocknete, unterirdische Teile von *Echinacea pallida* NUTT.	
Inhaltsstoffe	
Kaffeesäurederivate (Echinacosid).	
Wirkungen	
Immunmodulierend, antioxidativ, antimykotisch, antiviral.	
Indikationen / Kontraindikationen	
Indikation	• **Trad.:** Unterstützend zur Behandlung von Erkältungskrankheiten.
Kontraindikation	• Überempfindlichkeit gegen den Wirkstoff oder einen der sonstigen Bestandteile. Überempfindlichkeit gegen andere Korbblütler. Progrediente Systemerkrankungen wie Tuberkulose, Leukämie-ähnliche Erkrankungen, Kollagenosen, Multiple Sklerose, AIDS, HIV-Infektionen und andere Immunerkrankungen; Kinder < 12 Jahren.
UAW	
Sehr häufig (> 1:10)	–
Häufig (< 1:10)	–
Gelegentlich (< 1:100)	–
Selten (< 1:1000)	–
Sehr selten (< 1:10000)	–
Ohne Häufigkeit	Überempfindlichkeitsreaktionen der Haut
Wechselwirkungen	
Arzneimittel	Keine bekannt.
Nahrungsmittel	Keine bekannt.

Präparate / Dosierung

Wirkstoff	Extraktionsmittel	Dosierung (> 12 Jahre)	Dosierung (< 12 Jahre)	Handelspräparate
Trockenextrakt (4–8:1)	Ethanol 50 % (V/V)	3 × tägl. 1 Tablette, entspr. 30 mg Trockenextrakt; 4 × tägl. 1 Tablette, entspr. 12 mg Trockenextrakt	Nicht < 12 Jahren	–
Tinktur (1:5)	Ethanol 50 % (V/V)	5 × tägl. 25 Tropfen	Nicht < 12 Jahren	–

Anwendungshinweise

Innerlich.

Anwendungsdauer

Die Behandlung sollte mit den ersten Symptomen begonnen werden. Tritt nach 10 Tagen keine Besserung ein, ist ein Arzt zu konsultieren.

Schwangerschaft / Stillzeit

Schwangerschaft	Nur nach ärztlicher Rücksprache, da keine klinischen Daten vorliegen.
Stillzeit	Nur nach ärztlicher Rücksprache, da keine klinischen Daten vorliegen.

Besondere Hinweise

Cave	Nicht < 12 Jahren. Mögliche allergische Reaktionen sensibler Patienten sollten vorher mit dem Arzt besprochen werden. Atopiker nur nach ärztlicher Rücksprache, da das Risiko eines anaphylaktischen Schocks besteht.
Reaktionsvermögen	Keine Daten verfügbar.
Überdosierung	Kein Fall bekannt.
Abhängigkeit	Keine Angabe.
Erstattung	Nicht erstattungsfähig, da als Immunstimulans lt. AMR Anlage III unwirtschaftlich.

PURPUR-SONNENHUT-WURZEL

[Nicht Rp.][HMPC] Nicht erstattungsfähig. ▶ siehe besondere Hinweise

Droge	
Die ganzen oder geschnittenen, getrockneten, unterirdischen Teile von *Echinacea purpurea* (L.) MOENCH.	
Inhaltsstoffe	
Kaffeesäurederivate (Echinacosid), Alkamide.	
Wirkungen	
Antiphlogistisch, immunmodulierend.	
Indikationen / Kontraindikationen	
Indikation	• **Trad.:** Unterstützend zur Behandlung von Erkältungskrankheiten.
Kontraindikation	• Überempfindlichkeit gegen den Wirkstoff oder einen der sonstigen Bestandteile. Überempfindlichkeit gegen andere Korbblütler. Systemische Erkrankungen wie Tuberkulose, Leukämieähnliche Erkrankungen, Kollagenosen, Multiple Sklerose, AIDS, HIV-Infektionen und andere Immunerkrankungen. Kinder < 12 Jahren.
UAW	
Sehr häufig (> 1:10)	–
Häufig (< 1:10)	–
Gelegentlich (< 1:100)	–
Selten (< 1:1000)	–
Sehr selten (< 1:10000)	–
Ohne Häufigkeit	Überempfindlichkeitsreaktionen der Haut
Wechselwirkungen	
Arzneimittel	Keine bekannt.
Nahrungsmittel	Keine bekannt.

Präparate / Dosierung				
Wirkstoff	**Extraktionsmittel**	**Dosierung (> 12 Jahre)**	**Dosierung (< 12 Jahre)**	**Handelspräparate**
Trockenextrakt (6,5:1)	Ethanol 45 % (V/V)	Eine Kautablette mit 40 mg Extrakt bzw. 260 mg Droge, halbstündlich, max. 9 Tabletten tägl.	Nicht < 12 Jahren	–
Anwendungshinweise				
Innerlich.				
Anwendungsdauer				
Die Behandlung sollte mit den ersten Symptomen begonnen werden. Tritt nach 10 Tagen keine Besserung ein, sollte ein Arzt konsultiert werden.				

Schwangerschaft / Stillzeit	
Schwangerschaft	Nur nach ärztlicher Rücksprache, da keine klinischen Daten vorliegen.
Stillzeit	Nur nach ärztlicher Rücksprache, da keine klinischen Daten vorliegen.

Besondere Hinweise	
Cave	Kinder < 12 Jahre. Bei Verschlimmerung der Symptome oder hohem Fieber sollte ein Arzt konsultiert werden. Mögliche allergische Reaktionen sensibler Patienten sollten vorher mit dem Arzt besprochen werden. Atopiker nur nach ärztlicher Rücksprache, da das Risiko eines anaphylaktischen Schocks besteht.
Reaktionsvermögen	Keine Daten verfügbar.
Überdosierung	Kein Fall bekannt.
Abhängigkeit	Keine Angabe.
Erstattung	Nicht erstattungsfähig, da als Immunstimulans lt. AMR Anlage III unwirtschaftlich.

SPITZWEGERICHKRAUT

[Nicht Rp.] Erstattungsfähig für Kinder bis 12 Jahre.

Droge	
Das getrocknete Kraut von *Plantago lanceolata* L.	
Inhaltsstoffe	
Iridoide (Aucubin, Catalpol), Actenosid, Schleime, Gerbstoffe.	
Wirkungen	
Antimikrobiell, antiphlogistisch.	
Indikationen / Kontraindikationen	
Indikation	• **Ind. A:** Erkältungskrankheiten der Atemwege, entzündliche Veränderungen der Mund- und Rachenschleimhaut, zur Reizlinderung bei Katarrhen der oberen Luftwege. • **Ind. B:** Äußerlich bei entzündlichen Veränderungen der Haut.
Kontraindikation	• Überempfindlichkeit gegen den Wirkstoff oder einen der sonstigen Bestandteile.
UAW	
Sehr häufig (> 1:10)	–
Häufig (< 1:10)	–
Gelegentlich (< 1:100)	–
Selten (< 1:1000)	–
Sehr selten (< 1:10000)	Allergische Hautreaktionen
Ohne Häufigkeit	–
Wechselwirkungen	
Arzneimittel	Keine bekannt.
Nahrungsmittel	Keine bekannt.

Präparate / Dosierung

Wirkstoff	Extraktionsmittel	Dosierung (> 12 Jahre)	Dosierung (< 12 Jahre)	Handelspräparate
Getrocknete Droge	–	**Ind. A+B:** TD: 3–6 g als Teeaufguss	**Ind. A+B:** 1–4 Jahre: 1–2 g als Teeaufguss; 4–10 Jahre: 2–4 g als Teeaufguss: 10–16 Jahre: 3–6 g als Teeaufguss	Sidroga® Spitzwegerich; H&S® Spitzwegerichkraut

Präparate / Dosierung				
Wirkstoff	Extraktionsmittel	Dosierung (> 12 Jahre)	Dosierung (< 12 Jahre)	Handelspräparate
Fluidextrakt (1:1)	Ethanol 20 % (V/V)	**Ind. A:** 3 × tägl. 1,875 g	**Ind. A:** 7–12 Jahre: 3 × tägl. 1,25 g; 2–6 Jahre: 3 × tägl. 0,625 g; nicht < 2 Jahren	Broncho-Sern®
Anwendungshinweise				
Innerlich, kutan.				
Anwendungsdauer				
Tritt nach sieben Tagen keine Besserung ein oder treten die Beschwerden periodisch wiederkehrend auf, sollte ein Arzt konsultiert werden.				

Schwangerschaft / Stillzeit	
Schwangerschaft	Nur nach ärztlicher Rücksprache, da keine klinischen Daten vorliegen.
Stillzeit	Nur nach ärztlicher Rücksprache, da keine klinischen Daten vorliegen.

Besondere Hinweise	
Cave	Keine Angabe.
Reaktionsvermögen	Keine Daten verfügbar.
Überdosierung	Kein Fall bekannt.
Abhängigkeit	Keine Angabe.

STEINKLEEKRAUT

[Nicht Rp.][HMPC] Nicht erstattungsfähig. ▶ siehe besondere Hinweise

Droge	
Die getrockneten Blätter und Blütenstände von *Melilotus officinalis* L.	
Inhaltsstoffe	
Cumarine, Phenolcarbonsäuren.	
Wirkungen	
Antiphlogistisch, antiexsudativ, antiödematös, lymphokinetisch.	
Indikationen / Kontraindikationen	
Indikation	• **Trad. A:** Innerlich oder kutan bei schweren Beinen aufgrund leichter venöser Durchblutungsstörungen. • **Trad. B:** Kutan bei Prellungen und Verstauchungen. • **Trad. C:** Kutan als Pflaster bei Insektenstichen.
Kontraindikation	• Überempfindlichkeit gegen den Wirkstoff oder einen der sonstigen Bestandteile; gleichzeitige Einnahme von Antikoagulanzien (siehe bei „Wechselwirkungen"); Lebererkrankungen.
UAW	
Sehr häufig (> 1:10)	–
Häufig (< 1:10)	–
Gelegentlich (< 1:100)	–
Selten (< 1:1000)	–
Sehr selten (< 1:10000)	–
Ohne Häufigkeit	Gastrointestinale Beschwerden, allergische Reaktionen
Wechselwirkungen	
Arzneimittel	Es wurden Wechselwirkungen mit Antikoagulanzien beobachtet.
Nahrungsmittel	Keine bekannt.

Präparate / Dosierung

Wirkstoff	Extraktionsmittel	Dosierung (> 18 Jahre)	Dosierung (< 18 Jahre)	Handelspräparate
Innerlich				
Zerkleinerte Droge	–	ED: 0,25–1 g als Teeaufguss bis zu 3 × tägl.	Nicht < 18 Jahre	–

Präparate / Dosierung				
Wirkstoff	Extraktionsmittel	Dosierung (> 18 Jahre)	Dosierung (< 18 Jahre)	Handelspräparate
Pulverisierte Droge	–	ED: 0,25–1,6 g, TD: 0,75–1,6 g	Nicht < 18 Jahre	–
Trockenextrakt (3–5:1)	Wasser	ED: 200 mg, 2 × tägl.	Nicht < 18 Jahre	–
Flüssigextrakt (1:1)	Ethanol 30 % (V/V)	ED: 1,14 g, 3 × tägl.	Nicht < 18 Jahre	–
Trockenextrakt (5–7:1)	Ethanol 50 % (V/V)	ED: 160 mg, 3 × tägl.	Nicht < 18 Jahre	–
Trockenextrakt (4–8:1)	Ethanol 25 % (V/V)	ED: 100 mg, 3 × tägl.	Nicht < 18 Jahre	–
Trockenextrakt (4–8:1)	Methanol 50 % (V/V)	ED: 200 mg, 3 × tägl.	Nicht < 18 Jahre	–
Trockenextrakt (4–8:1)	Ethanol 35 % (V/V)	ED: 252 mg, 1 × tägl.	Nicht < 18 Jahre	–
Trockenextrakt (6–9:1)	Ethanol 90 % (V/V)	ED: 24 mg, 2–3 × tägl.	Nicht < 18 Jahre	–
Trockenextrakt (7–9:1)	Methanol 30 % (V/V)	ED: 30 mg, 2–3 × tägl.	Nicht < 18 Jahre	Asco® Venen-Kapseln S[K]
Kutan				
zerkleinerte Droge	–	**Trad. A–C**: 2–4 g mit 150 ml Wasser als Teeaufguss	Nicht < 18 Jahre	–

Präparate / Dosierung				
Wirkstoff	Extraktionsmittel	Dosierung (> 18 Jahre)	Dosierung (< 18 Jahre)	Handelspräparate
Steinklee-Pflaster (0,11:1)	10 Teile pulverisierte Droge, 2 Teile Ethanol, 90 Teile halbfeste Grundlage	**Trad. C:** einmalige Anwendung	Nicht < 18 Jahre	–

Anwendungshinweise
Innerlich, kutan.

Anwendungsdauer
Trad. B: Nicht länger als zwei Wochen. **Trad. C:** Nicht länger als drei Tage.

Schwangerschaft / Stillzeit	
Schwangerschaft	Nur nach ärztlicher Rücksprache, da keine klinischen Daten vorliegen.
Stillzeit	Nur nach ärztlicher Rücksprache, da keine klinischen Daten vorliegen.

Besondere Hinweise	
Cave	Aufgrund fehlender Daten nicht < 18 Jahre. Die Tagesdosis bei Erwachsenen sollte 5 mg Cumarin in der Zubereitung nicht überschreiten. Bei Entzündungen der Haut, Thrombophlebitis, Varikosis oder subkutanen Verhärtungen, Ulcus, plötzlicher Schwellung eines oder beider Beine, Herz- oder Niereninsuffizienz sollte ein Arzt konsultiert werden. Bei Verschlimmerung der Symptome oder Anzeichen einer Hautinfektion während der Anwendung sollte ein Arzt konsultiert werden.
Reaktionsvermögen	Keine Daten verfügbar.
Überdosierung	Übelkeit, Erbrechen, Kopfschmerzen, Schwächen wurde beobachtet.
Abhängigkeit	Keine Angabe.
Erstattung	**Trad. A:** Nicht erstattungsfähig lt. AMR Anlage III Nr. 47. **Trad. B+C:** Nicht erstattungsfähig lt. AMR Anlage III Nr. 26.

STERNANISFRÜCHTE

[Nicht Rp.] Zur Erstattung ▶ siehe besondere Hinweise

Droge	
Die getrocknete Sammelfrucht von *Illicium verum* HOOKER FIL.	
Inhaltsstoffe	
Ätherische Öle (trans-Anethol), fettes Öl.	
Wirkungen	
Sekretolytisch, schwach spasmolytisch, antibakteriell.	
Indikationen / Kontraindikationen	
Indikation	• **Ind. A:** Katarrhe der Atemwege. • **Ind. B:** Dyspeptische Beschwerden.
Kontraindikation	• Überempfindlichkeit gegen den Wirkstoff oder einen der sonstigen Bestandteile; Überempfindlichkeit gegen Anethol; Überempfindlichkeit gegen Anis(öl).
UAW	
Sehr häufig (> 1:10)	–
Häufig (< 1:10)	–
Gelegentlich (< 1:100)	–
Selten (< 1:1000)	–
Sehr selten (< 1:10000)	–
Ohne Häufigkeit	Allergische Reaktionen bis hin zum anaphylaktischen Schock
Wechselwirkungen	
Arzneimittel	Keine bekannt.
Nahrungsmittel	Keine bekannt.

Präparate / Dosierung

Wirkstoff	Extraktions-mittel	Dosierung (> 12 Jahre)	Dosierung (< 12 Jahre)	Handelspräparate
Getrock-nete Droge	–	**Ind. A:** TD: 3 g als Teeaufguss	**Ind. A:** TD: 3 g als Teeaufguss	–
Sternanisöl	–	**Ind. A:** Innerlich: TD: 0,3 g; äußerlich: mehrmals tägl. Brust und Rücken einreiben	**Ind. A:** Innerlich: TD: 0,3 g; äußerlich: mehrmals tägl. Brust und Rücken einreiben	Makatussin® Tropfen[K]; Pulmotin® Salbe[K]

Anwendungshinweise	
Innerlich, kutan; Teeaufguss: frisch zerstoßener Sternanis mit 150 ml siedendem Wasser übergießen und 10–15 min ziehen lassen.	
Anwendungsdauer	
Tritt nach einer Woche keine Besserung ein, sollte ein Arzt konsultiert werden.	
Schwangerschaft / Stillzeit	
Schwangerschaft	Nur nach ärztlicher Rücksprache, da keine klinischen Daten vorliegen.
Stillzeit	Nur nach ärztlicher Rücksprache, da keine klinischen Daten vorliegen.
Besondere Hinweise	
Cave	Nicht im Bereich des Gesichts, speziell der Nase, auftragen. Bei Auftreten von Atemnot, Fieber, wie auch bei eitrigem oder blutigem Auswurf sollte umgehend ein Arzt konsultiert werden.
Reaktionsvermögen	Keine Daten verfügbar.
Überdosierung	Kein Fall bekannt.
Abhängigkeit	Keine Angabe.
Erstattung	**Ind. A:** Erstattungsfähig für Kinder bis 12 Jahre. **Ind. B:** Karminativa sind lt. AMR Anlage III nur für Säuglinge und Kleinkinder erstattungsfähig.

SÜSSHOLZWURZEL

[Nicht Rp.] Erstattungsfähig für Kinder bis 12 Jahre.

Droge	
Die getrockneten, ungeschälten oder geschälten, ganzen oder zerschnittenen Wurzeln und Ausläufer von *Glycyrrhiza glabra* L. und/oder *Glycyrrhiza inflata* BAT. und/oder *Glycyrrhyza uralensis* FISCH.	
Inhaltsstoffe	
Triterpensaponine (Glycyrrhizin, Glycyrrhizinsäure), Polysaccharide.	
Wirkungen	
Antiphlogistisch, sekretolytisch, expektorierend, antiviral, antiulzerogen.	
Indikationen / Kontraindikationen	
Indikation	• **Ind. A:** Katarrhe der oberen Atemwege und Husten. • **Ind. B:** Unterstützend bei Magen- und Darmgeschwüren sowie Gastritis.
Kontraindikation	• Überempfindlichkeit gegen den Wirkstoff oder einen der sonstigen Bestandteile. Hypertonie, Nierenbeschwerden, cholestatische oder entzündliche Lebererkrankungen, Hypokaliämie, schwere Adipositas.
UAW	
Sehr häufig (> 1:10)	–
Häufig (< 1:10)	–
Gelegentlich (< 1:100)	–
Selten (< 1:1000)	Hypokaliämische Myopathie
Sehr selten (< 1:10000)	–
Ohne Häufigkeit	Bei längerer Anwendung und höherer Dosierung mineralcorticoide Effekte: Natrium- und Wasser-Retention, Kaliumverlust mit Hochdruck, Ödeme, Unterdrückung des Renin-Angiotensin-Aldosteron-Systems

Wechselwirkungen	
Arzneimittel	Eine Hypokaliämie (durch eine hohe Dosis Süßholzwurzel) kann die Wirkung von Herzglykosiden verstärken und mit Antiarrhythmika und Arzneimitteln, die den Sinusrhythmus beeinflussen (z. B. Chinin), in Wechselwirkung treten. Kaliumverluste, die durch andere Arzneimittel verursacht werden (z. B. Thiazid- und Schleifendiuretika, Adrenokortikoide, Laxanzien), können den Verlust an Kalium verstärken. Glycyrrhizinsäure verringert die Plasmakonzentration und erhöht die AUC von Prednisolon und potenziert so die Aktivität des Hydrokortisons in der menschlichen Haut.
Nahrungsmittel	Keine bekannt.

Präparate / Dosierung

Wirkstoff	Extraktionsmittel	Dosierung (> 12 Jahre)	Dosierung (< 12 Jahre)	Handelspräparate
Getrocknete Droge	–	**Ind. B:** TD: 5–15 g als Teeaufguss	**Ind. A:** 4–12 Jahre: TD: bis zu 5–15 g als Teeaufguss; nicht < 4 Jahre; **Ind. B:** Nicht < 12 Jahre	Sidroga® Magen-Heiltee[K]; Süßholzwurzel Bombastus
Trockenextrakt (3–4:1)	Wasser	**Ind. A:** 3– 6 × tägl. 100 mg als Teeaufguss; Zubereitungen entsprechend; **Ind. B:** 5–6 × tägl. 16,67 mg als Teeaufguss	**Ind. A+B:** Nicht < 12 Jahre	**Ind. A:** Broncholitan® Sirup[K]; Heumann Bronchialtee Solubifix® T[K]; **Ind. B:** Heumann Magentee Solu-Vetan®
Tinktur (0,5:1)	Ethanol 40 % (V/V)	**Ind. B:** 3 × tägl. 20–30 Tropfen	**Ind. B:** Nicht < 12 Jahre	**Ind. B:** Gastritol® „Dr. Klein" Tropfen[K];
Tinktur (1:2,5–3,5)	Ethanol 30 % (V/V)	**Ind. B:** 3 × tägl. vor od. zum Essen 20 Tropfen	**Ind. B:** 6–12 Jahre: 15 Tropfen; 3–6 Jahre: 10 Tropfen	Iberogast® Tropfen[K]

Anwendungshinweise

Innerlich.

Anwendungsdauer

Nicht länger als 4–6 Wochen.

Schwangerschaft / Stillzeit	
Schwangerschaft	Süßholzwurzel sollte in der Schwangerschaft nicht eingenommen werden.
Stillzeit	Süßholzwurzel sollte in der Stillzeit nicht eingenommen werden.
Besondere Hinweise	
Cave	Nicht < 4 Jahre. Bei Kindern ab 4 Jahre nur als Expektorans. Die maximale Tagesdosis von 15 g Süßholzwurzel (entsprechen 600 mg Glycyrrhizin) sollte nicht überschritten werden.
Reaktionsvermögen	Keine Daten verfügbar.
Überdosierung	Über längere Zeiträume eingenommene höhere Dosen (mehr als 20 g Droge täglich) führen zu unterschiedlichen Symptomen, wie Hypertonie, Kopfschmerzen, Lethargie, Ödemen und Muskelschwäche, vorübergehenden Lähmungen, hypertonischen Enzephalopathien und Retinopathien, Herzinsuffizienz oder Herzstillstand. In extremen Fällen kommt es zur Ausbildung eines sekundären Hyperaldosteronismus. Die Beschwerden verschwinden nach Absetzen der Droge innerhalb von wenigen Tagen.
Abhängigkeit	Keine Angabe.

WILDES STIEFMÜTTERCHENKRAUT

[Nicht Rp.][HMPC] Zur Erstattung ▶ siehe besondere Hinweise

Droge
Die getrockneten, blühenden, oberirdischen Teile von *Viola arvensis* MURRAY und/oder *Viola tricolor* L.

Inhaltsstoffe
Salicylsäureester, Schleimstoffe, Gerbstoffe.

Wirkungen
Keratolytisch, antiinflammatorisch.

Indikationen / Kontraindikationen	
Indikation	• **Trad.**: Leichte seborrhoische Hauterkrankungen.
Kontraindikation	• Überempfindlichkeit gegen den Wirkstoff oder einen der sonstigen Bestandteile. Überempfindlichkeit gegen Salicylate; offene Wunden, großflächige Hautschäden.

UAW	
Sehr häufig (> 1:10)	–
Häufig (< 1:10)	–
Gelegentlich (< 1:100)	–
Selten (< 1:1000)	–
Sehr selten (< 1:10000)	–
Ohne Häufigkeit	Ein Fall von Hämolyse bei Glucose-6-Phosphat-Dehydrogenase-Mangel nach innerlicher Anwendung wurde berichtet

Wechselwirkungen	
Arzneimittel	Keine bekannt.
Nahrungsmittel	Keine bekannt.

Präparate / Dosierung				
Wirkstoff	Extraktionsmittel	Dosierung (> 12 Jahre)	Dosierung (< 12 Jahre)	Handelspräparate
Zerkleinerte, getrocknete Droge	–	Innerlich: 3 g, 1–3 × tägl. als Teeaufguss; äußerlich: 5–20 g/l als Aufguss, 2–3 × tägl. als Umschlag auf die betroffene Hautstelle; Badezusatz: 5–10 g/l als Aufguss, 1 Liter dem Badewasser zugeben	Innerlich: Nicht < 18 Jahre; äußerlich: Nicht < 12 Jahre	–
Anwendungshinweise				
Innerlich, kutan.				
Anwendungsdauer				
Tritt nach vier Wochen keine Besserung ein, sollte ein Arzt konsultiert werden.				

Schwangerschaft / Stillzeit	
Schwangerschaft	Nur nach ärztlicher Rücksprache, da keine klinischen Daten vorliegen.
Stillzeit	Nur nach ärztlicher Rücksprache, da keine klinischen Daten vorliegen.

Besondere Hinweise	
Cave	Innerlich: Nicht < 18 Jahre. Äußerlich: Nicht < 12 Jahre. Heiße Bäder sollten nicht bei Fieber, Infektionskrankheiten, Herzinsuffizienz und Bluthochdruck erfolgen.
Reaktionsvermögen	Keine Daten verfügbar.
Überdosierung	Kein Fall bekannt.
Abhängigkeit	Keine Angabe.
Erstattung	Erstattungsfähig für Kinder bis 12 Jahre, in dieser Altersgruppe jedoch nicht empfohlen.

TAIGAWURZEL

[Nicht Rp.][HMPC] Nicht erstattungsfähig. ▶ siehe besondere Hinweise

Droge	
Aus den ganzen oder geschnittenen, getrockneten unterirdischen Teilen von *Eleutherococcus senticosus* (RUPR. ET MAXIM.) MAXIM.	

Inhaltsstoffe
Lignane, Cumarine, Saponine, Zucker.

Wirkungen
Adaptogen, antiviral.

Indikationen / Kontraindikationen	
Indikation	• **Trad.:** Müdigkeit, Schwäche und Kraftlosigkeit.
Kontraindikation	• Überempfindlichkeit gegen den Wirkstoff oder einen der sonstigen Bestandteile; arterielle Hypertonie.

UAW	
Sehr häufig (> 1:10)	–
Häufig (< 1:10)	–
Gelegentlich (< 1:100)	–
Selten (< 1:1000)	–
Sehr selten (< 1:10000)	–
Ohne Häufigkeit	Schlaflosigkeit, Reizbarkeit, Tachykardien, Kopfschmerzen

Wechselwirkungen	
Arzneimittel	Keine bekannt.
Nahrungsmittel	Keine bekannt.

Präparate / Dosierung

Wirkstoff	Extraktionsmittel	Dosierung (> 12 Jahre)	Dosierung (< 12 Jahre)	Handelspräparate
Zerkleinerte Droge	–	TD: 0,5–4 g in 1–3 ED als Teeaufguss	Nicht < 12 Jahre	–
Pulverisierte Droge	–	TD: 0,75–3 g in 1–3 ED	Nicht < 12 Jahre	Eleutherococcus Wurzelpulver Bio-Diät-Berlin®
Flüssigextrakt (1:1)	Ethanol 30–40 % (V/V)	TD: 2–3 ml in 1–3 ED	Nicht < 12 Jahre	Eleu-Kokk® Lösung; Eleu Curarina® Tropfen

Präparate / Dosierung				
Wirkstoff	Extraktionsmittel	Dosierung (> 12 Jahre)	Dosierung (< 12 Jahre)	Handelspräparate
Trockenextrakt (13–25:1)	Ethanol 28–40 % (V/V)	TD: entspr. 0,5–4 g getrocknete Wurzeln, in 1–3 ED	Nicht < 12 Jahre	Eleu-Kokk® Dragees; Eleutherokokk Spezial-Tonikum N Bio-Diät-Berlin®
Trockenextrakt (17–30:1)	Ethanol 70 % (V/V)	TD: entspr. 0,5–4 g getrocknete Wurzeln, in 1–3 ED	Nicht < 12 Jahre	–
Trockenextrakt (15–17:1)	Wasser	TD: 90–180 mg in 1–3 ED	Nicht < 12 Jahre	–
Tinktur (1:5)	Ethanol 40 % (V/V)	TD: 10–15 ml in 1–3 ED	Nicht < 12 Jahre	–
Anwendungshinweise				
Innerlich; Teeaufguss: mit 150 ml kochendem Wasser übergießen und ziehen lassen.				
Anwendungsdauer				
Maximal zwei Monate; tritt nach zwei Wochen keine Besserung ein, sollte ein Arzt konsultiert werden.				

Schwangerschaft / Stillzeit	
Schwangerschaft	Nur nach ärztlicher Rücksprache, da keine klinischen Daten vorliegen.
Stillzeit	Nur nach ärztlicher Rücksprache, da keine klinischen Daten vorliegen.

Besondere Hinweise	
Cave	Nicht < 12 Jahre.
Reaktionsvermögen	Keine Daten verfügbar.
Überdosierung	Kein Fall bekannt.
Abhängigkeit	Keine Angabe.
Erstattung	Nicht erstattungsfähig, da lt. AMR Anlage III als Roborans unwirtschaftlich.

TAUSENDGÜLDENKRAUT

[Nicht Rp.][HMPC] Nicht erstattungsfähig. ▶ siehe besondere Hinweise

Droge

Ganze oder geschnittene, getrocknete, oberirdische Teile blühender Pflanzen von *Centaurium erythraea* RAFN. (*Centaurium minus* MOENCH, *Centaurium umbellatum* GILIB., *Erythraea centaurium* (L.) PERS.).

Inhaltsstoffe

Bitter schmeckende Secoiridoidderivate.

Wirkungen

Stimulierung der Magensaftproduktion.

Indikationen / Kontraindikationen

Indikation	• **Trad.:** Leichte dyspeptische, bzw. gastrointestinale Beschwerden; vorübergehende Appetitlosigkeit.
Kontraindikation	• Überempfindlichkeit gegen den Wirkstoff oder einen der sonstigen Bestandteile; Magengeschwüre.

UAW

Keine unerwünschten Arzneimittelwirkungen bekannt.

Wechselwirkungen

Arzneimittel	Keine bekannt.
Nahrungsmittel	Keine bekannt.

Präparate / Dosierung

Wirkstoff	Extraktionsmittel	Dosierung (> 18 Jahre)	Dosierung (< 18 Jahre)	Handelspräparate
Zerkleinerte Droge zur Teezubereitung	–	ED: 1–4 g bis zu 4 × tägl.	Nicht < 18 Jahre	Sidroga® Magen Darm Anregungstee[K]; Tausendgüldenkraut Bombastus
Pulverisierte Droge	–	ED: 0,25–2 g bis zu 3 × tägl.	Nicht < 18 Jahre	Canephron® N Dragees[K]
Flüssigextrakt (1:1)	Ethanol 25 % (V/V)	ED: 2–4 ml bis zu 3 × tägl.	Nicht < 18 Jahre	–
Tinktur (1:5)	Ethanol 70 % (V/V)	ED: 1,5–5 ml bis zu 3 × tägl.	Nicht < 18 Jahre	–
Dickextrakt (1:10)	Wasser	ED: 0,2 g, TD: 1–2 g	Nicht < 18 Jahre	–

Anwendungshinweise	
Innerlich.	
Anwendungsdauer	
Nicht länger als zwei Wochen.	
Schwangerschaft / Stillzeit	
Schwangerschaft	Nur nach ärztlicher Rücksprache, da keine klinischen Daten vorliegen.
Stillzeit	Nur nach ärztlicher Rücksprache, da keine klinischen Daten vorliegen.
Besondere Hinweise	
Cave	Nicht < 18 Jahren.
Reaktionsvermögen	Keine Daten verfügbar.
Überdosierung	Kein Fall bekannt.
Abhängigkeit	Keine Angabe.
Erstattung	Nicht erstattungsfähig, da lt. AMR Anlage III als Amarum unwirtschaftlich.

GEREINIGTES TERPENTINÖL

[Nicht Rp.] Zur Erstattung ▶ siehe besondere Hinweise

Droge	
Das aus dem Balsam von *Pinus*-Arten, besonders *P. palustris* MILLER (Synonym: *P. australis* MICHAUX FILIUS) und *P. pinaster* SOLANDER (Synonym: *P. maritima* LAMARCK non MILLER) durch Wasserdampfdestillation gewonnene und rektifizierte ätherische Öl.	
Inhaltsstoffe	
Pinen, Caren, Limonen, Terpineol.	
Wirkungen	
Antiseptisch, karminativ, expektorierend, hyperämisierend.	
Indikationen / Kontraindikationen	
Indikation	• **Ind. A:** Innerlich und äußerlich bei Erkältungskrankheiten der Atemwege mit zähflüssigem Schleim. • **Ind. B:** Äußerlich bei rheumatischen und neuralgischen Beschwerden.
Kontraindikation	• Überempfindlichkeit gegen den Wirkstoff, ätherische Öle allgemein oder einen der sonstigen Bestandteile; akute Lungenentzündung, Pseudokrupp, ausgeprägte Überempfindlichkeit der Atemwege oder Anwendung auf geschädigter Haut, z. B. bei Verletzungen oder bei Haut- u. Kinderkrankheiten mit Hautausschlag; Säuglinge und Kleinkinder bis zur Vollendung des 2. Lebensjahres; Anwendung im Bereich von Schleimhäuten. Vollbäder nicht bei fieberhaften und infektiösen Erkrankungen, Herzinsuffizienz der Stadien III–IV (NYHA), Hypertonie Stadium IV (WHO), nur nach Rücksprache mit dem Arzt.
UAW	
Sehr häufig (> 1:10)	–
Häufig (< 1:10)	–
Gelegentlich (< 1:100)	–
Selten (< 1:1000)	–
Sehr selten (< 1:10000)	–
Ohne Häufigkeit	Allergische Reaktionen auf Haut und Schleimhäuten, wie z. B. Hautausschläge, Ekzeme, Rötungen, Blasenbildungen, Nesselsucht, Schwellungen, Krampf der Bronchialmuskulatur mit Atemnot (Bronchospasmus), bei großflächiger Anwendung resorptive Vergiftungen möglich, z. B. Nieren- und ZNS-Schäden

Wechselwirkungen

Arzneimittel	Keine bekannt.
Nahrungsmittel	Keine bekannt.

Präparate / Dosierung

Wirkstoff	Extraktionsmittel	Dosierung (> 12 Jahre)	Dosierung (< 12 Jahre)	Handelspräparate
Gereinigtes Terpentinöl	–	2–4 × tägl. einen etwa 5 cm langen Salbenstrang auf Brust und Rücken	Nicht < 12 Jahre	Grippostad® Erkältungsbalsam[K]; Wick VapoRup® Erkältungssalbe N[K]
Gereinigtes Terpentinöl	–	2–3 cm Salbenstrang als Salbenverband auftragen, 1–2 × tägl. erneuern	Kinder > 2 Jahre: 2–3 cm Strang als Salbenverband auftragen, 1–2 × tägl. erneuern; nicht < 2 Jahre	Ilon® Abzess-Salbe

Anwendungshinweise

Kutan.

Anwendungsdauer

Tritt nach einer Woche keine Besserung ein, oder treten die Beschwerden periodisch wiederkehrend auf, sollte ein Arzt konsultiert werden.

Schwangerschaft / Stillzeit

Schwangerschaft	Nur nach ärztlicher Rücksprache, da keine klinischen Daten vorliegen.
Stillzeit	Nur nach ärztlicher Rücksprache, da keine klinischen Daten vorliegen.

Besondere Hinweise

Cave	Kontakt mit den Augen vermeiden. Nicht < 2 Jahre, da die Anwendung einen Laryngospasmus hervorrufen kann.
Reaktionsvermögen	Keine Daten verfügbar.
Überdosierung	Kein Fall bekannt.
Abhängigkeit	Keine Angabe.
Erstattung	**Ind. A:** Erstattungsfähig für Kinder bis 12 Jahre. **Ind. B:** Rheumamittel (Analgetika/Antiphlogistika/Antirheumatika) zu externen Anwendung lt. AMR Anlage III nicht erstattungsfähig.

TEUFELSKRALLENWURZEL

[Nicht Rp.][HMPC] Zur Erstattung ▶ siehe besondere Hinweise

Droge	
Die geschnittene, getrocknete, knollige Sekundärspeicherwurzel von *Harpagophytum procumbens* D.C. oder *Harpagophytum zeyheri* L. DECNE.	
Inhaltsstoffe	
Harpagosid, Harpagid.	
Wirkungen	
Appetitanregend, choleretisch, antiphlogistisch, schwach analgetisch.	
Indikationen / Kontraindikationen	
Indikation	• **Trad. A:** Linderung leichter Gelenkschmerzen. • **Trad. B:** Verdauungsstörungen, wie Völlegefühl und Blähungen; Appetitlosigkeit.
Kontraindikation	• Überempfindlichkeit gegen den Wirkstoff oder einen der sonstigen Bestandteile.
UAW	
Sehr häufig (> 1:10)	–
Häufig (< 1:10)	–
Gelegentlich (< 1:100)	–
Selten (< 1:1000)	–
Sehr selten (< 1:10000)	–
Ohne Häufigkeit	Gastrointestinale Beschwerden: Diarrhö, Übelkeit, Erbrechen, Bauchschmerzen. Zentralnervöse Beschwerden: Kopfschmerzen, Schwindel. Allergische Hautreaktionen.
Wechselwirkungen	
Arzneimittel	Keine bekannt.
Nahrungsmittel	Keine bekannt.

Präparate / Dosierung

Wirkstoff	Extraktionsmittel	Dosierung (> 18 Jahre)	Dosierung (< 18 Jahre)	Handelspräparate
Geschnittene, getrocknete Droge	–	**Trad. A:** 4,5 g in 500 ml Wasser als Teeaufguss aufgeteilt in 3 ED; **Trad. B:** 1,5 g in Wasser aufgeteilt in 3 ED	Nicht < 18 Jahre	H&S® Harpagosan Tee; Teufelskrallentee Aurica
Pulverisierte Droge	–	**Trad. A:** 1,35 g aufgeteilt in 3 ED	Nicht < 18 Jahre	–
Flüssigextrakt (1:1)	Ethanol 30 % (V/V)	**Trad. A:** TD 15 ml	Nicht < 18 Jahre	–
Dickextrakt (2,5–4:1)	Ethanol 70 % (V/V)	**Trad. A:** TD 10 ml **Trad. B:** TD 10 ml	Nicht < 18 Jahre	–
Trockenextrakt (1,5–2,5:1)	Wasser	**Trad. A:** 300 mg bis 2,4 g aufgeteilt in 2–3 ED	Nicht < 18 Jahre	Doloteffin® Tabletten; Harpagoforte® 375 mg Kapseln; Rheuma-Sern® Kapseln
Trockenextrakt (5–10:1)	Wasser	**Trad. A:** 600–800 mg aufgeteilt in 2–3 ED	Nicht < 18 Jahre	–
Trockenextrakt (2,6–4:1)	Ethanol 30 % (V/V)	**Trad. A:** 460 mg bis zu 1,6 g aufgeteilt in 2–4 ED	Nicht < 18 Jahre	Doloanthrosetten® H Kapseln
Trockenextrakt (1,5–2,1:1)	Ethanol 40 % (V/V)	**Trad. A:** 600 mg bis 2,7 g aufgeteilt in 2–3 ED	Nicht < 18 Jahre	Arthrotabs® Tabletten
Trockenextrakt (3–5:1)	Ethanol 60 % (V/V)	**Trad. A:** 960 mg aufgeteilt in 2–4 ED	Nicht < 18 Jahre	Jucurba® forte 480 mg Kapseln; Sogoon® Tabletten; Teufelskralle-ratiopharm®; Teufelskralle STADA® 480 mg

Präparate / Dosierung

Wirkstoff	Extraktionsmittel	Dosierung (> 18 Jahre)	Dosierung (< 18 Jahre)	Handelspräparate
Trockenextrakt (3–6:1)	Ethanol 80 % (V/V)	**Trad. A:** 300 mg aufgeteilt in 3 ED	Nicht < 18 Jahre	–
Trockenextrakt (6–12:1)	Ethanol 90 % (V/V)	**Trad. A:** 90 mg aufgeteilt in 2 ED	Nicht < 18 Jahre	–

Anwendungshinweise

Innerlich.

Anwendungsdauer

Trad. A: Nicht länger als vier Wochen. **Trad. B:** Nicht länger als zwei Wochen.

Schwangerschaft / Stillzeit

Schwangerschaft	Nur nach ärztlicher Rücksprache, da keine klinischen Daten vorliegen.
Stillzeit	Nur nach ärztlicher Rücksprache, da keine klinischen Daten vorliegen.

Besondere Hinweise

Cave	Aufgrund fehlender Daten nicht < 18 Jahre. Bei Gelenkschmerzen, begleitet von Schwellung der Gelenke, Rötungen oder Fieber, sollte ein Arzt konsultiert werden. Patienten mit Magen- oder Zwölffingerdarmgeschwüren sollten Zubereitungen mit Teufelskralle nicht einnehmen. Besondere Vorsicht ist bei Patienten mit kardiovaskulären Beschwerden geboten.
Reaktionsvermögen	Keine Daten verfügbar.
Überdosierung	Kein Fall bekannt.
Abhängigkeit	Keine Angabe.
Erstattung	**Trad. A:** Erstattungsfähig für Kinder bis 12 Jahre, in dieser Altersgruppe jedoch nicht empfohlen. **Trad. B:** Nicht erstattungsfähig, da lt. AMR Anlage III als Amarum unwirtschaftlich.

THYMIANKRAUT

[Nicht Rp.][HMPC] Erstattungsfähig für Kinder bis 12 Jahre.

Droge	
Ganze, von den Stängeln abgestreifte, getrocknete Blätter und Blüten von *Thymus vulgaris* L. oder *Thymus zygis* LOEFL. ex L. oder von beiden Arten.	
Inhaltsstoffe	
Ätherische Öle (Thymol, Carvacrol), Rosmarinsäure.	
Wirkungen	
Expektorierend, spasmolytisch, antibakteriell, antimykotisch, antiviral.	
Indikationen / Kontraindikationen	
Indikation	• **Trad.:** Als Expektorans bei Erkältungen.
Kontraindikation	• Überempfindlichkeit gegen den Wirkstoff, einen der sonstigen Bestandteile oder andere Lamiacea-Arten.
UAW	
Sehr häufig (> 1:10)	–
Häufig (< 1:10)	–
Gelegentlich (< 1:100)	–
Selten (< 1:1000)	–
Sehr selten (< 1:10000)	–
Ohne Häufigkeit	Überempfindlichkeitsreaktionen (darunter ein Fall eines anaphylaktischen Schocks und ein Fall von Quincke-Ödem) und Magenbeschwerden
Wechselwirkungen	
Arzneimittel	Keine bekannt.
Nahrungsmittel	Keine bekannt.

Präparate / Dosierung

Wirkstoff	Extraktionsmittel	Dosierung (> 12 Jahre)	Dosierung (< 12 Jahre)	Handelspräparate
Zerkleinerte Droge	–	ED: 1–2 g, TD: 3–8 g, als Teeaufguss	Nicht < 12 Jahre	Sidroga® Husten- und Bronchialtee[K]; Sidroga® Thymiantee; H&S® Erkältungstee[K]; H&S® Husten- und Bronchialtee N[K]; H&S® Thymiantee

Präparate / Dosierung				
Wirkstoff	Extraktions-mittel	Dosierung (> 12 Jahre)	Dosierung (< 12 Jahre)	Handelspräparate
Flüssig-extrakt (1:1)	Ethanol 24 % (V/V)	ED: 1–2 ml, TD: 3–8 ml	Nicht < 12 Jahre	–
Flüssig-extrakt (1:1,16)	Glycerol 85 % (m/m): Ethanol 25 % (m/m) (0,1:2)	ED: 1,2–2,4 ml, TD: 3,5– 9,3 ml	Nicht < 12 Jahre	–
Flüssig-extrakt (1:2–2,5)	Ammoniak-Lsg. 10 % (m/m): Glycerol 85 % (m/m): Ethanol 90 % (V/V): Wasser (1:20:70:109)	ED: 1–4 g, TD: 1–14 g	4–12 Jahre: ED: 0,5–0,9 ml, TD: 2,5–4 ml, in 3–5 ED; Nicht < 4 Jahre	Bronchipret® Tropfen[K]; Tussamag® Lösung/Saft; Thymian-ratiopharm® Hustensaft; Bronchicum® Elixir[K]
Tinktur (1:5 oder 1:10)	Ethanol 70 % (V/V)	ED: 40 Tr., TD: 120 Tr.	Nicht < 12 Jahre	–
Dickextrakt (5–8:1)	Ethanol 25 % (V/V) oder Me-thanol 25 % (V/V)	ED: 50 mg, TD: 300 mg	Nicht < 12 Jahre	–
Flüssig-extrakt aus Frisch-pflanze (1:1,5–2,5)	Wasser	ED: 10 ml, TD: 30–40 ml	4–12 Jahre: ED: 7–10 ml, TD: 14–30 ml, in 2–3 ED; Nicht < 12 Jahre	–
Trocken-extrakt (6–10:1)	Ethanol 70 % (V/V)	ED: 75–200 mg, TD: 225–600 mg	Nicht < 12 Jahre	Bronchicum® Kapseln[K]; Brochipret® Thy-mianpastillen/ Bronchipret®-TP Tabletten[K]; Gelo® Bronchial-tee 400 Granulat[K]; Pertussin® Lutschtabletten

Anwendungshinweise	
Innerlich.	
Anwendungsdauer	
Nicht länger als eine Woche.	
Schwangerschaft / Stillzeit	
Schwangerschaft	• Nur nach ärztlicher Rücksprache, da keine klinischen Daten vorliegen.
Stillzeit	• Nur nach ärztlicher Rücksprache, da keine klinischen Daten vorliegen.
Besondere Hinweise	
Cave	Flüssigextrakt (1:2–2,5) und Flüssigextrakt aus Frischpflanze (1:1,5–2,5) nicht < 4 Jahren. Alle restlichen Zubereitungen nicht < 12 Jahren. Bei Atemnot, Fieber oder eitrigem Auswurf oder wenn die Symptome länger als eine Woche andauern, sollte ein Arzt konsultiert werden.
Reaktionsvermögen	Keine Daten verfügbar.
Überdosierung	Kein Fall bekannt.
Abhängigkeit	Keine Angabe.

THYMIANÖL

THYMIANÖL

[Nicht Rp.][HMPC] Erstattungsfähig für Kinder bis 12 Jahre.

Droge
Das durch Destillation mit Wasserdampf gewonnene ätherische Öl aus den frischen, blühenden, oberirdischen Teilen von *Thymus vulgaris* L., *Thymus zygis* LOEFL ex L. oder aus einer Mischung dieser Teile beider Arten.

Inhaltsstoffe
Thymol, Carvacrol.

Wirkungen
Expektorierend, spasmolytisch, antibakteriell, antimykotisch, antiviral.

Indikationen / Kontraindikationen	
Indikation	• **Trad. A:** Als Expektorans bei Erkältung. • **Trad. B:** Bei Husten und Erkältungen.
Kontraindikation	• Überempfindlichkeit gegen den Wirkstoff oder einen der sonstigen Bestandteile. Als Badezusatz: offene Wunden, großflächige Hautverletzungen, akute Hautbeschwerden, hohes Fieber, schwere Infektionen, schwere Durchblutungsstörungen, Herzinsuffizienz.

UAW	
Sehr häufig (> 1:10)	–
Häufig (< 1:10)	–
Gelegentlich (< 1:100)	–
Selten (< 1:1000)	–
Sehr selten (< 1:10000)	–
Ohne Häufigkeit	**Trad. A+B**: Überempfindlichkeitsreaktionen. **Trad. B:** Hautirritationen

Wechselwirkungen	
Arzneimittel	Keine bekannt.
Nahrungsmittel	Keine bekannt.

Präparate / Dosierung				
Wirkstoff	Extraktionsmittel	Dosierung (> 12 Jahre)	Dosierung (< 12 Jahre)	Handelspräparate
Ätherisches Öl	–	**Trad. A:** innerlich 4–5 Tropfen, 3–5 × tägl.; **Trad. B:** Anwendung auf der Haut: als 10 %ige flüssige oder halbfeste Zubereitung bis zu 3 × tägl. Als Badezusatz: 7–25 mg pro Liter	**Trad. A:** Nicht < 18 Jahre; **Trad. B:** Anwendung auf der Haut: nicht < 18 Jahre; Badezusatz 6–12 Jahre: 3,5–17 mg pro Liter, 3–6 Jahre: 1,7–8,2 mg pro Liter. Ein Bad jeden 2. Tag; Badezusatz: nicht < 3 Jahre	Heumann Bronchialtee Solubifix® K; Tetesept® Medizinisches Erkältungsbad K; Pulmotin® Salbe K

Anwendungshinweise
Trad. A: Innerlich. **Trad. B:** Kutan: auf Brust und Rücken auftragen. Als Badezusatz: Badetemperatur: 35–38°C.

Anwendungsdauer
Trad. A+B: Tritt nach einer Woche keine Besserung ein, sollte ein Arzt konsultiert werden. **Trad. B:** Badedauer 10–20 min.

Schwangerschaft / Stillzeit	
Schwangerschaft	Nur nach ärztlicher Rücksprache, da keine klinischen Daten vorliegen.
Stillzeit	Nur nach ärztlicher Rücksprache, da keine klinischen Daten vorliegen.

Besondere Hinweise	
Cave	**Trad. A+B:** Aufgrund der Gefahr eines Laryngospasmus bei Säuglingen und Kleinkindern < 2 Jahren nicht im Gesicht, insbesondere nicht in der Nasenregion auftragen. Bei Auftreten von Atemnot, Fieber, eitrigem Auswurf sollte ein Arzt konsultiert werden. Aufgrund fehlender Daten innerlich und kutan nicht < 18 Jahren. **Trad. B:** Als Badezusatz: aufgrund fehlender Daten nicht < 3 Jahre. Vorsicht bei Patienten mit Bluthochdruck bei Anwendung eines Vollbads!
Reaktionsvermögen	Keine Daten verfügbar.
Überdosierung	Kein Fall bekannt.
Abhängigkeit	Keine Angabe.

TORMENTILLWURZELSTOCK

[Nicht Rp.][HMPC] Zur Erstattung ▶ siehe besondere Hinweise

Droge

Aus dem von Wurzeln befreiten und getrockneten Rhizom von *Potentilla erecta* (L.) Raeusch.

Inhaltsstoffe

Catechingerbstoffe.

Wirkungen

Adstringierend.

Indikationen / Kontraindikationen

Indikation	• **Trad. A:** Symptomatische Behandlung leichter Durchfallerkrankungen. • **Trad. B:** Leichte Schleimhautentzündungen im Mund- und Rachenraum.
Kontraindikation	• Überempfindlichkeit gegen den Wirkstoff oder einen der sonstigen Bestandteile.

UAW

Sehr häufig (> 1:10)	–
Häufig (< 1:10)	–
Gelegentlich (< 1:100)	–
Selten (< 1:1000)	–
Sehr selten (< 1:10000)	–
Ohne Häufigkeit	**Trad. A:** Übelkeit, Erbrechen. **Trad. B:** keine bekannt

Wechselwirkungen

Arzneimittel	**Trad. A:** Die Resorption von gleichzeitig verabreichten Arzneimitteln kann verzögert werden. Die Einnahme von Tormentillwurzelstock sollte daher 1 h vor oder nach der Einnahme anderer Arzneimittel erfolgen. **Trad. B:** Keine bekannt.
Nahrungsmittel	Keine bekannt.

Präparate / Dosierung				
Wirkstoff	Extraktionsmittel	Dosierung (> 18 Jahre)	Dosierung (< 18 Jahre)	Handelspräparate
Getrocknete, zerkleinerte Droge	–	**Trad. A:** als Teeaufguss ED: 1,4–4 g mehrmals tägl., TD: 12 g; als Dekokt: ED: 1,4–3 g mehrmals tägl., TD: 6 g; **Trad. B:** als Teeaufguss 1,3–2 g auf 100 ml Wasser; als Dekokt 0,8–3 g auf 100 ml Wasser, mehrmals tägl. den Mund ausspülen	Nicht < 18 Jahre	–
Tinktur (1:5)	Ethanol 70 % (V/V)	**Trad. A:** ED: 1–2 ml in Wasser, 3 × tägl.; **Trad. B:** ED: 1–5 ml auf 150 ml Wasser, mehrmals tägl. den Mund ausspülen	Nicht < 18 Jahre	–
Tinktur (1:5)	Ethanol 45 % (V/V)	**Trad. A:** ED: 2–4 ml, 3 × tägl.	Nicht < 18 Jahre	–
Flüssigextrakt (1:1)	Ethanol 25 % (V/V)	**Trad. A:** 2–4 ml, 3 × tägl.	Nicht < 18 Jahre	–
Trockenextrakt (3,5–4,5:1)	Ethanol 60 % (V/V)	**Trad. A:** 400 mg, 3 × tägl.	Nicht < 18 Jahre	–

Anwendungshinweise

Trad. A: Innerlich. **Trad. B:** In der Mundhöhle.

Anwendungsdauer

Trad. A: Tritt nach 3 Tagen keine Besserung ein, sollte ein Arzt konsultiert werden.
Trad. B: Tritt nach einer Woche keine Besserung ein, sollte ein Arzt konsultiert werden.

Schwangerschaft / Stillzeit	
Schwangerschaft	Nur nach ärztlicher Rücksprache, da keine klinischen Daten vorliegen.
Stillzeit	Nur nach ärztlicher Rücksprache, da keine klinischen Daten vorliegen.
Besondere Hinweise	
Cave	**Trad. A:** Bei wiederkehrenden Durchfällen oder blutigem Stuhl sollte ein Arzt konsultiert werden. **Trad. A+B:** Nicht < 18 Jahre.
Reaktionsvermögen	Keine Daten verfügbar.
Überdosierung	Kein Fall bekannt.
Abhängigkeit	Keine Angabe.
Erstattung	**Trad. A:** Nicht erstattungsfähig, da lt. AMR Anlage III als Antidiarrhoikum unwirtschaftlich. **Trad. B:** Erstattungsfähig für Kinder bis 12 Jahre, in dieser Altersgruppe jedoch nicht empfohlen.

TRAUBENSILBERKERZENWURZELSTOCK

[Nicht Rp.][HMPC] Nicht erstattungsfähig. ▶ siehe besondere Hinweise

Droge	
Das im Herbst gegrabene, getrocknete, von den feinen Nebenwurzeln befreite Rhizom von *Cimicifuga racemosa* (L.) NUTT.	
Inhaltsstoffe	
Triterpenglykoside (Actein), Cimicifugasäuren.	
Wirkungen	
Selektiv estrogenrezeptormodulierend.	
Indikationen / Kontraindikationen	
Indikation	• **WEU:** Wechseljahrsbeschwerden, wie Hitzewallungen und Schweißausbrüche.
Kontraindikation	• Überempfindlichkeit gegen den Wirkstoff oder einen der sonstigen Bestandteile.
UAW	
Sehr häufig (> 1:10)	–
Häufig (< 1:10)	–
Gelegentlich (< 1:100)	–
Selten (< 1:1000)	–
Sehr selten (< 1:10000)	–
Ohne Häufigkeit	Leberschädigungen (Hepatitis, Gelbsucht, erhöhte Leberwerte). Allerg. Hautreaktionen (Urtikaria, Juckreiz, Exantheme), Gesichtsödem, periphere Ödeme, gastrointestinale Symptome (z. B. dyspeptische Beschwerden, Diarrhö)
Wechselwirkungen	
Arzneimittel	Keine bekannt.
Nahrungsmittel	Keine bekannt.

Präparate / Dosierung

Wirkstoff	Extraktionsmittel	Dosierung für Frauen in der Menopause	Handelspräparate
Trockenextrakt (5–10:1)	Ethanol 58 % (V/V)	TD entspr. 40 mg der Droge aufgeteilt auf 1–2 ED	Klimadynon® Filmtabletten

Präparate / Dosierung			
Wirkstoff	Extraktionsmittel	Dosierung für Frauen in der Menopause	Handelspräparate
Trockenextrakt (4,5–8,5:1)	Ethanol 60 % (V/V)	TD entspr. 40 mg der Droge aufgeteilt auf 1–2 ED	Cimicifuga STADA® 6,5 mg Filmtabletten; Femikliman® uno; Klimadynon® uno
Trockenextrakt (6–11:1)	2-Propanol 40 % (V/V)	TD entspr. 40 mg der Droge aufgeteilt auf 1–2 ED	Remifemin®
Anwendungshinweise			
Innerlich.			
Anwendungsdauer			
Maximal 6 Monate; längere Anwendung nur nach ärztlicher Rücksprache.			

Schwangerschaft / Stillzeit	
Schwangerschaft	Nur nach ärztlicher Rücksprache, da keine klinischen Daten vorliegen.
Stillzeit	Nur nach ärztlicher Rücksprache, da keine klinischen Daten vorliegen.

Besondere Hinweise	
Cave	Vorsicht bei Patienten mit Lebererkrankungen; bei Anzeichen einer Leberschädigung (Müdigkeit, Appetitlosigkeit, Gelbfärbung der Haut und Augen, Oberbauchschmerzen, Übelkeit, Erbrechen und dunklem Urin) sollte die Einnahme abgebrochen und umgehend ein Arzt konsultiert werden. Beim Auftreten vaginaler Blutungen sollte ein Arzt konsultiert werden. Die Einnahme zusammen mit anderen Estrogenen sollte nur nach ärztlicher Rücksprache erfolgen. Die Einnahme während einer gleichzeitigen Behandlung von Brustkrebs oder anderen hormonabhängigen Tumoren sollte nur nach ärztlicher Rücksprache erfolgen.
Reaktionsvermögen	Keine Daten verfügbar.
Überdosierung	Kein Fall bekannt.
Abhängigkeit	Keine Angabe.
Erstattung	Nicht erstattungsfähig lt. AMR Anlage III Nr. 34.

UZARAWURZEL

[Nicht Rp.] Nicht erstattungsfähig. ▶ siehe besondere Hinweise

Droge

Die getrockneten unterirdischen Teile zwei- bis dreijähriger Pflanzen von *Xysmalobium undulatum* (L.) R. BR.

Inhaltsstoffe

Allo-Uzarin, Allo-Xysmalorin, Ascleposid, Urazin.

Wirkungen

Reduzierung des Darmtonus, positiv inotrop am Herz.

Indikationen / Kontraindikationen

Indikation	• Unspezifische akute Durchfallerkrankungen.
Kontraindikation	• Überempfindlichkeit gegen den Wirkstoff, einen der sonstigen Bestandteile. Therapie mit herzwirksamen Glykosiden, Chinidin, Calcium (i. v.), Saluretika, Cortison (Langzeittherapie), Hypomagnesiämie, Hypokaliämie; Kinder < 2 Jahre.

UAW

Keine unerwünschten Arzneimittelwirkungen bekannt.

Wechselwirkungen

Arzneimittel	Bei herzwirksamen Glykosiden, Chinidin, Calcium, Saluretika und bei Langzeittherapie mit cortisonhaltigen Arzneimitteln kann es zu einer Verstärkung der Herzwirksamkeit und dem Auftreten von Nebenwirkungen am Herzen (z. B. unregelmäßiger Puls, Herzrhythmusstörungen) kommen.
Nahrungsmittel	Keine bekannt.

Präparate / Dosierung

Wirkstoff	Extraktionsmittel	Dosierung (> 12 Jahre)	Dosierung (< 12 Jahre)	Handelspräparate
Trockenextrakt (4–6:1)	Methanol 60 % (V/V)	200 mg, dann bis zum Abklingen der Beschw. 3–6 × tägl. 40 mg. Max. TD: 240 mg.	6–12 Jahre: 3 × tägl. 40 mg, dann bis zum Abklingen der Beschw. 2–3 × tägl. 40 mg Max. TD: 120 mg; 2–5 Jahre: 3–5 × tägl. je 7,56–15,12 mg, max. TD: 75,6 mg.	Uzara® 40 mg überzogene Tabletten/Lösung/Saft

Anwendungshinweise	
Innerlich.	
Anwendungsdauer	
Bis zum Abklingen der Beschwerden, höchstens jedoch sieben Tage.	
Schwangerschaft / Stillzeit	
Schwangerschaft	Nur nach ärztlicher Rücksprache, da keine klinischen Daten vorliegen.
Stillzeit	Nur nach ärztlicher Rücksprache, da keine klinischen Daten vorliegen.
Besondere Hinweise	
Cave	Nicht bei Kindern < 2 Jahren. Bei Durchfällen, die länger als 2 Tage andauern oder mit Blutbeimengen oder Temperaturerhöhungen einhergehen, sollte ein Arzt konsultiert werden.
Reaktionsvermögen	Keine Daten verfügbar.
Überdosierung	Kein Fall bekannt.
Abhängigkeit	Keine Angabe.
Erstattung	Nicht erstattungsfähig, da lt. AMR Anlage III als Antidiarrhoikum unwirtschaftlich.

WACHOLDERBEEREN

[Nicht Rp.][HMPC] Zur Erstattung ▶ siehe besondere Hinweise

Droge	
Die reifen, getrockneten Beerenzapfen (Scheinfrüchte) von *Juniperus communis* L.	
Inhaltsstoffe	
Ätherische Öle (α-Pinen, Sabinen, Myrcen).	
Wirkungen	
Diuretisch.	
Indikationen / Kontraindikationen	
Indikation	• **Trad. A:** Steigerung der Urinmenge; Durchspülung der ableitenden Harnwege; leichte Harnwegsbeschwerden. • **Trad. B:** Dyspeptische Beschwerden, Blähungen.
Kontraindikation	• Überempfindlichkeit gegen den Wirkstoff oder einen der sonstigen Bestandteile; schwere Nierenerkrankungen, wie infektiöse intestinale Nephritis, Nierenbeckenentzündungen oder Infektionen der oberen Harnwege. • **Trad. A:** Beschwerden, bei denen eine verringerte Flüssigkeitsaufnahme empfohlen ist (z. B. schwerwiegende Herzerkrankungen).
UAW	
Sehr häufig (> 1:10)	–
Häufig (< 1:10)	–
Gelegentlich (< 1:100)	–
Selten (< 1:1000)	–
Sehr selten (< 1:10000)	–
Ohne Häufigkeit	Allergische Hautreaktionen
Wechselwirkungen	
Arzneimittel	Keine bekannt.
Nahrungsmittel	Keine bekannt.

Präparate / Dosierung				
Wirkstoff	Extraktionsmittel	Dosierung (> 18 Jahre)	Dosierung (< 18 Jahre)	Handelspräparate
Getrocknete Beeren	–	**Trad. A:** Am 1. Tag 5 Beeren, dann jeden Tag um 1 Beere steigern (gut kauen), bis zu 15 Beeren tägl.; dann die Dosis reduzieren (pro Tag 1 Beere weniger) auf 5 Beeren tägl., TD: max. 15 Beeren	Nicht < 18 Jahre	Wacholderbeeren Aurica
Zerkleinerte Droge	–	**Trad. A+B:** 2 g 2–3 × tägl. als Teeaufguss	Nicht < 18 Jahre	–
Flüssigextrakt (1:1)	Ethanol 25 % (V/V)	**Trad. A+B:** 2–4 ml 3 × tägl.	Nicht < 18 Jahre	–
Tinktur (1:5)	Ethanol 45 % (V/V)	**Trad. A+B:** 1–2 ml 3 × tägl.	Nicht < 18 Jahre	–
Dickextrakt (1,7–1,8:1)	Wasser	**Trad. A:** 0,57 g 1 × tägl.	Nicht < 18 Jahre	–

Anwendungshinweise

Innerlich; zur weiteren Steigerung der Urinmenge sollte während der Behandlung auf eine ausreichende Flüssigkeitsaufnahme geachtet werden.

Anwendungsdauer

Tritt nach zwei Wochen keine Besserung ein, sollte ein Arzt konsultiert werden.

Schwangerschaft / Stillzeit	
Schwangerschaft	Nur nach ärztlicher Rücksprache, da keine klinischen Daten vorliegen.
Stillzeit	Nur nach ärztlicher Rücksprache, da keine klinischen Daten vorliegen.

Besondere Hinweise	
Cave	Nicht < 18 Jahre. **Trad. A:** Bei weiteren Symptomen wie Fieber, Spasmen oder Blut im Urin sollte ein Arzt konsultiert werden. Die gleichzeitige Einnahme mit synthetischen Diuretika wird nicht empfohlen.
Reaktions-vermögen	Keine Daten verfügbar.
Überdosierung	Bei längerem Gebrauch oder Überdosierung kann der Urin Veilchengeruch annehmen. Es können Nierenbeschwerden mit Nierenschmerzen und Schmerzen in Nierennähe auftreten, sowie eine starke Diurese, Albuminurie, Hämaturie, rötliche Urinverfärbung, gastrointestinale Verstimmungen, beschleunigter Herzschlag und erhöhter Blutdruck. Selten treten Symptome zentraler Stimulation wie Krämpfe auf, oder Zwischenblutungen und Fehlgeburten.
Abhängigkeit	Keine Angabe.
Erstattung	Erstattungsfähig für Kinder bis 12 Jahre, in dieser Altersgruppe jedoch nicht empfohlen. **Hinweis:** Zurzeit sind keine Normgrößen im Handel.

WACHOLDERÖL

WACHOLDERÖL

[Nicht Rp.][HMPC] Zur Erstattung ▶ siehe besondere Hinweise

Droge	
Das durch Wasserdampfdestillation gewonnene ätherische Öl aus den reifen Beerenzapfen von *Juniperus communis* L.	
Inhaltsstoffe	
Pinen, Camphen, Cadinen, Terpineol.	
Wirkungen	
Diuretisch.	
Indikationen / Kontraindikationen	
Indikation	• **Trad. A:** Steigerung der Urinmenge; Durchspülung der ableitenden Harnwege; leichte Harnwegsbeschwerden. • **Trad. B:** Dyspeptische Beschwerden, Blähungen. • **Trad. C:** Kutan bei leichten Muskel- und Gelenkschmerzen.
Kontraindikation	• Überempfindlichkeit gegen den Wirkstoff oder einen der sonstigen Bestandteile. • **Trad. A+B:** Schwere Nierenerkrankungen, wie infektiöse intestinale Nephritis, Nierenbeckenentzündungen oder Infektionen der oberen Harnwege. • **Trad. A:** Beschwerden, bei denen eine verringerte Flüssigkeitsaufnahme empfohlen ist (z. B. schwerwiegende Herzerkrankungen).
UAW	
Sehr häufig (> 1:10)	–
Häufig (< 1:10)	–
Gelegentlich (< 1:100)	–
Selten (< 1:1000)	–
Sehr selten (< 1:10000)	–
Ohne Häufigkeit	Allergische Hautreaktionen.
Wechselwirkungen	
Arzneimittel	Keine bekannt.
Nahrungsmittel	Keine bekannt.

Präparate / Dosierung

Wirkstoff	Extraktionsmittel	Dosierung (> 12 Jahre)	Dosierung (< 12 Jahre)	Handelspräparate
Wacholderöl	–	**Trad. A+B**: TD: 60–100 mg aufgeteilt in 1–3 ED; **Trad. C:** als Badezusatz: 3–4 × wöchentlich 1–1,5 g in ein Vollbad 10–20 min bei 35–38°C	**Trad. A+B**: Nicht < 18 Jahre; **Trad. C**: Nicht < 12 Jahre	Roleca® Wacholder 100 mg Kapseln; Kneipp® Rheumabad spezial

Anwendungshinweise
Innerlich, kutan; zur weiteren Steigerung der Urinmenge sollte während der Behandlung auf eine ausreichende Flüssigkeitsaufnahme geachtet werden.

Anwendungsdauer
Tritt nach zwei Wochen keine Besserung ein, sollte ein Arzt konsultiert werden.

Schwangerschaft / Stillzeit

Schwangerschaft	Nur nach ärztlicher Rücksprache, da keine klinischen Daten vorliegen.
Stillzeit	Nur nach ärztlicher Rücksprache, da keine klinischen Daten vorliegen.

Besondere Hinweise

Cave	**Trad. A+B:** Nicht < 18 Jahre. **Trad. A:** Bei weiteren Symptomen wie Fieber, Spasmen oder Blut im Urin sollte ein Arzt konsultiert werden. Nicht empfohlen bei Ödemen infolge verringerter Herz- und Nierenfunktion. **Trad. C:** Nicht < 12 Jahre. Vorsicht bei Bluthochdruck.
Reaktionsvermögen	Keine Daten verfügbar.
Überdosierung	Bei längerem Gebrauch oder Überdosierung kann der Urin Veilchengeruch annehmen. Es können Nierenprobleme mit Nierenschmerzen und Schmerzen in Nierennähe auftreten, sowie eine starke Diurese, Albuminurie, Hämaturie, rötliche Urinverfärbung, gastrointestinale Verstimmungen, beschleunigter Herzschlag und erhöhter Blutdruck. Selten treten Symptome zentraler Stimulation wie Krämpfe auf, oder Zwischenblutungen und Fehlgeburten.

Abhängigkeit	Keine Angabe.
Erstattung	Erstattungsfähig für Kinder bis 12 Jahre, in dieser Altersgruppe jedoch nicht empfohlen. Rheumamittel (Analgetika/Antiphlogistika/Antirheumatika) zur externen Anwendung lt. AMR Anlage III nicht erstattungsfähig.

WALNUSSBLÄTTER

[Nicht Rp.] Zur Erstattung ▶ siehe besondere Hinweise

Droge	
Die getrockneten, ganzen oder geschnittenen Laubblätter von *Juglans regia* L.	
Inhaltsstoffe	
Tanningerbstoffe, Juglon.	
Wirkungen	
Adstringierend.	
Indikationen / Kontraindikationen	
Indikation	• Leichte oberflächliche Entzündungen der Haut, übermäßige Schweißabsonderung z. B. an Füßen und Händen.
Kontraindikation	• Überempfindlichkeit gegen den Wirkstoff oder einen der sonstigen Bestandteile.
UAW	
Keine unerwünschten Arzneimittelwirkungen bekannt.	
Wechselwirkungen	
Arzneimittel	Keine bekannt.
Nahrungsmittel	Keine bekannt.

Präparate / Dosierung

Wirkstoff	Extraktionsmittel	Dosierung (> 12 Jahre)	Dosierung (< 12 Jahre)	Handelspräparate
Getrocknete Droge	–	Für Umschläge und Teilbäder: 2–3 g auf 100 ml Wasser, 1–3 × tägl.	Nicht < 12 Jahre	–

Anwendungshinweise	
Kutan; Teeaufguss: mit 100 ml kaltem Wasser ansetzen, zum Sieden erhitzen und 15 Minuten ziehen lassen.	
Anwendungsdauer	
Keine Angabe.	
Schwangerschaft / Stillzeit	
Schwangerschaft	Nur nach ärztlicher Rücksprache, da keine klinischen Daten vorliegen.
Stillzeit	Nur nach ärztlicher Rücksprache, da keine klinischen Daten vorliegen.

Besondere Hinweise	
Cave	Aufgrund der enthaltenen Gerbstoffe nicht < 12 Jahre.
Reaktions-vermögen	Keine Daten verfügbar.
Überdosierung	Kein Fall bekannt.
Abhängigkeit	Keine Angabe.
Erstattung	Erstattungsfähig für Kinder bis 12 Jahre, in dieser Altersgruppe jedoch nicht empfohlen. **Hinweis:** Zurzeit sind keine Normgrößen im Handel.

WEIDENRINDE

[Nicht Rp.][HMPC] Zur Erstattung ▶ siehe besondere Hinweise

Droge	
Die ganze oder geschnittene, getrocknete Rinde junger Zweige oder aus ganzen, getrockneten Stücken junger Zweige des laufenden Jahrs verschiedener Arten der Gattung *Salix*, einschießlich *S. purpurea* L., *S. daphnoides* VILL. und *S. fragilis* L.	
Inhaltsstoffe	
Salicin, Salicortin, Salicoylsalicin, Saligenin.	
Wirkungen	
Analgetisch, antiphlogistisch, antipyretisch.	
Indikationen / Kontraindikationen	
Indikation	• **WEU:** Kurzzeitig zur Behandlung von Rückenschmerzen. • **Trad. A:** Leichte Gelenkschmerzen. • **Trad. B:** Fiebrige Erkältung. • **Trad. C:** Kopfschmerzen.
Kontraindikation	• **WEU + Trad.:** Überempfindlichkeit gegen den Wirkstoff oder einen der sonstigen Bestandteile. Überempfindlichkeit gegen Salicylate oder andere NSARs (z. B. Angioödem, Bronchialspasmen oder chronische Urtikaria als Reaktion auf Salicylate oder andere NSARs); Asthma; Magengeschwür; 3. Trimenon der Schwangerschaft; Glucose-6-Phosphat-Dehydrogenase-Mangel. • **Trad.:** Kinder < 18 Jahre, da die Therapie hier ärztlich begleitet werden sollte (mögliche Gefahr des Reye-Syndroms, allerdings sehr selten); Leber- oder Nierenstörungen; Magen- bzw. Darmgeschwüre.
UAW	
Sehr häufig (> 1:10)	–
Häufig (< 1:10)	–
Gelegentlich (< 1:100)	–
Selten (< 1:1000)	–
Sehr selten (< 1:10000)	–
Ohne Häufigkeit	**WEU + Trad.**: Allergische Reaktionen, wie Hautauschläge, Pruritus, Urtikaria, Asthma, Exantheme; gastrointestinale Symptome, wie Übelkeit, Erbrechen, abdominale Schmerzen, Diarrhö, Dyspepsien, Sodbrennen

Wechselwirkungen	
Arzneimittel	**WEU + Trad.**: Weidenrinde kann die Wirkung von Antikoagulanzien (z. B. Cumarinderivaten) verstärken.
Nahrungsmittel	Keine bekannt.

Präparate / Dosierung

Wirkstoff	Extraktionsmittel	Dosierung (> 18 Jahre)	Dosierung (< 18 Jahre)	Handelspräparate
WEU				
Trockenextrakt (8–14:1)	Ethanol 70 % (V/V)	TD: 1572 mg	Nicht < 18 Jahre	Assalix®; Optovit® actiflex
Trad.				
Trockenextrakte (16–20:1)	Wasser	600 mg, 2 × tägl.	Nicht < 18 Jahre	–
Trockenextrakte (8–16:1)	Wasser	600 mg, 2 × tägl.	Nicht < 18 Jahre	–
Trockenextrakte (16–23:1)	Wasser	480 mg, 2 × tägl.	Nicht < 18 Jahre	Proaktiv® 480 mg Hartkapseln
Flüssigextrakt (1:1)	Ethanol 25 % (V/V)	1–3 ml, 3 × tägl.	Nicht < 18 Jahre	–
Tinktur (1:5)	Ethanol 25 % (V/V)	TD: 15–24 ml	Nicht < 18 Jahre	–
Zerkleinerte Droge	–	1–3 g als Teeaufguss, 3–4 × tägl.	Nicht < 18 Jahre	Sidroga® Rheumatee[K]; Erkältungstee Bombastus[K]; Bad Heilbrunner® Erkältungstee N[K]
Gepulverte Droge	–	260–500 mg, 3 × tägl.	Nicht < 18 Jahre	Weidenrinde Schmerzdragees

Anwendungshinweise	
WEU + Trad.: Innerlich.	

Anwendungsdauer
WEU: Maximal vier Wochen; tritt nach einer Woche keine Besserung ein, sollte ein Arzt konsultiert werden. **Trad. A:** Nicht länger als vier Wochen. **Trad. B:** Tritt nach 3 Tagen keine Besserung ein, sollte ein Arzt konsultiert werden. **Trad. C:** Wenn die Kopfschmerzen länger als einen Tag andauern oder wiederkehren, sollte ein Arzt konsultiert werden.

Schwangerschaft / Stillzeit	
Schwangerschaft	Die Einnahme im 1. und 2. Trimenon der Schwangerschaft ist nicht zu empfehlen. Salicylate sind plazentagängig. Im 3. Trimenon der Schwangerschaft kontraindiziert.
Stillzeit	Die Einnahme während der Stillzeit ist nicht zu empfehlen. Salicylate gehen in die Muttermilch über.

Besondere Hinweise	
Cave	**WEU**: Bei Kindern < 18 Jahren sollte die Einnahme nur auf ärztlichen Rat erfolgen und nur dann, wenn andere Therapien fehlschlugen. Bei Kindern, die infolge einer Virusinfektion an Unwohlsein, heftigem Erbrechen, Müdigkeit oder Bewusstseinsverlust leiden, muss eine ernsthafte Erkrankung in Betracht gezogen werden. Das Reye-Syndrom ist sehr selten, aber lebensbedrohlich und erfordert schnelle medizinische Hilfe. Bei schweren Leber- oder Nierenfunktionsstörungen, Blutgerinnungsstörungen und Magen- oder Darmgeschwüren sollte die Einnahme nur unter ärztlicher Aufsicht erfolgen. Bei Verschlimmerung der Schmerzen oder der Symptome während der ersten Woche sollte ein Arzt aufgesucht werden. **Trad.**: Die Einnahme ist nicht für eine akute Arthritis bestimmt, da dieser Zustand eine ärztliche Konsultation erfordert. Wenn das Fieber über 39°C steigt, persistiert oder mit starken Kopfschmerzen einhergeht, oder wenn die Symptome sich während der Einnahme verschlimmern, sollte ein Arzt konsultiert werden. **WEU + Trad.**: Die Gleichzeitige Einnahme von Salicylaten und anderen NSARs ist ohne ärztliche Aufsicht nicht zu empfehlen.
Reaktionsvermögen	Keine Daten verfügbar.
Überdosierung	Kein Fall bekannt.
Abhängigkeit	Keine Angaben.
Erstattung	Erstattungsfähig für Kinder bis 12 Jahre, in dieser Altersgruppe jedoch nicht empfohlen.

ROTES WEINLAUB

[Nicht Rp.][HMPC] Zur Erstattung ▶ siehe besondere Hinweise

Droge	
Die getrockneten Blätter derjenigen Varietäten von *Vitis viniferae* L., die rote Beeren mit rotem Fruchtfleisch aufweisen.	
Inhaltsstoffe	
Isoquercitrin, Quercitrin, Catechingerbstoffe, Hydroxyzimtsäurederivate.	
Wirkungen	
Antiexsudativ, ödemprotektiv, antiphlogistisch.	
Indikationen / Kontraindikationen	
Indikation	• **WEU:** Chronisch-venöse Insuffizienz, gekennzeichnet durch geschwollene Beine, Krampfadern, Schweregefühl in den Beinen, Schmerzen, Müdigkeit, Juckreiz, Spannung, Wadenkrämpfe. • **Trad. A:** Beschwerden und Schweregefühl in den Beinen bei leichten venösen Durchblutungsstörungen. • **Trad. B:** Juckreiz und Brennen bei Hämorrhoiden. • **Trad. C:** Symptomatisch bei verminderter Kapillarresistenz der Hautkapillaren.
Kontraindikation	• Überempfindlichkeit gegen den Wirkstoff oder einen der sonstigen Bestandteile.
UAW	
Sehr häufig (> 1:10)	–
Häufig (< 1:10)	–
Gelegentlich (< 1:100)	–
Selten (< 1:1000)	–
Sehr selten (< 1:10000)	–
Ohne Häufigkeit	**WEU + Trad.:** Überempfindlichkeitsreaktionen der Haut (Juckreiz, Erythem, Urtikaria); Übelkeit, gastrointestinale Beschwerden, Kopfschmerzen. **Trad.:** Kontaktallergien
Wechselwirkungen	
Arzneimittel	Keine bekannt.
Nahrungsmittel	Keine bekannt.

Präparate / Dosierung				
Wirkstoff	Extraktionsmittel	Dosierung (> 18 Jahre)	Dosierung (< 18 Jahre)	Handelspräparate
WEU				
Trockenextrakt (4–6:1)	Wasser	ED: 360–720 mg; TD: 360–720 mg	Nicht < 18 Jahre	Antistax® Venenkapseln; Antistax® extra Venentabletten
Trad.				
Zerkleinerte Droge	–	**Trad. A–C**: 5–10 g/250 ml, 2 × tägl. als Teeaufguss	Nicht < 18 Jahre	–
Pulverisierte Droge	–	**Trad. A–C**: 270–350 mg, 3–5 × tägl.	Nicht < 18 Jahre	–
Dickextrakt (2,5–4:1)	Wasser	**Trad. A:** in einer halbfesten Grundlage (10 g enthalten 282 mg Dickextrakt), 1–3 × tägl. dünn auf die betroffene Hautstelle auftragen	Nicht < 18 Jahre	–

Anwendungshinweise

WEU + Trad.: Innerlich, kutan.

Anwendungsdauer

WEU: Die empfohlene Anwendungsdauer beträgt 12 Wochen. Erste Behandlungserfolge können nach 2–3 Wochen sichtbar werden. Eine Langzeit-Anwendung ist mit ärztlicher Rücksprache möglich. **Trad. A:** Die empfohlene Anwendungsdauer beträgt 4 Wochen. Tritt nach zwei Wochen keine Besserung ein, sollte ein Arzt konsultiert werden. **Trad. B+C:** Tritt nach einer Woche keine Besserung ein, sollte ein Arzt konsultiert werden.

Schwangerschaft / Stillzeit	
Schwangerschaft	Nur nach ärztlicher Rücksprache, da keine klinischen Daten vorliegen.
Stillzeit	Nur nach ärztlicher Rücksprache, da keine klinischen Daten vorliegen.

Besondere Hinweise	
Cave	**WEU + Trad.**: Nicht < 18 Jahre. **WEU + Trad. A:** Bei Auftreten von Hautentzündungen, Thrombophlebitis oder subkutanen Verhärtungen, starken Schmerzen, Ulcus, plötzlicher Schwellung eines oder beider Beine, Herz- oder Niereninsuffizienz sollte ein Arzt konsultiert werden. Falls innerhalb von 2 Wochen keine hinreichende Wirkung eintritt, sollte ein Arzt aufgesucht werden, da Ödeme auch verschiedene andere Ursachen haben können. **Trad. A:** Nicht auf verletzter Haut, in Augennähe oder auf der Schleimhaut anwenden. **Trad. B:** Kommt es während der Behandlung von Hämorrhoiden zu rektalen Blutungen, sollte ein Arzt konsultiert werden. **Trad. B+C:** Falls innerhalb der ersten Woche keine hinreichende Wirkung eintritt, sollte ein Arzt aufgesucht werden.
Reaktionsvermögen	Keine Daten verfügbar.
Überdosierung	Kein Fall bekannt.
Abhängigkeit	Keine Angabe.
Erstattung	**WEU + Trad. A+C:** Lt. AMR Anlage III Nr. 47 nicht erstattungsfähig. **Trad. B:** Erstattungsfähig für Kinder bis 12 Jahre, in dieser Altersgruppe jedoch nicht empfohlen.

WEISSDORNBLÄTTER UND -BLÜTEN

[Nicht Rp.] Zur Erstattung ▶ siehe besondere Hinweise

Droge	
Die ganzen oder geschnittenen, getrockneten, Blüten tragenden Zweige von *Crataegus monogyna* Jacq. (Lindm.), *C. laevigata* (Poiret) D.C. (*C. oxyacanthoides* Thuill.) oder ihrer Hybriden, seltener von anderen europäischen *Crataegus*-Arten, wie *C. pentagyna* Waldst. et. Kit. ex. Willd., *C. nigra* Waldst. et. Kit, *C. azarolus* L.	
Inhaltsstoffe	
Procyanidine, Flavonoide (Hyperosid, Rutosid), Vitexin.	
Wirkungen	
Positiv inotrop, antiarrhythmisch, negativ bathmotrop, positiv dromotrop.	
Indikationen / Kontraindikationen	
Indikation	• Nachlassende Leistungsfähigkeit des Herzens entsprechend dem Stadium II nach NYHA.
Kontraindikation	• Überempfindlichkeit gegen den Wirkstoff oder einen der sonstigen Bestandteile.
UAW	
Sehr häufig (> 1:10)	–
Häufig (< 1:10)	–
Gelegentlich (< 1:100)	–
Selten (< 1:1000)	–
Sehr selten (< 1:10000)	Übelkeit, Schwindel, Tachykardien
Ohne Häufigkeit	–
Wechselwirkungen	
Arzneimittel	Keine bekannt.
Nahrungsmittel	Keine bekannt.

Präparate / Dosierung

Wirkstoff	Extraktionsmittel	Dosierung (> 12 Jahre)	Dosierung (< 12 Jahre)	Handelspräparate
Getrocknete Droge	–	1–1,5 g als Teeaufguss 3–4 × tägl.	Nicht < 12 Jahre	Sidroga® Weißdorn; Sidroga® Herz- und Kreislauftee[K]; H&S® Herz- und Kreislauftee[K]

Präparate / Dosierung

Wirkstoff	Extraktionsmittel	Dosierung (> 12 Jahre)	Dosierung (< 12 Jahre)	Handelspräparate
Trockenextrakt (4–7:1)	Ethanol 45 % (V/V)	2 × tägl. 240–450 mg	Nicht < 12 Jahre	Craegium® 240 mg; Craegium® novo 450 mg; Crataegutt® novo 450 mg
Pulverisierte Droge	–	–	Nicht < 12 Jahre	Kneipp® Weißdorn Tee
Presssaft aus der frischen Droge	–	3 × tägl. 10 ml	Nicht < 12 Jahre	Schoenenberger naturreiner Heilpflanzensaft Weißdorn
Extrakt	Methanol 70 % (V/V)	TD: 150 mg	Nicht < 12 Jahre	Protecor® Kapseln[K]

Anwendungshinweise

Innerlich.

Anwendungsdauer

Mindestens sechs Wochen. Vor einer längerfristigen Anwendung ist ein Arzt zu konsultieren.

Schwangerschaft / Stillzeit

Schwangerschaft	Nur nach ärztlicher Rücksprache, da keine klinischen Daten vorliegen.
Stillzeit	Nur nach ärztlicher Rücksprache, da keine klinischen Daten vorliegen.

Besondere Hinweise

Cave	Nicht < 12 Jahre. Bei Auftreten von Wasseransammlung in den Beinen, bei unveränderten Beschwerden über 6 Wochen, bei anhaltenden Schmerzen in der Herzgegend, die auch in die Arme, das Abdomen oder den Nacken ausstrahlen können, oder bei Atembeschwerden ist unbedingt ein Arzt zu konsultieren.
Reaktionsvermögen	Keine Daten verfügbar.
Überdosierung	Kein Fall bekannt.
Abhängigkeit	Keine Angabe.
Erstattung	Erstattungsfähig für Kinder bis 12 Jahre, in dieser Altersgruppe jedoch nicht empfohlen.

WEISSDORNFRÜCHTE

[Nicht Rp.] Zur Erstattung ▶ siehe besondere Hinweise

Droge	
Die getrockneten Scheinfrüchte von *Crataegus monogyna* JACQ. (LINDM.), von *Crataegus laevigata* (POIRET) D.C. (*C. oxyacanthoides* THUILL.) oder ihren Hybriden oder einer Mischung dieser Scheinfrüchte.	
Inhaltsstoffe	
Procyanidine, Flavonoide (Hyperosid, Rutosid).	
Wirkungen	
Steigernd auf die koronare Durchblutung, blutdrucksenkend.	
Indikationen / Kontraindikationen	
Indikation	• Traditionell zur Unterstützung der Herz- und Kreislauffunktion.
Kontraindikation	• Überempfindlichkeit gegen den Wirkstoff oder einen der sonstigen Bestandteile.
UAW	
Keine unerwünschten Arzneimittelwirkungen bekannt.	
Wechselwirkungen	
Arzneimittel	Keine bekannt.
Nahrungsmittel	Keine bekannt.

Präparate / Dosierung

Wirkstoff	Extraktionsmittel	Dosierung (> 12 Jahre)	Dosierung (< 12 Jahre)	Handelspräparate
Getrocknete Droge	–	1–1,5 g als Teeaufguss 3–4 × tägl.	Nicht < 12 Jahre	H&S® Herz- und Kreislauftee[K]
Pulverisierte Droge	–	TD: 4–6 × 30 mg	Nicht < 12 Jahre	Ilja Rogoff® überzogene Tabletten[K]
Flüssigextrakt (1:1,3–1,5)	Ethanol	3 × tägl. 10 Tropfen	Nicht < 12 Jahre	Korodin® Herz-Kreislauf-Tropfen[K]
Trockenextrakt (4–5:1)	Methanol 70 % (V/V)	TD: 1–3 × 1 mg Hyperosid	Nicht < 12 Jahre	Protecor Kapseln[K]

Anwendungshinweise

Innerlich.

Anwendungsdauer

Mindestens sechs Wochen. Vor einer längerfristigen Anwendung ist ein Arzt zu konsultieren.

Schwangerschaft / Stillzeit	
Schwangerschaft	Nur nach ärztlicher Rücksprache, da keine klinischen Daten vorliegen.
Stillzeit	Nur nach ärztlicher Rücksprache, da keine klinischen Daten vorliegen.
Besondere Hinweise	
Cave	Nicht < 12 Jahre. Bei Auftreten von Wasseransammlungen in den Beinen, unveränderten Beschwerden über 6 Wochen, anhaltenden Schmerzen in der Herzgegen, die auch in die Arme, das Abdomen oder den Nacken ausstrahlen können, oder bei Atembeschwerden ist unbedingt ein Arzt zu konsultieren.
Reaktionsvermögen	Keine Daten verfügbar.
Überdosierung	Kein Fall bekannt.
Abhängigkeit	Keine Angabe.
Erstattung	Erstattungsfähig für Kinder bis 12 Jahre, in dieser Altersgruppe jedoch nicht empfohlen.

WERMUTKRAUT

[Nicht Rp.][HMPC] Zur Erstattung ▶ siehe besondere Hinweise

Droge

Aus den ganzen oder geschnittenen, getrockneten, basalen Laubblättern, den getrockneten, zur Blütezeit gesammelten, oberen Sprossteilen und Laubblättern oder einer Mischung der angeführten Pflanzenteile von *Artemisia absinthium* L.

Inhaltsstoffe

Bitterstoffe (Absinthin), ätherische Öle (β-Thujon).

Wirkungen

Stimulierung der Magensaftproduktion, Zunahme der Magensaftazidität.

Indikationen / Kontraindikationen

Indikation	• **Trad. A:** Vorübergehende Appetitlosigkeit. • **Trad. B:** Leichte dyspeptische bzw. gastrointestinale Beschwerden.
Kontraindikation	• Überempfindlichkeit gegen den Wirkstoff oder einen der sonstigen Bestandteile; Überempfindlichkeit gegen andere Korbblütler; Obstruktionen der Gallenwege, Cholangitis oder Lebererkrankungen.

UAW

Keine unerwünschten Arzneimittelwirkungen bekannt.

Wechselwirkungen

Arzneimittel	Wirkstoffe, die über den GABA-Rezeptor wirken, könnten beeinflusst werden, dies wurde allerdings noch nicht klinisch beobachtet.
Nahrungsmittel	Keine bekannt.

Präparate / Dosierung

Wirkstoff	Extraktionsmittel	Dosierung (> 18 Jahre)	Dosierung (< 18 Jahre)	Handelspräparate
Zerkleinerte Droge	–	**Trad. A:** TD: 2–3 g als Teeaufguss, ½ h vor dem Essen **Trad. B:** TD: 2–3 g als Teeaufguss, nach dem Essen; 2,28 g als Tabletten in 3 ED, nach dem Essen	Nicht < 18 Jahre	Sidroga® Wermut; H&S® Wermutkraut; H&S® Magentee[K]

Präparate / Dosierung

Wirkstoff	Extraktions-mittel	Dosierung (> 18 Jahre)	Dosierung (< 18 Jahre)	Handelspräparate
Presssaft des frischen Krautes (1:0,5–0,9)	–	**Trad. A:** 10 ml als 2 ED, ½ h vor dem Essen; **Trad. B:** 10 ml als 2 ED, nach dem Essen	Nicht < 18 Jahre	Schoenenberger naturreiner Heilpflanzensaft Wermut
Tinktur (1:5)	Ethanol 70 % (V/V)	**Trad. A:** entspr. 2–3 g Droge als 2–3 ED, ½ h vor dem Essen; **Trad. B:** entspr. 2–3 g Droge als 2–3 ED, nach dem Essen	Nicht < 18 Jahre	–

Anwendungshinweise
Innerlich; Teeaufguss: mit 150 ml kochendem Wasser übergießen und 10 Minuten ziehen lassen.

Anwendungsdauer
Trad. A+B: Nicht länger als zwei Wochen.

Schwangerschaft / Stillzeit

Schwangerschaft	Nur nach ärztlicher Rücksprache, da keine klinischen Daten vorliegen.
Stillzeit	Nur nach ärztlicher Rücksprache, da keine klinischen Daten vorliegen.

Besondere Hinweise

Cave	Bei Gallensteinen oder anderen Gallenerkrankungen sollte vor der Einnahme mit einem Arzt Rücksprache gehalten werden. Nicht < 18 Jahren. Die eingenommene Menge an Thujon sollte 3,0 mg am Tag nicht überschreiten.
Reaktions-vermögen	Die Fähigkeit Auto zu fahren oder Maschinen zu bedienen kann beeinträchtigt werden.
Überdosierung	Kein Fall bekannt.
Abhängigkeit	Keine Angabe.
Erstattung	Karminativa sind lt. AMR Anlage III nur für Säuglinge und Kleinkinder erstattungsfähig, in dieser Altersgruppe ist Wermutkraut jedoch nicht empfohlen. **Hinweis:** Zurzeit sind keine Normgrößen im Handel.

WOLLBLUMEN

[Nicht Rp.][HMPC] Zur Erstattung ▶ siehe besondere Hinweise

Droge

Die getrockneten, auf die Kronblätter mit angewachsenen Staubblättern reduzierten Blüten von *Verbascum thapsus* L., *V. densiflorum* BERTOL. (*V. thapsiforme* SCHRAD.) und *V. phlomoides* L.

Inhaltsstoffe

Schleimstoffe, Verbascosaponin, Verbascosid.

Wirkungen

Expektorierend, reizlindernd.

Indikationen / Kontraindikationen

Indikation	• **Trad.:** Halsschmerzen mit Husten und Erkältung.
Kontraindikation	• Überempfindlichkeit gegen den Wirkstoff oder einen der sonstigen Bestandteile.

UAW

Keine unerwünschten Arzneimittelwirkungen bekannt.

Wechselwirkungen

Arzneimittel	Keine bekannt.
Nahrungsmittel	Keine bekannt.

Präparate / Dosierung

Wirkstoff	Extraktionsmittel	Dosierung (> 12 Jahre)	Dosierung (< 12 Jahre)	Handelspräparate
Zerkleinerte, getrocknete Droge	–	1,5–2 g, 3–4 × tägl. als Teeaufguss	Nicht < 12 Jahre	Gesundform Bronchialtee[K]; Salus Bronchial Kräutertee Nr. 8[K]

Anwendungshinweise

Innerlich.

Anwendungsdauer

Tritt nach einer Woche keine Besserung ein, sollte ein Arzt konsultiert werden.

Schwangerschaft / Stillzeit

Schwangerschaft	Nur nach ärztlicher Rücksprache, da keine klinischen Daten vorliegen.
Stillzeit	Nur nach ärztlicher Rücksprache, da keine klinischen Daten vorliegen.

Besondere Hinweise	
Cave	Nicht < 12 Jahre. Bei Atemnot, Fieber oder eitrigem Sputum sollte ein Arzt konsultiert werden.
Reaktions-vermögen	Keine Daten verfügbar.
Überdosierung	Kein Fall bekannt.
Abhängigkeit	Keine Angabe.
Erstattung	Erstattungsfähig für Kinder bis 12 Jahre, in dieser Altersgruppe jedoch nicht empfohlen. **Hinweis:** Zurzeit sind keine Normgrößen im Handel.

ZIMTÖL

[Nicht Rp.][HMPC] Zur Erstattung ▶ siehe besondere Hinweise

Droge

Durch Wasserdampfdestillation aus der Rinde junger Schösslinge von *Cinnamomum zeylanicum* NEES (C. VERUM J.S.PRESL.) gewonnenes Öl.

Inhaltsstoffe

Zimtaldehyd, Eugenol.

Wirkungen

Antibakteriell, antimykotisch, antiphlogistisch, spasmolytisch, karminativ.

Indikationen / Kontraindikationen

Indikation	• **Trad.**: Leichte krampfartige Magen-Darm-Beschwerden einschließlich Völlegefühl und Blähungen.
Kontraindikation	• Überempfindlichkeit gegen den Wirkstoff, einen der sonstigen Bestandteile oder gegen Perubalsam.

UAW

Sehr häufig (> 1:10)	–
Häufig (< 1:10)	–
Gelegentlich (< 1:100)	–
Selten (< 1:1000)	–
Sehr selten (< 1:10000)	–
Ohne Häufigkeit	Irritationen der Mundschleimhaut

Wechselwirkungen

Arzneimittel	Keine bekannt.
Nahrungsmittel	Keine bekannt.

Präparate / Dosierung

Wirkstoff	Extraktionsmittel	Dosierung (> 18 Jahre)	Dosierung (< 18 Jahre)	Handelspräparate
Zimtöl	–	TD: 50–200 mg, aufgeteilt in 2–3 ED	Nicht < 18 Jahre	Amol® Heilkräutergeist N[K]; Estogast® Flüssigkeit

Anwendungshinweise

Innerlich; um lokale Irritationen zu vermeiden, ist die Anwendung des unverdünnten Öls nicht empfohlen.

Anwendungsdauer

Nicht länger als zwei Wochen.

Schwangerschaft / Stillzeit	
Schwangerschaft	Nur nach ärztlicher Rücksprache, da keine klinischen Daten vorliegen.
Stillzeit	Nur nach ärztlicher Rücksprache, da keine klinischen Daten vorliegen.
Besondere Hinweise	
Cave	Nicht < 18 Jahren.
Reaktionsvermögen	Keine Daten verfügbar.
Überdosierung	Kein Fall bekannt.
Abhängigkeit	Keine Angabe.
Erstattung	Erstattungsfähig für Kinder bis 12 Jahre, in dieser Altersgruppe jedoch nicht empfohlen, zudem lt. AMR Anlage III in bestimmten Zubereitungen (z. B. Amara) unwirtschaftlich.

ZIMTRINDE

[Nicht Rp.][HMPC] Zur Erstattung ▶ siehe besondere Hinweise

Droge

Getrocknete, vom äußeren Kork und dem darunterliegenden Parenchym befreite Rinde junger, auf zurückgeschnittenen Stöcken wachsender Schösslinge von *Cinnamomum zeylanicum* NEES.

Inhaltsstoffe

Ätherisches Öl (Zimtaldehyd, Eugenol).

Wirkungen

Antibakteriell, antimykotisch, antiphlogistisch, spasmolytisch, karminativ.

Indikationen / Kontraindikationen

Indikation	• **Trad.:** Leichte krampfartige Magen-Darm-Beschwerden einschließlich Blähungen und Flatulenz.
Kontraindikation	• Überempfindlichkeit gegen den Wirkstoff, einen der sonstigen Bestandteile oder gegen Perubalsam.

UAW

Keine unerwünschten Arzneimittelwirkungen bekannt.

Wechselwirkungen

Arzneimittel	Keine bekannt.
Nahrungsmittel	Keine bekannt.

Präparate / Dosierung

Wirkstoff	Extraktionsmittel	Dosierung (> 18 Jahre)	Dosierung (< 18 Jahre)	Handelspräparate
Zerkleinerte Droge	–	ED: 0,5–1 g als Teeaufguss bis zu 4 × tägl.; TD: 1,5–4 g	Nicht < 18 Jahre	Sidroga® Zimtrinde
Flüssigextrakt (1:1)	Ethanol 70 % (V/V)	0,5–1 ml, 3 × tägl.	Nicht < 18 Jahre	–
Tinktur (1:5)	Ethanol 70 % (V/V)	2–4 ml, 3 × tägl.	Nicht < 18 Jahre	Amara-Pascoe® Tropfen[K]

Anwendungshinweise

Innerlich.

Anwendungsdauer

Nicht länger als zwei Wochen.

Schwangerschaft / Stillzeit	
Schwangerschaft	Nur nach ärztlicher Rücksprache, da keine klinischen Daten vorliegen.
Stillzeit	Nur nach ärztlicher Rücksprache, da keine klinischen Daten vorliegen.
Besondere Hinweise	
Cave	Nicht < 18 Jahren.
Reaktions-vermögen	Keine Daten verfügbar.
Überdosierung	Kein Fall bekannt.
Abhängigkeit	Keine Angabe.
Erstattung	Erstattungsfähig für Kinder bis 12 Jahre, in dieser Altersgruppe jedoch nicht empfohlen, zudem lt. AMR Anlage III in bestimmten Zubereitungen (z. B. Amara) unwirtschaftlich.

Teil 3

Verzeichnisse

LITERATUR

Ammon HPT (Hrsg), Hunnius Pharmazeutisches Wörterbuch, 10. Auflage, Walter de Gruyter, Berlin 2010

Blaschek W, Ebel S, Holzgrabe U, Keller K, Reichling J, Schulz V (Hrsg), Hagers Enzyklopädie der Arzneistoffe und Drogen, 6. Aufl. in 17 Bänden, Wissenschaftliche Verlagsgesellschaft Stuttgart

Deutsches Arzneibuch 2010, Deutscher Apotheker Verlag, Stuttgart 2010

Deutscher Arzneimittel Codex, Deutscher Apotheker Verlag, Govi Verlag, Stuttgart/Eschborn, 2009

ESCOP Monographs, European Scientific Cooperative oh Phytotherapy, Second edition, Argyle House, Gandy Street, Exeter EX4 3LS, United Kingdom 2003

Europäisches Arzneibuch. 6. Ausgabe inklusive Nachtrag 6.6, Deutscher Apotheker Verlag/Govi Verlag, Stuttgart/Eschborn 2010

Hiller K, Melzig MF, Lexikon der Arzneipflanzen und Drogen. 2. Aufl., Spektrum Akademischer Verlag, Heidelberg 2010

HMPC: Comittee on Herbal Medicinal Products als Ausschuss der EMEA mit den publizierten Monographien unter www.emea.europa.eu, Stand September 2011

Rote Liste 2011, Rote Liste® Service GmbH, Frankfurt/Main 2011

Schilcher H, Kammerer S, Wegener T, Leitfaden Phytotherapie, 3. Aufl., Urban & Fischer Verlag, München 2007

Wichtl M (Hrsg), Teedrogen und Phytopharmaka, 5. Aufl., Wissenschaftliche Verlagsgesellschaft, Stuttgart 2009

HANDELSPRÄPARATE

A

B

C

I

J

K

Q

R

S

SACHVERZEICHNIS

A

B

C

D

G

H

M

N

Q

R